国家卫生和计划生育委员会"十二五"规划教材
全国高等医药教材建设研究会"十二五"规划教材
全国高职高专院校教材

供医学影像技术专业用

影像电子学基础

第3版

主　编　鲁　雯　曹家龙

副主编　袁安东　陈洪斌

编　者（以姓氏笔画为序）

刘太刚（新乡医学院）

孙利娟（江西医学高等专科学校）

陈建方（蚌埠医学院）

陈洪斌（吉林医药学院）

杨德武（北京卫生职业学院）

沈启斌（浙江医学高等专科学校）

林一苏（福建卫生职业技术学院）

袁安东（山东医学高等专科学校）

曹家龙（福建卫生职业技术学院）

鲁　雯（泰山医学院）

人民卫生出版社

图书在版编目（CIP）数据

影像电子学基础 / 鲁雯，曹家龙主编 . —3 版 .
—北京：人民卫生出版社，2014
ISBN 978–7–117–19063–3

Ⅰ . ①影… Ⅱ . ①鲁… ②曹… Ⅲ . ①影像诊断 –
医用电子学 – 高等职业教育 – 教材 Ⅳ . ① R445

中国版本图书馆 CIP 数据核字（2014）第 145849 号

人卫社官网	www.pmph.com	出版物查询，在线购书
人卫医学网	www.ipmph.com	医学考试辅导，医学数据库服务，医学教育资源，大众健康资讯

影像电子学基础
第 3 版

主　　编：鲁　雯　曹家龙
出版发行：人民卫生出版社（中继线 010-59780011）
地　　址：北京市朝阳区潘家园南里 19 号
邮　　编：100021
E - mail：pmph @ pmph.com
购书热线：010-59787592　010-59787584　010-65264830
印　　刷：三河市尚艺印装有限公司
经　　销：新华书店
开　　本：850×1168　1/16　印张：16
字　　数：440 千字
版　　次：2002 年 8 月第 1 版　2014 年 8 月第 3 版
　　　　　2020 年 10 月第 3 版第 13 次印刷（总第 24 次印刷）
标准书号：ISBN 978-7-117-19063-3/R・19064
定　　价：36.00 元

打击盗版举报电话：**010-59787491**　**E-mail：WQ @ pmph.com**
（凡属印装质量问题请与本社市场营销中心联系退换）

出版说明

为了认真贯彻落实十八届三中全会"加快现代职业教育体系建设、深化产教融合、校企合作，培养高素质劳动者和技能型人才"，和国务院常务会议关于"发展职业教育是促进转方式、调结构和民生改善的战略举措"精神，全国高等医药教材建设研究会和人民卫生出版社在教育部、国家卫生和计划生育委员会的领导和支持下，成立了新一届全国高职高专医学影像技术专业教育教材建设评审委员会，并启动了全国高职高专医学影像技术专业第三轮规划教材修订工作。

按照《医药卫生中长期人才发展规划（2011—2020年）》《教育部关于"十二五"职业教育教材建设的若干意见》等文件精神，随着我国医药卫生事业和卫生职业教育事业的快速发展，高职高专医学生的培养目标、方法和内容有了新的变化，教材编写也要不断改革、创新，健全课程体系、完善课程结构、优化教材门类，进一步提高教材的思想性、科学性、先进性、启发性、适用性。为此，第三轮教材修订紧紧围绕高职高专医学影像技术专业培养目标，突出专业特色，注重整体优化，以"三基"为基础强调技能培养，以"五性"为重点突出适用性，以岗位为导向、就业为目标、以技能为核心、以服务为宗旨，力图充分体现职业教育特色，进一步打造我国高职高专医学影像技术专业精品教材，推动专业发展。

全国高职高专医学影像技术专业卫生部规划教材第一轮共8种于2002年8月出版，第二轮教材共10种于2010年9月出版，均为教育部、卫生部国家级规划教材。第三轮教材是在上一轮教材使用基础上，经过认真调研、论证，结合高职高专的教学特点进行修订的。第三轮教材修订坚持传承与创新的统一，坚持教材立体化建设发展方向，突出实用性，力求体现高职高专教育特色。在坚持教育部职业教育"五个对接"基础上，教材编写进一步突出医学影像技术专业教育和医学教育的"五个对接"：和人对接，体现以人为本；和社会对接；和临床过程对接，实现"早临床、多临床、反复临床"；和先进技术和手段对接；和行业准入对接。注重提高学生的职业素养和实际工作能力，使学生毕业后能独立、正确处理与专业相关的临床常见实际问题。

在全国卫生职业教育教学指导委员会、全国高等医药教材建设研究会和全国高职高专医学影像技术专业教育教材建设评审委员会的组织和指导下，对第三轮教材内容反复修改，对体例形式也进行统一规范，并设置了学习目标、本章小结、思考题等模块，同时鼓励各教材结合自身内容特点在正文中以插入文本框的形式增设一定篇幅的拓展内容，如"知识拓展"、"课堂互动"、"案例分析"等，以便于教师开展形式多样的教学活动，拓宽学生视野，提升教学效果。为了帮助学生有效掌握课本知识，熟练操作技能，增强学习效果，适应各级各类考试，本轮教材配套了实训与学习指导。此外，本轮教材还配套了网络增值服务内容，在人卫医学网教育频道（edu.ipmph.com）平台上，大量难以在纸质教材中表现出来的内容围绕教材形成便捷的在线数字化资源教学包，为教师提供教学素材支撑，为学生提供学习资源服务。

本轮修订全国高职高专医学影像技术专业规划教材共11种，其中新增《医学影像解剖学》。全部为国家卫生和计划生育委员会"十二五"国家规划教材，5种为教育部"十二五"职业教育国家规划教材，将于2014年6月陆续出版。

教 材 目 录

序号	教材名称	版次	主编		配套教材
1	影像电子学基础	3	鲁 雯	曹家龙	√
2	放射物理与防护*	3	王鹏程	李迅茹	
3	医学影像解剖学	1	刘秀平	赵江民	√
4	医学影像成像原理*	3	张晓康	张卫萍	√
5	医学影像设备学	3	黄祥国	李 燕	√
6	医学影像检查技术*	3	李 萌	樊先茂	√
7	医学影像诊断学*	3	夏瑞明	刘林祥	√
8	超声诊断学	2	周进祝	李彩娟	√
9	介入放射学基础	2	卢 川	杜耀明	√
10	核医学	2	王 辉		√
11	放射治疗技术*	3	姚 原		√

注:*者为教育部"十二五"职业教育国家规划教材

4

网络增值服务（数字配套教材）编者名单

主　编　陈洪斌　鲁　雯

副主编　陈建方　曹家龙　袁安东

编　者　（以姓氏笔画为序）

刘太刚　（新乡医学院）

孙利娟　（江西医学高等专科学校）

杨德武　（北京卫生职业学院）

沈启斌　（浙江医学高等专科学校）

陈洪斌　（吉林医药学院）

陈建方　（蚌埠医学院）

林一苏　（福建卫生职业技术学院）

袁安东　（山东医学高等专科学校）

曹家龙　（福建卫生职业技术学院）

鲁　雯　（泰山医学院）

前　言

《影像电子学基础》(第3版)根据全国高职高专医学影像技术专业第三轮规划教材编写会议精神修订。本教材以医学影像技术专业学生的基础理论认知和基本技能培养为出发点,依据医学影像技术人才实际工作需要,从基本的直流电路学习,到模拟电路和数字电路的元器件识别和基本电路分析,以医学影像设备的典型电路为载体,教材内容及体系充分体现实用和适用的原则,提高学习者对实际问题的解决能力,为后续专业课程的学习奠定良好的基础。

本教材以医学影像技术高端技能型人才培养目标为依据,充分借鉴第二版优秀成果,积极采纳前两版教材使用单位及读者反馈的意见,对部分章节及内容进行了整合、优化和完善。同时,本书内容编写深入浅出,突出实用内容及典型案例,并结合配套出版的学习指导书和多媒体课件,为读者的学习提供充分的帮助。

教材内容包括电工学、模拟电子技术学与数字电子技术学三大部分。其中第一章至第三章为电工学,包括直流电路、正弦交流电路、变压器和常用电工器件等内容;第四章至第七章为模拟电子技术学,包括半导体器件、基本放大电路、医学仪器常用放大电路和直流电源等内容;第八章至第十章为数字电子技术学,包括门电路及其组合逻辑电路、触发器及其时序逻辑电路和数/模、模/数转换器等内容。根据专业需要特别增加了医学仪器常用放大电路等内容,教材编排上注意了知识展示的图文并茂与内容衔接。

全书共十章内容,其中:山东医学高等专科学校袁安东编写第一章;江西医学高等专科学校孙利娟编写第二章;蚌埠医学院陈建方编写第三章;浙江医学高等专科学校沈启斌编写第四章;福建卫生职业技术学院林一苏编写第五章;吉林医药学院陈洪斌编写第六章;泰山医学院鲁雯编写第七章;福建卫生职业技术学院曹家龙编写第八章前三节;新乡医学院刘太刚编写第八章第四节、第九章;北京卫生职业学院杨德武编写第十章、附录。

本书的编写人员本着认真负责、严谨求实的科学态度,在不断研讨交流、修订完善的基础上,完成该书的编写工作,同时得到各参编单位的大力支持,在此表示感谢。

由于编者人员水平有限,书中难免存在不妥之处,恳请读者给予指正。

编　者
2014 年 6 月

目　　录

第一章 直流电路

学习目标

1. 掌握电路模型、电流、电压和功率等基本知识；欧姆定律、基尔霍夫定律、叠加定理、戴维南定理及其电位的计算方法。

2. 熟悉电阻、电容元件的串并联特点和计算方法；电压源和电流源的概念；两种电源等效变换的方法；电容器充放电过程和时间常数的意义。

3. 了解受控电源的基本概念。

　　直流电路作为电工技术和电子技术的基础，在通讯、计算机、医学影像设备等各个电技术领域中得到了广泛应用。本章从电路模型及基本物理量出发，着重讨论电路的基本知识、基本定律和定理以及电路的等效变换和电容器充放电过程等内容，为学习后续章节和后续课程打下必要的基础。

第一节　电路基本知识

一、电路和电路模型

1. 电路的组成和作用　电路(circuit)是电流的通路，它是为了某种需要由各种元器件按一定方式连接而成。其结构形式是多样化的，但通常是由电源、负载和中间环节三个部分组成。如图1-1(a)所示手电筒电路，是由干电池(电源)、灯泡(负载)、导线和开关(中间环节)组成。其中，电池是提供电能的装置；灯泡是取用电能的装置，它把电能转换光能和热能；导线和开关把电池提供的电能输送给灯泡并控制其亮或灭。这类电路的作用是实现电能的输送和转换。电路的另一重要作用是实现信号的传递和处理，如人体心电信号由导联线传递到心电图机中进行放大、整形等处理，最后显示或打印。心电信号是电路要处理的信息来源，导联线和处理部分均为中间环节，显示和打印是信号处理的最终表示，是负载。在信号处理与显示打印部分还需要由电源为其提供电能。

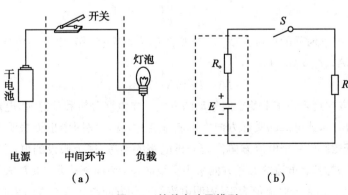

图 1-1　简单电路及模型

2. 电路模型　组成电路的各种器件称为电路元件。为了便于电路分析和计算，通常将电路元件理想化。即在一定条件下，突出其主要特性，忽略次要特性，把实际电路元件按其主要特性抽象为理想电路元件来描述。如灯泡的主要性能是电阻性，但电流通过灯丝时会产生磁场，因而又具有电感性。因其电感微小，可忽略不计，于是灯泡可以理想化为纯电阻元件；电容器可以忽略其漏电阻和分布电感，用理想电容元件来表示；电感线圈，可以忽略其分布电容和电阻，用理想电感元件来表示。忽略电阻的导线称为理想导线。显然，理想电路元件是实际电路元件的理想化或近似，其电特性唯一。在某些电路元件不能视为理想元件的情况下，比如实际电源的内阻不能忽略时，则该电源可看成是一个理想电源与一个纯电阻元件的组合。

由理想元件及其组合代表实际电路元件，构成与实际电路具有相同电磁性质的电路称为电路模型，如图 1-1(b)就是图 1-1(a)的电路模型。用规定的图形符号代表电路元器件而绘制的图形称为电路图，即电路模型图。今后所讨论的电路一般均指电路模型，而非实际电路。为了分析方便，通常将一个电路分为两部分，电源内部的电路叫做内电路，如图 1-1(b)虚框内所示的电路；电源外部的电路叫做外电路。

六种常见理想电路元件图形符号如表 1-1 所示。

表 1-1　六种常见理想电路元件图形符号

元件名称	图形符号	元件名称	图形符号
电阻		电池	
电容		理想电压源	
电感		理想电流源	

二、电路基本物理量

1. 电流　电荷在电场作用下的定向移动形成电流(current)。电流的大小用电流强度来表示，其定义为单位时间内通过导体某一横截面的电荷量。

大小和方向均不随时间变化的电流叫做恒定电流或直流电流，简称直流，用大写字母 I 表示。设在时间 t 内，通过导体某一横截面的电荷量为 Q，则有

$$I = \frac{Q}{t} \tag{1-1}$$

大小和方向都随时间变化的电流叫做交变电流，简称交流，用小写字母 i 表示。设时间 dt 内通过导体某一横截面积的电荷量为 dq，则有

$$i = \frac{dq}{dt} \tag{1-2}$$

在国际单位制中，时间的单位为秒(s)，电量的单位为库仑(C)，电流的单位为安培(A)。常用单位有毫安(mA)、微安(μA)。

$$1A = 10^3 mA = 10^6 \mu A$$

电流的实际方向规定为正电荷定向移动的方向。在电路分析和计算时，电流的实际方向一般很难预先判断出来，或电流的实际方向在不断地变化，在电路图中也无法明确电流的实际方向。为此，通常任意假设一个电流方向作为分析电路的参考，这个假设的电流方向称为电流的参考方向(或称正方向)。电流的参考方向采用实线箭头或双下标表示，如 I_{ab} 表示电流的参考方向由 a 指向 b。计算结果若电流值为正，表明电流的实际方向与其参考方向相同，如图 1-2(a)所示；若电流值为负，表明电流的实际方向与其参考方向相反，如图 1-2(b)所示。

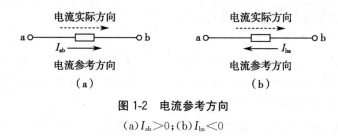

图 1-2 电流参考方向

(a)$I_{ab}>0$;(b)$I_{ba}<0$

2. 电压 电压(voltage)是衡量电场力对电荷做功能力的物理量。电路中两点间的电压等于将单位正电荷从一点移到另一点时电场力所做的功。

若电场力把单位正电荷 q 从 a 点移到 b 点电场力所做的功为 W_{ab},则 a、b 两点间的电压 U_{ab} 为

$$U_{ab}=\frac{W_{ab}}{q} \tag{1-3}$$

电压的单位是伏特,简称伏(V)。常用单位有千伏(kV)、毫伏(mV)和微伏(μV)。

$$1kV=10^3 V=10^6 mV=10^9 \mu V$$

电压分为直流电压和交流电压。直流电压是恒定电压,用大写字母 U 表示,交流电压是大小和方向随时间变化的电压,用小写字母 u 表示。

电压的实际方向规定为正电荷在电场力作用下的移动方向,即电压降低的方向,所以电压也称为电压降。与电流的参考方向类似,在分析与计算电路时,通常假设一个电压参考方向作为分析电路的参考。电压的参考方向有三种表示方式:①采用正(＋)、负(一)极性表示;②采用实线箭头表示;③采用双下标表示,如图 1-3 所示。若计算结果为正值,表明实际方向与其参考方向相同,如图 1-3(a)所示;若计算结果为负值,表明实际方向与其参考方向相反,如图 1-3(b)所示。电源电动势 E 的实际方向与电压的实际方向相反,是由电源负极指向正极。一般直流电源的极性已知,所以就选它的实际方向作为参考方向,用实线箭头或正、负极性表示,如图 1-3(c)所示。

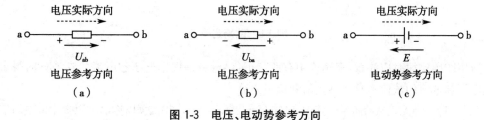

图 1-3 电压、电动势参考方向

(a)$U_{ab}>0$;(b)$U_{ba}<0$;(c)$E>0$

需要指出,电压、电流的实际方向是客观存在的,它不会因为如何假定而改变。电压、电流的参考方向可以任意选择,但为了方便起见,一般将电压和电流的参考方向选为一致,如图 1-4(a)所示,通常将这种参考方向称为关联参考方向。反之,为非关联参考方向,如图 1-4(b)所示。

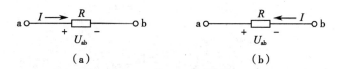

图 1-4 电压、电流参考方向

(a)关联参考方向;(b)非关联参考方向

3. 电功率 单位时间内电源产生或负载吸收的电能叫做电功率,简称功率,用字母 P 或 p 表示。对于直流电路,当电压、电流为关联参考方向时,元件吸收的功率为

$$P=UI \tag{1-4}$$

当电压、电流为非关联参考方向时,元件吸收的功率为

$$P = -UI \tag{1-5}$$

不论电压、电流是否是关联参考方向,若计算结果 $P>0$,则表示元件吸收功率,是负载;如果计算结果 $P<0$,表示元件产生功率,是电源。在一个电路中,电源产生的功率和负载吸收的功率以及电源内阻上损耗的功率是平衡的。

功率的单位是瓦特(W),功率较大时用千瓦(kW)作单位。

$$1kW = 10^3 W$$

三、欧 姆 定 律

欧姆定律是电路的基本定律之一,其内容是:流过电阻 R 的电流 I 与其两端电压 U 成正比,而与电阻成反比。在图 1-5(a)所示的关联参考方向下,其表达式为

$$I = \frac{U}{R} \tag{1-6}$$

在图 1-5(b)和图 1-5(c)所示的非关联参考方向下,其表达式为

$$I = -\frac{U}{R} \tag{1-7}$$

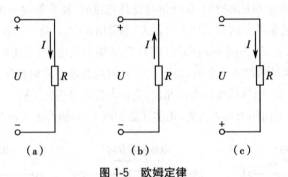

| (a) | (b) | (c) |

图 1-5 欧姆定律

应用欧姆定律时应注意,表达式中有两套正负号:一是根据电压和电流的参考方向得出的;二是电压和电流的数值本身还有正值和负值之分。

【例 1-1】 在图 1-5(a)所示电路中,已知 $U=12V$,$I=2A$,利用欧姆定律求图 1-5 中的电阻值 R。

解:在图 1-5(a)所示电路中,电压和电流为关联参考方向,所以可利用式(1-6)求得

$$R = \frac{U}{I} = \frac{12}{2} = 6\Omega$$

在图 1-5(b)和图 1-5(c)所示电路中,电压和电流均为非关联参考方向,所以可利用式(1-7)求得

由图 1-5(b)得

$$R = -\frac{U}{I} = -\frac{12}{-2} = 6\Omega$$

由图 1-5(c)得

$$R = -\frac{U}{I} = -\frac{-12}{2} = 6\Omega$$

任何时刻,两端电压与其电流的关系满足欧姆定律的电阻元件称为线性电阻元件,即电阻元件的阻值 R 为一常数。在关联参考方向下,线性电阻的伏安特性是一条通过坐标原点的直线,如图 1-6 所示。非线性电阻元件的阻值不是常数,随其电压、电流的变化而变化,不遵循欧姆定律。因此,伏安特性不再是一条直线,而是一条曲线。由线性元件构成的电路叫做线性电路,含有非线性元件的电路叫做非线性电路。

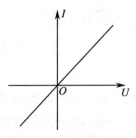

图 1-6 电阻的伏安特性

众所周知,电阻 R 反映了一种元件阻碍电流通过的能力,其单位是欧姆(Ω)。有时为便于电路分析,将电阻的倒数定义为电导,用 G 表示,即 $G=1/R$。电导反映了元件允许电流通过的能力,其单位是西门子(S),$1S=1\Omega^{-1}$。

第二节 基尔霍夫定律

欧姆定律阐明了电阻元件上电压、电流之间的相互约束关系,明确了元件特性只取决于元件本身而与电路连接方式无关这一基本规律。基尔霍夫定律是电路必须遵循的结构约束,该定律解决了电路结构上整体规律,是分析电路的基本定律之一,具有普遍性。

一、电路基本概念

1. 支路 不含分支的一段电路称为支路(branch)。如图 1-7 所示电路中有 adb、acb 和 ab 三条支路。同一支路中各元件流过的是同一个电流。

2. 节点 三条或三条以上支路的连接点称为节点(nodal point)。如图 1-7 所示电路中有 a 和 b 两个节点。

3. 回路 电路中任意一个闭合路径称为回路(loop)。如图 1-7 所示电路中有 acbda、abca 和 abda 三个回路。

4. 网孔 内部不含支路的回路叫网孔。如图 1-7 所示电路中有 acbda 和 abca 两个网孔。

5. 网络 复杂的电路称为网络。具有两个引出端子的网络称为二端网络。

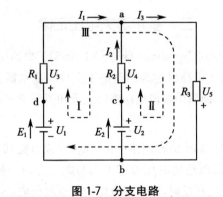

图 1-7 分支电路

二、基尔霍夫电流定律

基尔霍夫电流定律(Kirchhoff's current law,KCL)阐明了电路中任一节点上各支路电流之间的约束关系,故基尔霍夫电流定律也称为节点电流定律。由于电流的连续性,电路中任何一点均不能堆积电荷。因此,基尔霍夫电流定律指出:在任一时刻,流入某一节点的电流之和恒等于流出该节点的电流之和,即

$$\sum I_{入} = \sum I_{出} \tag{1-8}$$

或

$$\sum I_{入} - \sum I_{出} = 0$$

即

$$\sum I = 0 \tag{1-9}$$

因此,基尔霍夫电流定律也可陈述为:在任一时刻,汇集于任一节点的电流的代数和等于零。如果假定流入节点的电流取"+"号,则流出节点的电流应取"−"号,反之亦然。在应用基尔霍夫电流定律时,必须首先在电路图上标明待求节点上所有电流的参考方向。

例如,图 1-7 中的节点 a,根据式(1-9),可列出节点电流方程

$$I_1 + I_2 - I_3 = 0$$

对于图 1-7 节点 b,节点电流方程为

$$I_3 - I_1 - I_2 = 0$$

显然,上述两个方程只有一个是独立的。一般来说,电路有 n 个节点,可以列出(n−1)个彼此独立的节点电流方程。

基尔霍夫电流定律不仅适用于节点,也可推广应用于一个虚拟的封闭面,如图 1-8 所示虚线框。无论封闭面中有多少元件、电路如何连接,在任一时刻,通过任一封闭面的电流的代数和恒等于零,即

$$I_1 + I_2 + I_3 = 0$$

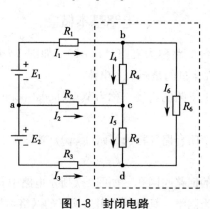

图 1-8 封闭电路

三、基尔霍夫电压定律

基尔霍夫电压定律(Kirchhoff's voltage law,KVL)阐明了电路中任一闭合回路各段电压之间的约束关系,故基尔霍夫电压定律也称为回路电压定律。基尔霍夫电压定律指出:在任一时刻,沿任一闭合回路绕行一周,回路中各段电压降的代数和恒等于零,即

$$\sum U = 0 \tag{1-10}$$

应用基尔霍夫电压定律时,首先应在回路中标定电压(或电流)的参考方向和回路绕行方向(绕行方向可以任选)。当某段电路的电压参考方向与绕行方向一致时,该段电路的电压取正值;当电压参考方向与绕行方向相反时,则该段电路的电压取负值。

例如,图 1-7 中回路Ⅰ,根据式(1-10),其回路电压方程为

$$-U_1 + U_3 - U_4 + U_2 = 0$$

在图 1-7 中,$U_1 = E_1$,$U_2 = E_2$,$U_3 = I_1 R_1$,$U_4 = I_2 R_2$,故上式也可表示为

$$-E_1 + I_1 R_1 - I_2 R_2 + E_2 = 0$$

或

$$E_1 - E_2 = I_1 R_1 - I_2 R_2$$

即

$$\sum E = \sum (IR) \tag{1-11}$$

式(1-11)为基尔霍夫电压定律的另一种表达式。它表明:沿回路绕行一周,回路中所有电动势的代数和等于所有电阻上电压降的代数和。电动势和电压降的正负号可以这样确定:凡电动势的参考方向与回路绕行方向一致者取正号,反之取负号;凡电流的参考方向与回路绕行方向一致者,IR 取正号,反之 IR 取负号。因此,图1-7中的三个回路的电压方程可表示为

回路Ⅰ　　　　　　　　　　　$E_1 - E_2 = I_1 R_1 - I_2 R_2$

回路Ⅱ　　　　　　　　　　　$E_2 = I_2 R_2 + I_3 R_3$

回路Ⅲ　　　　　　　　　　　$E_1 = I_1 R_1 + I_3 R_3$

上述三个方程中只有两个是独立的,因为它们中的任意两个方程相加减可得出第三个方程。一般情况下,独立回路电压方程数 L 等于电路的网孔数。对于一个有 n 个节点和 m 条支路的电路,共有 $L = m - (n-1)$ 个独立的回路电压方程。

综上所述,应用基尔霍夫定律求解复杂电路各支路电流的一般步骤:

(1)假设各支路电流的参考方向;

(2)根据电流的参考方向,对 n 个节点,列出$(n-1)$个节点电流方程;

(3)对选定的闭合回路设定一个绕行方向;

(4)根据回路的绕行方向,列出 $L = m - (n-1)$ 个回路电压方程;

(5)对 m 个联立方程求解,得出 m 条支路电流值。

【例1-2】 电路如图1-9所示,已知$E_1 = 12V, E_2 = 8V, R_1 = 0.6\Omega, R_2 = 0.5\Omega, R_3 = 3\Omega$。求各支路电流。

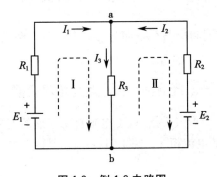

图1-9　例1-2电路图

解:首先在图中标明电流和电压的参考方向。因取关联参考方向,故电压的参考方向不必标出。

求三个未知电流 I_1、I_2 和 I_3,需列出三个独立方程。根据 KCL

对节点 a 有　　　　　　　　　　　$I_1 + I_2 - I_3 = 0$

因为电路的网孔数 $L = 2$,所以可列出两个独立的回路电压方程。在图中选定Ⅰ、Ⅱ两个回路,标明其绕行方向。根据 KVL 可得

回路Ⅰ　　　　　　　　　　　$E_1 = I_1 R_1 + I_3 R_3$

回路Ⅱ　　　　　　　　　　　$-E_2 = -I_2 R_2 - I_3 R_3$

将已知量代入上述各独立方程,得到一组有关支路电流 I_1、I_2 和 I_3 的方程式,

即　　　　$\begin{cases} I_1 + I_2 - I_3 = 0 \\ 12 = 0.6 I_1 + 3 I_3 \\ -8 = -0.5 I_2 - 3 I_3 \end{cases}$

解联立方程,得

$$I_1 = 5A, I_2 = -2A, I_3 = 3A$$

计算结果表明,应用 KCL 和 KVL,列出[(n−1)+L]个独立方程,从而解得 m 条支路电流。这种方法称为支路电流法,适用于分析计算较复杂的电路。

基尔霍夫电压定律不仅适合于闭合回路,也可推广应用于不闭合的虚拟回路,如图 1-10 所示电路中,其回路电压方程为

$$E=U+IR。$$

或 $$U=E-IR。$$

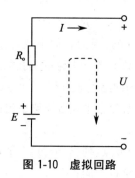

图 1-10 虚拟回路

应该指出,基尔霍夫定律不仅适用于直流电阻电路,也适用于交流电路及各种不同性质的元件所构成的电路。

第三节 电路等效变换

在电路的分析计算中,有时将电路某一部分用一个简单电路或元件替代,使其电路得以简化,这种方法称之为等效变换。

一、电阻串并联及其等效变换

1. 电阻串联的等效变换 两个或两个以上电阻首尾相连的连接方式叫做电阻的串联。电阻串联的特征是通过各电阻的电流相同。图 1-11(a)所示是两个电阻的串联电路。

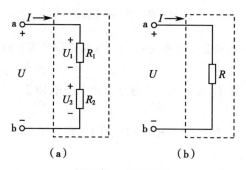

图 1-11 电阻串联

两个电阻串联可用一个等效电阻 R 来代替,如图 1-11(b)。等效的条件是在同一电压 U 的作用下,电流 I 保持不变。串联电路的特点:

1)总电压等于各分电压之和,即

$$U=U_1+U_2$$

2)等效电阻等于各电阻之和,即

$$R=R_1+R_2$$

3)各电阻上的电压与其阻值成正比,即

$$\frac{U_1}{R_1}=\frac{U_2}{R_2}=I$$

4)各电阻消耗的功率与其阻值成正比,即

$$\frac{P_1}{R_1}=\frac{P_2}{R_2}=I^2$$

5)电路消耗的总功率等于各电阻消耗的功率之和,即

$$P=P_1+P_2$$

在图 1-11(a)中,有

$$I=\frac{U}{R_1+R_2}$$

所以

$$\left.\begin{array}{l}U_1=R_1I=\dfrac{R_1}{R_1+R_2}U\\[3mm]U_2=R_2I=\dfrac{R_2}{R_1+R_2}U\end{array}\right\}\tag{1-12}$$

式(1-12)是两个电阻串联时的分压公式,它是分析计算串联电路的常用公式。串联电阻的作用主要是分压和限流,利用电阻的分压作用可以扩大电压表的量程。

2. 电阻并联的等效变换 两个或两个以上电阻连接在两个公共节点之间的连接方式叫做电阻的并联。电阻并联的特征是各电阻两端电压相同。图 1-12(a)所示是两个电阻的并联电路。

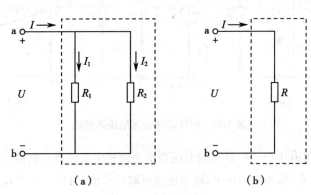

图 1-12 电阻并联

两个电阻并联可用一个等效电阻 R 来代替,如图 1-12(b)所示。并联电路的特点:

1)总电流等于各分支电流之和,即

$$I=I_1+I_2$$

2)等效电阻的倒数等于各电阻的倒数之和,即

$$\frac{1}{R}=\frac{1}{R_1}+\frac{1}{R_2}$$

R_1 与 R_2 并联可记作 $R_1/\!/R_2$。

3)各电阻分得的电流与其阻值成反比,即

$$I_1R_1=I_2R_2=U$$

4)各电阻消耗的功率与其阻值成反比,即

$$P_1R_1=P_2R_2=U^2$$

5)电路消耗的总功率等于各电阻消耗的功率之和,即

$$P=P_1+P_2$$

在图 1-12(b)中,有

$$U=RI=\frac{R_1 R_2}{R_1+R_2}I$$

所以
$$\left.\begin{aligned}I_1=\frac{U}{R_1}=\frac{R_2}{R_1+R_2}I\\I_2=\frac{U}{R_2}=\frac{R_1}{R_1+R_2}I\end{aligned}\right\}\tag{1-13}$$

式(1-13)是两个电阻并联时的分流公式,它是分析计算并联电路的常用公式。并联电阻的主要作用是分流,利用这一作用可以扩大电流表的量程。

二、电压源和电流源及其等效变换

电源对于负载而言,可以看成是电压的提供者,也可以看成是电流的提供者。因此,实际电源可以采用两种电路模型来表示,即电压源和电流源。

1. 电压源 任何一个实际电源在产生电能的同时,自身也消耗电能。因此,都含有电源电动势 E 和内阻 R_0。由 E 和 R_0 串联所组成的电路模型即电压源,如图 1-13(a)所示。电压源的输出电压 U 与输出电流 I 的关系为

$$U=E-IR_0$$

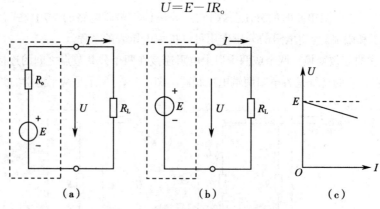

图 1-13 电压源和理想电压源电路

当 $R_0=0$ 时,输出电压 $U=E$,这样的电压源称为理想电压源或叫做恒压源,如图 1-13(b)所示。理想电压源的特点:输出电压恒定、输出电流可取任意值,由负载电阻 R_L 决定。电压源的伏安特性如图 1-13(c)所示。

理想电压源实际上并不存在,但如果电压源内阻远小于负载电阻,即 $R_0 \ll R_L$,则内阻压降 $IR_0 \ll U$,于是 $U \approx E$,输出电压基本恒定,可以近似视为理想电压源。比如通常使用的稳压电源就可以看成是理想电压源。

2. 电流源 实际电源除了用电压的形式表示以外,还可以用电流的形式表示。如果用恒定电流 I_S 和内阻 R_S 相并联的电路模型来等效替代实际电源,就称为电流源,如图 1-14(a)所示。电流源的输出电流 I 与输出电压 U 的关系为

$$I=I_S-\frac{U}{R_S}$$

当 $R_S \to \infty$ 时,输出电流 $I=I_S$,这样的电流源称为理想电流源或叫做恒流源,如图 1-14(b)所示。理想电流源的特点:输出电流恒定、输出电压可取任意值,由负载电阻 R_L 决定。电流源的伏安特性如图 1-14(c)所示。

理想电流源实际上并不存在,但如果电源内阻远大于负载电阻,即 $R_S \gg R_L$,则 $I \approx I_S$,输出电流基本恒定,这时可以近似看做是理想电流源。如半导体三极管在一定条件下,其输出电流几乎不变,就可以近似地看做是恒流源。

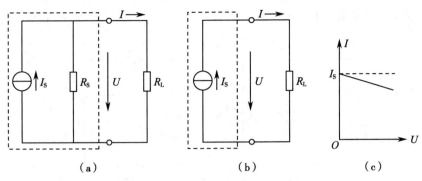

图 1-14 电流源和理想电流源电路

3. 电压源与电流源的等效变换 电压源和电流源都是实际电源的电路模型,两种电源之间可以互相等效变换。电源等效变换的要求是:变换前后它们具有相同的外特性,即两种电源所带负载相同时,其输出电压 U 与输出电流 I 也相同。

若两种电源向同一负载输出的电压均为 U,则图 1-13(a)所示电压源输出电流为

$$I = \frac{E-U}{R_o} = \frac{E}{R_o} - \frac{U}{R_o}$$

图 1-14(a)所示电流源输出电流为

$$I = I_S - \frac{U}{R_S}$$

根据电源等效变换的要求,上述两式的对应项应相等,由此可得电压源与电流源等效变换的条件为

$$\left.\begin{array}{l} I_S = \dfrac{E}{R_o} \text{或} E = I_S R_o \\[2mm] R_o = R_S \end{array}\right\} \tag{1-14}$$

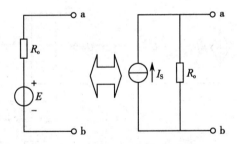

图 1-15 电压源和电流源的等效变换

电压源和电流源的等效变换如图 1-15 所示。由电压源变换成电流源,$I_S = E/R_o$,R_o 改为与 I_S 并联,I_S 的方向与 E 的方向相同;由电流源变换成电压源,$E = I_S R_o$,R_o 改为与 E 串联,E 的方向与 I_S 的方向相同。

实际上,任何一个理想电压源和某电阻 R 相串联的电路都可等效变换为一个理想电流源和 R 相并联的电路,反之亦然。进行这种变换时,只需用 R 来代替转换式(1-14)中的 R_o 即可。这样就扩大了等效电源的应用范围,使复杂电路的分析更为简便。

必须指出:①电压源与电流源的等效变换关系只对外电路而言,对内部电路是不能等效的,例如,当电压源和电流源都处于开路状态时,电压源内部由于 $I=0$,内阻 R_o 没有功率损耗,但电流源内部依然有电流存在,其内阻 R_o 上有功率损耗;②理想电压源与理想电流源不能等效变换,因为理想电压源的内阻等于零,理想电流源的内阻趋于无穷大,两者之间不存在等效条件。

【例 1-3】 电路如图 1-16(a)所示,已知 $E_1 = 20V$,$I_{S2} = 2A$,$R_1 = 1\Omega$,$R_2 = 3\Omega$,$R = 10\Omega$。试用

电源等效变换方法计算电流 I。

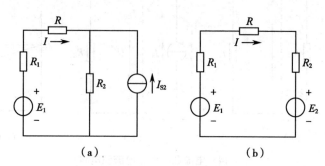

图 1-16 例 1-3 电路图

解:先将图 1-16(a)中电流源 I_{S2} 与电阻 R_2 的并联等效变换为电压源 E_2 与 R_2 的串联形式,并画出图 1-16(b)。其中

$$E_2 = I_{S2}R_2 = 2 \times 3 = 6V$$

由图 1-16(b),根据 KVL 得

$$I(R_1 + R + R_2) + E_2 - E_1 = 0$$

所以

$$I = \frac{E_1 - E_2}{R_1 + R + R_2} = \frac{20 - 6}{1 + 10 + 3} = 1A$$

4. 受控电源 前面所讨论的电压源和电流源都是独立电源。所谓独立电源,就是电压源的输出电压或电流源的输出电流不受外电路的控制而独立存在的。此外,电路中还有另一种电源,即电压源的电压或电流源的电流受电路中其他电压或电流的控制,这类电源统称为受控电源,简称受控源。

受控源有四种类型,即电压控制电压源、电流控制电压源、电压控制电流源、电流控制电流源。四种理想受控源模型如图 1-17 所示。

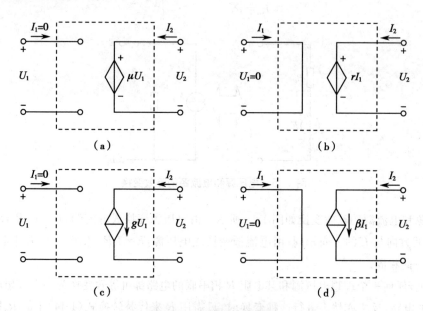

图 1-17 理想受控源模型
(a)电压控制电压源;(b)电流控制电压源
(c)电压控制电流源;(d)电流控制电流源

所谓理想受控源,是指它的控制端(输入端)和受控端(输出端)均为理想的。对于电压控制的受控源,其输入端电阻为无穷大($I_1 = 0$);对于电流控制的受控源,其输入端的电阻为零($U_1 = 0$)。在受控端,对于受控电压源,其输出端电阻为零,输出电压恒定;对于受控电流源,其输出端

电阻为无穷大,输出电流恒定。这一特点与理想独立电压源、电流源相同。

如果受控源的控制量与受控量成正比,即图 1-17 中的 μ、r、g、β 都为常数时,这类受控源称为线性受控源。例如图 1-17(d)中,输出电流 I_2 受输入电流 I_1 的控制,其外特性为

$$I_2 = \beta I_1 \tag{1-15}$$

式中,β 是输出电流与输入电流之比,称为电流放大系数。

第四节　电路基本定理

电路分析中经常利用一些基本定理对复杂电路进行简化计算。本节介绍最常用的叠加定理和戴维南定理。

一、叠 加 定 理

叠加定理是分析线性电路的一个重要定理。叠加定理可表述为:在多电源的线性电路中,任何一条支路中的电流或电压都可以看成是由电路中每一个电源(电压源或电流源)单独作用时,在此支路中产生的电流或电压的代数和。

运用叠加定理分析复杂电路,就是把一个多电源的复杂电路分解成多个单一电源的简单电路来计算。所谓每一个电源单独作用,就是假设其余电源为零,即电压源短路,电流源开路,但其内阻保留,如图 1-18 所示。

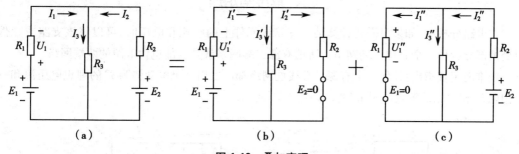

图 1-18　叠加定理

【例 1-4】 电路如图 1-18(a)所示,已知 $E_1 = 12\text{V}$,$E_2 = 8\text{V}$,$R_1 = 0.6\Omega$,$R_2 = 0.5\Omega$,$R_3 = 3\Omega$。试用叠加定理计算 I_1、I_2、I_3 和 U_1。

解:首先画出图 1-18(a)中 E_1、E_2 单独作用时的电路图,并标出电流和电压的参考方向,见图 1-18(b)和图 1-18(c)。

E_1 单独作用时,见图 1-18(b)

$$I'_1 = \frac{E_1}{R_1 + (R_2 /\!/ R_3)} = \frac{12}{0.6 + \frac{0.5 \times 3}{0.5 + 3}} = \frac{35}{3}\text{A}$$

$$I'_2 = \frac{R_3}{R_2 + R_3} I'_1 = \frac{3}{0.5 + 3} \times \frac{35}{3} = 10\text{A}$$

$$I'_3 = I'_1 - I'_2 = \frac{35}{3} - 10 = \frac{5}{3}\text{A}$$

$$U'_1 = R_1 I'_1 = 0.6 \times \frac{35}{3} = 7\text{V}$$

E_2 单独作用时,见图 1-18(c)

$$I''_2 = \frac{E_2}{R_2 + (R_1 /\!/ R_3)} = \frac{8}{0.5 + \frac{0.6 \times 3}{0.6 + 3}} = 8\text{A}$$

$$I''_1 = \frac{R_3}{R_1 + R_3} I''_2 = \frac{3}{0.6 + 3} \times 8 = \frac{20}{3} A$$

$$I''_3 = I''_2 - I''_1 = 8 - \frac{20}{3} = \frac{4}{3} A$$

$$U''_1 = R_1 I''_1 = 0.6 \times \frac{20}{3} = 4 V$$

E_1 和 E_2 共同作用时，由叠加定理可得

$$I_1 = I'_1 - I''_1 = \frac{35}{3} - \frac{20}{3} = 5A$$

$$I_2 = I''_2 - I'_2 = 8 - 10 = -2A$$

$$I_3 = I'_3 + I''_3 = \frac{5}{3} + \frac{4}{3} = 3A$$

$$U_1 = U'_1 - U''_1 = 7 - 4 = 3V$$

上述各支路电流的计算结果与例 1-2 的计算结果完全一致。

应该注意：①叠加定理只适用于线性电路，不适用于非线性电路，即使在线性电路中，也只能用于计算电压或电流，而不能用于功率的计算，因为功率与电压或电流不是线性关系；②各电源单独作用时，其余电源为零，即理想电压源短路，理想电流源开路，其他电路元件的大小和连接方式均不变；③在单一电源电路中选定电压和电流的参考方向，若该电路的参考方向与原电路的参考方向一致，则叠加时取"＋"号，反之取"－"号。

二、戴维南定理

在电路分析中，如果只需要计算某一支路或元件上的电流和电压时，可以将该支路或元件以外的部分看作一个有源二端网络。所谓有源二端网络就是内部包含电源的两端网络。

戴维南定理指出：任何一个有源二端线性网络都可以用一个电动势为 E 的理想电压源和一个内阻 R_o 相串联的等效电源来替代，如图 1-19 所示。

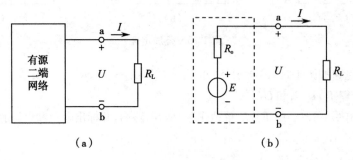

图 1-19　戴维南等效电路

等效电源的求法：等效电源的电动势 E 就是有源二端网络的开路电压，即 a、b 两端的开路电压 U_{ab}，如图 1-20(a)所示。等效电源的内阻 R_o 等于有源二端网络中全部电源置零（将各理想

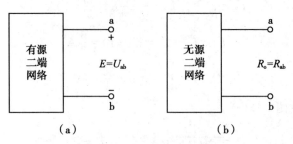

图 1-20　等效电源求法

14

电压源短路,即其电压为零;将各理想电流源开路,即其电流为零)后的无源二端网络 a、b 两端的等效电阻 R_{ab},如图 1-20(b)所示。

【例 1-5】　电路如图 1-21(a)所示,已知 $E_1=1V$,$I_{S1}=2A$,$R_1=2\Omega$,$R_2=3\Omega$,$R_L=5\Omega$。试用戴维南定理计算通过 R_L 的电流 I。

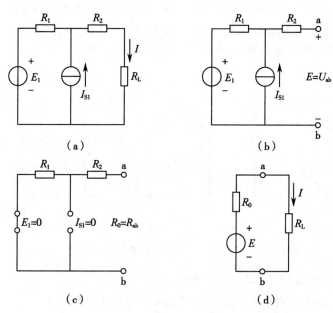

图 1-21　例 1-5 电路图

解:先将图 1-21(a)中的电阻 R_L 断开,画出图 1-20(b),并求等效电源电动势 E。

$$E=U_{ab}=I_{S1}R_1+E_1=2\times2+1=5V$$

将图 1-21(b)中的理想电压源短路($E_1=0$),理想电流源开路($I_{S1}=0$),画出图 1-21(c),并求等效电阻 R_o。

$$R_o=R_{ab}=R_1+R_2=2+3=5\Omega$$

画出戴维南等效电路图 1-21(d),并求 I。

$$I=\frac{E}{R_o+R_L}=\frac{5}{5+5}=0.5A$$

显然,当计算电路中某一特定支路或元件上的电流和电压时,采用戴维南定理求解较为方便。

第五节　电路中电位的计算

由于电压是对电路中某两点而言的,因此在分析复杂电路,特别是在分析电子电路时,逐一说明电路中每两点的电压很繁琐,如果利用电位进行分析则显得简便。

电位通常用大写字母 V 表示。计算电位时,必须在电路中任选一点作为参考点,以符号"⊥"表示,称为"接地"(并非真正与大地相接)。参考点选定后,电路中某点的电位就是该点到参考点之间的电压。例如图 1-22 中选定 c 点为参考点,则 a 点的电位 $V_a=U_{ac}$,b 点的电位 $V_b=U_{bc}$,参考点本身的电位则是参考点到参考点的电压,显然,$V_c=U_{cc}=0$。所以,参考点又称零电位点。电路中 a、b 两点间的电压为

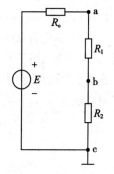

图 1-22　电位与电压的关系

$$U_{ab}=U_{ac}-U_{bc}=V_a-V_b \tag{1-16}$$

可见,电路中两点间的电压等于该两点电位之差,故电压又叫电位差。

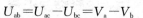

计算电路中某点的电位就是计算从该点经过任意一条路径到参考点之间各段电压降的代数和。沿选定路径求各段电压时,无论是电阻还是电源,凡电位降低者,电压取正值;凡电位升高者,电压取负值。没有电流通过电阻时,电阻两端的电位相等。电流通过理想导线时,导线上各点电位不变。如果电位的计算结果为正值,则表明该点电位比参考点高;若计算结果为负值,则表明该点电位比参考点低。在电路中不指定参考点而谈电位是没有意义的。

【例1-6】 电路如图1-23所示,已知 $E_1=12V$, $E_2=6V$, $R_1=2\Omega$, $R_2=14\Omega$, $R_3=8\Omega$, $I_1=2A$, $I_2=I_3=1A$。以 d、c 为参考点,计算 a、b、c、d 各点的电位及电压 U_{ab} 和 U_{cd}。

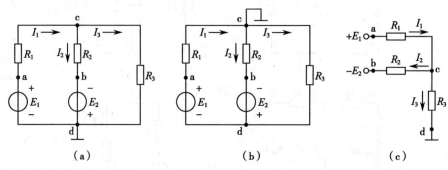

图1-23 例1-6电路图

解:以 d 为参考点,如图1-23(a)所示,则 $V_d=0$

求 c 点的电位,应从 c 点出发,沿任一路径绕至参考点 d 均可求得

沿 cad 支路 $\qquad V_c=-I_1R_1+E_1=-2\times2+12=8V$

沿 cbd 支路 $\qquad V_c=I_2R_2-E_2=1\times14-6=8V$

沿 cd 支路 $\qquad V_c=I_3R_3=1\times8=8V$

可见,电位值与绕行路径无关。

同理,可得 $\qquad V_a=12V$

$$V_b=-6V$$

$$U_{ab}=V_a-V_b=12-(-6)=18V$$

$$U_{cd}=V_c-V_d=8-0=8V$$

以 c 点为参考点,如图1-23(b)所示,则 $V_c=0$

$$V_a=I_1R_1=2\times2=4V$$

$$V_b=-I_2R_2=-1\times14=-14V$$

$$V_d=E_2-I_2R_2=6-1\times14=-8V$$

$$U_{ab}=V_a-V_b=4-(-14)=18V$$

$$U_{cd}=V_c-V_d=0-(-8)=8V$$

计算结果表明:参考点选得不同,电路中各点电位值随之改变,但两点间的电压值是不变的。所以,电路中各点电位的高低是相对的,与参考点的选择有关;电路中任意两点间的电压是绝对的,与参考点的选择无关。

在电子电路中,由于电路复杂,常简化其画法,例如图1-23(a)可改画成图1-23(c)的形式,省去了电源的符号,在各端标明它的电位值。这样,可使电路图变得简单而清晰。

第六节 电容器及其充放电电路

一、电容器与电容

1. 电容器 电容器是储存电荷的容器。它由两块金属极板和极板间的绝缘介质以及两根引线构成。如果在它的两极施加电压,两极板上就会出现等量异号电荷,从而在两极板间建立起电场,并储存了电场能量。所以,电容器具有储存电荷的能力,是电工设备和电子仪器中广泛使用的元件之一。

电容器的种类很多,按其电容值的变化情况可分为:固定、可变和微调电容器三类。按所用电介质的不同可分为:纸介、云母、陶瓷、油介和电解电容器等。其中,电解电容器有正、负极性之分,使用时极性不能接反,要将正极接高电位、负极接低电位。

2. 电容量 电容量是衡量电容器储存电荷能力的物理量,简称电容,用大写字母 C 表示。理论和实验证明,电容器每个极板上储存的电荷 Q 与两极板间的电压 U 成正比,即

$$Q=CU \quad 或 \quad C=\frac{Q}{U} \tag{1-17}$$

上式中电容量 C 是比例系数。对于某一确定的电容器,其电容量 C 为常数,这种电容器叫做线性电容元件。如果电荷以库仑(C)为单位,电压以伏特(V)为单位,则电容量的单位是法拉,简称法(F)。法拉的单位较大,常用微法(μF)或皮法(pF)作单位。

$$1F=10^6 \mu F=10^{12} pF$$

电容器外壳上通常标有电容量和耐压值等参数。例如,标有"100μF/50V"的电容器,其电容量是 100μF;其耐压值为 50V,即它所能承受的最高直流电压是 50V。如果接在交流电路中使用,交流电压的最大值不允许超过它的耐压值。

电容器有时也简称为电容,应根据实际情况与电容量的"电容"加以区别。

3. 电容器串联与并联 在实际使用电容器时,常会遇到单个电容器的电容量或耐压不能满足电路要求的情况,这就需要把几个电容器组合使用。最基本的组合方式是电容器的串联和并联。

(1)电容器串联:几个电容器首尾相接的连接方式称为电容器的串联,如图 1-24 所示。电容器串联的特点:

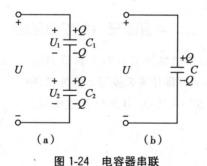

图 1-24 电容器串联

1)各电容器的带电量 Q 相等,即

$$Q=Q_1=Q_2$$

2)总电压等于各电容器的分压之和,即

$$U=U_1+U_2$$

由于各电容器存储的电量相等,$Q=CU$,则

$$\left.\begin{array}{l} U_1=\dfrac{Q}{C_1}=\dfrac{C}{C_1}U \\[2mm] U_2=\dfrac{Q}{C_2}=\dfrac{C}{C_2}U \end{array}\right\} \tag{1-18}$$

式(1-18)说明两个电容器串联时,各电容器两端电压与其电容量成反比,即,电容量较小的电容器,反而承受较高的电压。

3)等效电容量的倒数等于各电容量倒数之和,即

$$\frac{1}{C} = \frac{1}{C_1} + \frac{1}{C_2}$$

或
$$C = \frac{C_1 C_2}{C_1 + C_2} \tag{1-19}$$

式(1-19)说明两个电容器串联后,其等效电容量比串联电路中任何一个电容器的电容量都小,但能承受较高的电压。

(2)电容器并联:几个电容器相接在两个公共节点之间的连接方式叫做电容器的并联,如图1-25所示。电容器并联的特点:

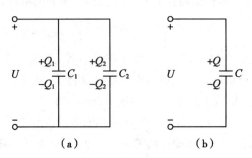

图 1-25 电容器并联

1)各电容器两端的电压相等,即
$$U = U_1 = U_2$$

2)电容器的带电量等于各电容器所带电量之和,即
$$Q = Q_1 + Q_2$$

3)等效电容量等于各电容器的电容量之和,即
$$C = C_1 + C_2 \tag{1-20}$$

二、电容器充电和放电电路

1. 电容器充电 使电容器带电的过程叫做电容器充电。在图1-26所示电路中,若 $t=0$ 时可将开关 S 扳至 a 端位置,则电容器 C、电阻 R 和电源 U 组成一个回路,电源 U 通过电阻 R 向电容器 C 充电。

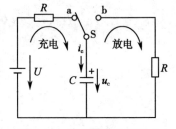

图 1-26 电容器充放电电路

由基尔霍夫电压定律可得
$$U = i_c R + u_c$$

因 $q = Cu_c$,所以充电电流 $i_c = \dfrac{dq}{dt} = C\dfrac{du_c}{dt}$,将其代入上式,整理后得

$$U = RC\frac{du_c}{dt} + u_c \tag{1-21}$$

式(1-21)是 $t \geqslant 0$ 电容器充电电路的微分方程。根据初始条件 $t=0$ 时,$u_c=0$,解方程得出充电时电容器两端电压为

$$u_c = U(1 - e^{-\frac{t}{RC}}) \tag{1-22}$$

而充电电流为

$$i_c = \frac{U - u_c}{R} = \frac{U}{R}e^{-\frac{t}{RC}} \tag{1-23}$$

由式(1-22)和式(1-23)可知:在充电过程中,电容器两端电压 u_c 随时间 t 按指数规律上升,而充电电流 i_c 随时间按指数规律下降。图1-27是电容器充电曲线。

图 1-27 表明,在充电电路接通的瞬间($t=0$),电容器上没有电荷,其两端电压 $u_c=0$,电源 U 与电容器两端电压 u_c 之差最大。所以充电开始的瞬间,充电电流最大 $i_c=\dfrac{U-u_c}{R}=\dfrac{U}{R}$。随着充电时间的延续,电容器积累的电荷逐渐增加,$u_c$ 逐渐升高,使得 U 与 u_c 之差不断减小,因而充电电流 i_c 随之减小,直至 u_c 和 U 趋于相等时,充电电流趋近于零,充电过程基本结束。

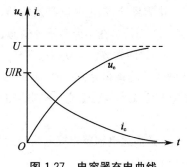

图 1-27 电容器充电曲线

综上所述:①充电开始的瞬间,电容器相当于短路;②充电结束后,电容器相当于开路;③充电过程总是需要一定的时间,所以电容器两端电压不能突变。

2. 电容器放电 电容器释放电荷的过程叫做电容器放电。在图 1-26 所示电路中,如果电容器充电结束后将开关 S 由 a 端扳至 b 端,电容器 C 的两极板通过电阻 R 接通,电容器放电。

在放电过程中,由基尔霍夫电压定律可知

$$u_c=-i_c R$$

因 $q=Cu_c$,故 $i_c=\dfrac{dq}{dt}=C\dfrac{du_c}{dt}$,将其代入上式,整理后得

$$\frac{du_c}{dt}+\frac{u_c}{RC}=0$$

根据初始条件 $t=0$ 时,$u_c=U$,解方程得出放电时电容器两端电压为

$$u_c=Ue^{-\frac{t}{RC}} \tag{1-24}$$

而放电电流为

$$i_c=-\frac{U}{R}e^{-\frac{t}{RC}} \tag{1-25}$$

式(1-25)中的负号表示放电电流与充电电流的方向相反。在放电过程中,u_c 和 i_c 随时间 t 按指数规律变化的曲线如图 1-28 所示。

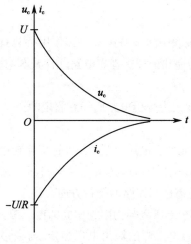

图 1-28 电容器放电曲线

由图 1-28 可知,在电容器放电开始的瞬间($t=0$),电容器两端电压最高($u_c=U$),放电电流最大($i_c=-U/R$)。随着放电时间的延续,两极板上的等量异号电荷通过电阻 R 不断中和,u_c 和 i_c 逐渐减小,直至电容器所带电荷放尽,放电电流等于零时,放电过程结束。

电容器充、放电时间是短暂的,故常把它称为暂态过程。充、放电结束后,电路中的电流都趋于零。所以,在不专门研究暂态过程的情况下,认为直流电不能通过电容器。

3. 时间常数 从式(1-22)～(1-25)可以看出:无论充电还是放电,其过程的快慢均与电阻 R 和电容 C 的乘积有关。RC 越小,充放电过程越快;RC 越大,充放电过程越慢。因此,把 R 与 C 的乘积定义为电容器充放电电路的时间常数,用 τ 表示,即

$$\tau = RC \tag{1-26}$$

τ 是描述电容器充放电快慢的物理量,当 R 的单位是欧姆(Ω)、C 的单位是法拉(F)时,τ 的单位是秒(s)。

电容器充电时,不同 t 值对应的 u_c 和 i_c 之值如表 1-2 所示。

表 1-2 电容器充电时不同 t 值对应的 u_c 和 i_c 之值

t	0	τ	2τ	3τ	4τ	5τ	……	∞
u_c	0	$0.632U$	$0.865U$	$0.95U$	$0.982U$	$0.993U$	……	U
i_c	$\dfrac{U}{R}$	$0.368\dfrac{U}{R}$	$0.135\dfrac{U}{R}$	$0.05\dfrac{U}{R}$	$0.018\dfrac{U}{R}$	$0.007\dfrac{U}{R}$	……	0

从表 1-2 中可以看出:当 $t=\tau$ 时,$u_c=0.632U$,因此,τ 是电容器两端电压 u_c 从零上升到 U 的 63.2% 所需要的时间。当 $t\to\infty$ 时,$u_c=U$,表明只有充电时间足够长时,u_c 才能达到电源电压 U。但实际上 $t=4\tau$ 时,$u_c=0.982U$;当 $t=5\tau$ 时,$u_c=0.993U$,电容器两端电压已基本达到电源电压,充电过程已基本结束。同样,放电时间 $t=(4\sim5)\tau$ 时,电容器两端电压 u_c 及放电电流 i_c 已降至初始值的 1.8%～0.7%,放电过程基本结束。所以,通常认为电容器的充、放电时间为 $(4\sim5)\tau$。

综上所述,只要电容器上存储的电荷发生变化,电路中就有电流产生。但充放电所形成的电流并非通过电容器的电介质。如果把电容器接入交流电路中,由于交流电压的极性不断改变,电容器被反复充电、放电,电路中就始终有电流通过。所以,电容器在电路中有"隔直流、通交流"的作用。

 本章小结

1. 电路通常由电源、负载和中间环节组成。其作用一般有两个方面:一是实现电能输送和转换;二是实现信号的传递和处理。理想电路元件及其组合构成的电路称为实际电路的电路模型。

2. 电流、电压的参考方向是为分析电路而任意假定的。参考方向与实际方向相同时为正值,反之为负值。

3. 欧姆定律阐明了电阻元件上电压、电流之间的相互约束关系;基尔霍夫定律是电路遵循的结构约束。应用基尔霍夫定律时,必须先在电路图上标明电流或电压的参考方向,应用基尔霍夫电压定律时,还需标明回路的绕行方向。

4. 实际电源可用一个理想电压源与内阻相串联的电压源,或用一个理想电流源与内阻相并联的电流源来表示。理想电压源的输出电压恒定,与通过的电流无关;理想电流源的输出电流恒定,与其端电压无关。

5. 实际电压源与电流源可以相互等效变换。电源等效变换的条件是:$I_S=E/R_0$ 或 $E=I_S R_0$ 及 $R_0=R_S$。电压源与电流源的等效变换关系只对外电路而言,对内部电路是不能等效的。

6. 叠加定理只适用于线性电路,不适用于非线性电路;只适用于计算各支路的电流和电压,不能计算功率。

7. 戴维南定理说明:任何一个有源二端线性网络都可以等效为一个电压源。该定理能较方便地计算电路中某一支路或元件上的电流和电压。

8. 在电路中任选一点作为零电位点,即参考点。电路中某点的电位就是该点到参考点之间的电压。

9. 电容器是一种储能元件。电容器串联其总电容量减小,耐压值可以提高。电容器并联其总电容量增大,耐压值等于其中耐压值最小的电容器的耐压值。

10. 电容器充放电的快慢与电路的时间常数 $\tau = RC$ 有关,RC 越小,充放电越快;RC 越大,充放电越慢,通常认为电容器的充放电时间为$(4\sim5)\tau$。电容器两端电压不能突变。电容器在电路中有"通交流、隔直流"的作用。

习题一

1-1 电路通常是由( )、( )和( )三部分组成。

1-2 基尔霍夫电流定律阐明了电路中任一节点各支路( )之间的关系;在任一时刻,( )节点的电流之和恒等于( )该节点的电流之和。

1-3 对于一个有 n 个节点和 m 条支路的电路,共有( )个独立的节点电流方程和( )个独立的回路电压方程。

1-4 电压源与电流源的等效关系只对( )电路而言,对( )电路是不能等效的。理想电压源与理想电流源之间( )等效变换。

1-5 在题图 1-1 中,方框代表电源或负载。已知 $U = 220V$,$I = -1A$,试问哪些方框是电源,哪些是负载?

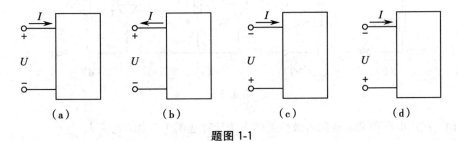

(a) (b) (c) (d)

题图 1-1

1-6 电路如题图 1-2 所示,已知 $R = 100\Omega$,当开关 S 闭合时,电压表的读数是 48V,当开关 S 断开时,电压表的读数是 50.4V,求电源内阻 R_o 的阻值。

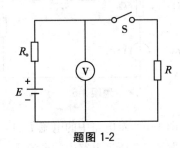

题图 1-2

1-7 电路如题图 1-3 所示,已知 $E_1 = 10V$,$E_2 = 5V$,$R_1 = 10\Omega$,$R_2 = 5\Omega$,$I = 3A$,试计算 I_1 和 I_2。

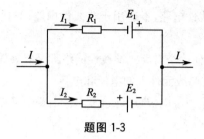

题图 1-3

1-8 在题图 1-4 所示电路中,已知 $E_1 = 12V, E_2 = 9V, E_3 = 6V, R_1 = 2\Omega, R_2 = 3\Omega, R_3 = 6\Omega$。试用基尔霍夫定律计算 I_1、I_2、I_3 和 U_{ab}。

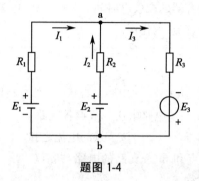

题图 1-4

题图 1-9 把题图 1-5 中的电压源变换为电流源,电流源变换为电压源。

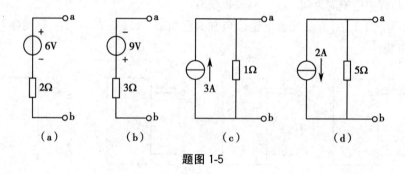

题图 1-5

1-10 试用电压源和电流源等效变换的方法计算题图 1-6 中的电流 I。

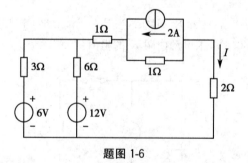

题图 1-6

1-11 试用叠加定理计算题图 1-4 所示电路中的电流 I_1、I_2、I_3。

1-12 试用戴维南定理计算题图 1-7 所示电路中的电流 I。

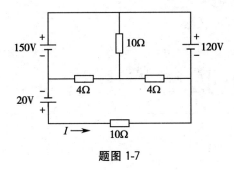

题图 1-7

1-13 如题图 1-8 所示,若分别以 C、D 为参考点,试计算 V_A、V_B、V_C、V_D 及 U_{AB} 和 U_{BD}。

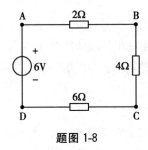

题图 1-8

1-14 有两个电容器,$C_1 = 10\mu F/100V$,$C_2 = 15\mu F/50V$。试问:

(1)若两个电容器串联,其总电容量 C 是多少?

(2)若串联在电压 $U = 250V$ 电源上,C_1、C_2 将承受的电压 U_1 和 U_2 各为多少? 两电容器能否正常工作?

(3)若两个电容器并联,其总电容量 C 为多少?

(4)两个电容器并联后,能够承受的电压最大值是多少?

第二章　正弦交流电路

学习目标

1. 掌握正弦量三要素的物理意义；单一元件交流电路中电压与电流的关系；RLC 串并联电路的结构和特点；三相电源和三相负载的连接方法。

2. 熟悉 RLC 串并联谐振电路特点；三相四线制电路的实际应用。

3. 了解安全用电的常识。

在日常生活和实际工作中，我们常常会遇到一种大小和方向都作周期性变化的电压或电流，称为交流电（alternate current，AC）。在交流电作用下的电路称为交流电路，交流电的形式有很多种，它们的变化规律各不相同，一般常用正弦交流电。本章主要讨论正弦交流电的基本概念、表示方法、基本正弦交流电路的分析方法及安全用电常识等内容。

第一节　正弦交流电的基本概念

大小和方向（或极性）随时间作周期性变化的电动势、电压与电流分别称为交流电动势、电压和电流，用小写字母 e、u、i 表示。当电动势、电压与电流随时间按正弦规律变化时，则统称为正弦量或正弦交流电。在正弦交流电作用下的电路称为正弦交流电路。

一、正弦交流电的三要素

图 2-1 所示为正弦量的波形图，正弦量的一般表达式为

$$x = X_m \sin(\omega t + \varphi_x) \tag{2-1}$$

式中 x 为正弦量的瞬时值；X_m 为正弦量的最大值；ω 为正弦量的角频率；$(\omega t + \varphi_x)$ 为正弦量的相位角；φ_x 为正弦量的初相位角。

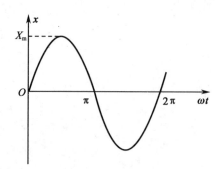

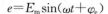

图 2-1　正弦交流电的波形图

具体描述正弦电动势、电压和电流的表达式为

$$e = E_m \sin(\omega t + \varphi_e)$$

$$u=U_\mathrm{m}\sin(\omega t+\varphi_\mathrm{u}) \tag{2-2}$$
$$i=I_\mathrm{m}\sin(\omega t+\varphi_\mathrm{i})$$

正弦量的特征表现在变化的快慢、大小及初始值三个方面,它们分别由角频率、最大值和初相位来确定。因此,角频率、最大值、初相位是描述正弦量的三要素。对确定的正弦交流电路,其正弦量的三要素也是确定的。

1. 周期、频率与角频率

(1)周期:正弦量完成一次周期性变化所需要的时间称为周期(cycle),用 T 表示,单位为秒(s)。

(2)频率:正弦量在 1 秒时间内完成周期性变化的次数(或称周期数)称为频率(frequency),用 f 表示,单位为赫兹(Hz)。显然

$$f=\frac{1}{T} \tag{2-3}$$

我国和大多数国家都采用 50Hz 作为电力正弦交流电的标准频率,这种频率在工业上应用广泛,习惯上称为工频,常用的交流电动机和照明用电都用这种频率。

在其他不同技术领域使用着各种不同频率的交流电,工业和医疗中的特殊设备使用的中频频率是 200Hz～20kHz,如中频电炉和中频 X 线机;高频频率为 200kHz～300kHz,如高频电炉和高频理疗机等。

(3)角频率:单位时间内正弦量变化的电角度称为角频率(angular frequency),用 ω 表示,单位为弧度/秒(rad/s)。因为一个周期内正弦量经历了 2π 弧度,所以角频率

$$\omega=\frac{2\pi}{T}=2\pi f \tag{2-4}$$

式(2-4)描述了周期、频率、角频率之间的关系,它们均表示正弦量变化的快慢。

2. 瞬时值、最大值与有效值

(1)瞬时值:正弦量在某一时刻的数值大小称为瞬时值(instantaneous value),用小写字母表示,如瞬时电动势 e、瞬时电压 u、瞬时电流 i 等。瞬时值是随时间变化的量。

(2)最大值:正弦量的最大瞬时值称为最大值(maximal value)或振幅(amplitude),用带下标 m 的大写字母表示,如用 E_m、U_m、I_m 表示电动势、电压、电流的最大值。

(3)有效值:正弦量的瞬时值没有实际意义,通常用有效值(effective value)表示交流电压和电流的大小,如交流电压表所指示的数值就是电压有效值。如果一个交流电流和一个直流电流在相等的时间内通过同一个电阻时,所产生的热效应相等,则这个直流电流的大小就定义为交流电流的有效值。有效值用大写字母表示,如 E、U、I 表示电动势、电压和电流的有效值。

理论证明,正弦交流电的有效值与最大值之间有以下关系

$$E=\frac{E_\mathrm{m}}{\sqrt{2}}\approx0.707E_\mathrm{m}$$

$$U=\frac{U_\mathrm{m}}{\sqrt{2}}\approx0.707U_\mathrm{m} \tag{2-5}$$

$$I=\frac{I_\mathrm{m}}{\sqrt{2}}\approx0.707I_\mathrm{m}$$

在实际电工技术中,若无特殊说明,正弦交流电的大小都指有效值。交流用电器的额定电压、额定电流都用有效值表示。一般的电压表和电流表所指示的数值都是指有效值。通常使用的交流电压 220V、380V,交流电流 5A、10A 等均指有效值。

3. 相位、初相位与相位差

(1)相位:式(2-2)中的 $(\omega t+\varphi_\mathrm{e})$、$(\omega t+\varphi_\mathrm{u})$ 和 $(\omega t+\varphi_\mathrm{i})$ 称为正弦量的相位角或相位(phase),单位为弧度(rad)或度(°),它是一个随时间变化的角度,在不同的时刻 t,其数值不同,正弦量大小

也就不同,因此相位反映了正弦量的变化进程。

(2)初相位:$t=0$ 时刻的相位称为初相位。式(2-2)中的 φ_e、φ_u 和 φ_i 分别表示 e、u 和 i 的初相位。对于不同的计时起始点,初相位不同,正弦量的初始值也不同,到达最大值或某一数值的时间也就不同。因此,要确定一个正弦量,必须规定计时起始时刻,就是确定正弦量的初相位。图 2-1 所示为初相位为零的正弦量。图 2-2 中,当 $t=0$ 时,瞬时值 $x>0$,初相位 $\varphi_x>0$。

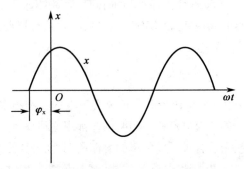

图 2-2　初相位不为零的正弦量波形

(3)相位差:正弦交流电路中,在研究两个及以上同频率的正弦量时,通常需要比较和确定它们之间的相位关系。同频率正弦量的相位角之差称为相位角差或相位差,常用 φ 表示,如两个同频率的正弦电流 $i_1=I_{1m}\sin(\omega t+\varphi_{i1})$,$i_2=I_{2m}\sin(\omega t+\varphi_{i2})$,它们间的相位之差

$$\varphi=(\omega t+\varphi_{i1})-(\omega t+\varphi_{i2})=\varphi_{i1}-\varphi_{i2} \tag{2-6}$$

由式(2-6)可知,两个同频率正弦量在任何时刻的相位差都是初相位之差,两者的相位关系由初始状态决定,与时间无关。

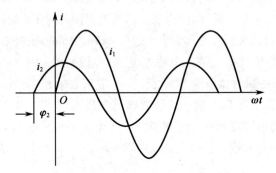

图 2-3　两个不同初相位的电流波形

图 2-3 为 i_1、i_2 波形,其初相位 $\varphi_{i1}=0$、$\varphi_{i2}=\varphi_2$,相位差 $\varphi=\varphi_{i1}-\varphi_{i2}=-\varphi_2$。由于初相位不同,$i_1$、$i_2$ 到达最大值或零值的时间不同。因此,可以利用相位差来判断两个波形到达最大值或零值的先后顺序。

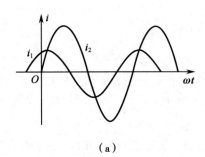

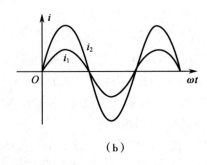

（a）　　　　　　　　　　　　　　　　（b）

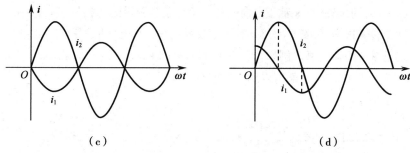

图 2-4　两个同频率正弦量的相位关系

（a）i_1 超前 i_2；（b）i_1 与 i_2 同相；（c）i_1 与 i_2 反相；（d）i_1 与 i_2 正交

（1）$\varphi>0$，则 $\varphi_{i1}>\varphi_{i2}$，$i_1$ 超前 i_2，就是说 i_1 比 i_2 先到达最大值、最小值或零，如图 2-4（a）所示。若 $\varphi<0$，则 $\varphi_{i1}<\varphi_{i2}$，$i_1$ 滞后 i_2，i_2 比 i_1 先到达最大值、最小值或零，如图 2-3 所示。

（2）$\varphi=0$，则 $\varphi_{i1}=\varphi_{i2}$，$i_1$ 与 i_2 同相，i_1 与 i_2 同时到达最大值、最小值或零，如图 2-4（b）所示。

（3）$\varphi=\pi$，则 i_1 与 i_2 反相，当一个到达最大值时，另一个为最小值，如图 2-4（c）所示。

（4）$\varphi=\pm\pi/2$，则 i_1 与 i_2 正交，当一个到达最大值（或最小值）时，另一个为零，如图 2-4（d）所示。

从图 2-4 中可以看到，改变正弦量的计时起始点，它们的相位和初相位随之改变，但两者之间的相位差始终保持不变。

二、正弦交流电的表示方法

在电工技术中为了便于研究正弦量，常用几种不同的方法来表示正弦量。一般采用的有：三角函数表示法、波形图表示法和旋转相量表示法。

1. 三角函数式表示法　式（2-2）就是正弦量的三角函数表示法，式中包含了正弦量的角频率、最大值和初相位。只要知道正弦量的三要素，即可写出正弦量的表达式。欲求某一时刻正弦量的瞬时值，将时间 t 代入便可求得。这种方法是正弦量的基本表示方法，但在正弦量的加减运算时较为繁琐。

2. 波形图表示法　如图 2-5 所示正弦电流的波形图，横坐标表示电角度，纵坐标表示正弦电流的瞬时值。波形图表示法比较形象，可以直接观察出正弦量的三要素，比较出几个正弦量的大小和相位关系。但是，对正弦量的加减运算却很困难。

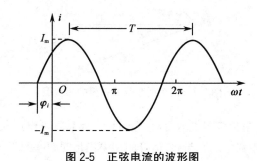

图 2-5　正弦电流的波形图

3. 相量表示法　所谓相量表示法就是用一个在直角坐标中绕原点旋转的有向线段来表示正弦量。利用相量法可以对同频率的正弦量进行加减运算，运算方法相对简单，这是分析计算正弦量常用的一种方法。

设有一正弦电压 $u=U_m\sin(\omega t+\varphi_u)$，其波形如图 2-6 右边所示。在图 2-6 左边的坐标中以原点 O 为中心的 x-y 平面内有一个矢量 OA，矢量 OA 的长度为正弦量的最大值 U_m。矢量 OA

27

的初始位置($t=0$ 时的位置)与 x 轴正方向间的夹角等于正弦量的初相位 φ_u，并以正弦量的角频率 ω 作逆时针旋转。这样，矢量 OA 便具有了正弦量的三个要素，并且任何时刻它在 y 轴上的投影即为该时刻正弦量的瞬时值。例如，当 $t=0$ 时，$u_0=U_m\sin\varphi_u$；当 $t=t_1$ 时，$u=U_m\sin(\omega t_1+\varphi_u)$。因此，正弦量 $u=U_m\sin(\omega t+\varphi_u)$ 就可以用旋转的有向线段来表示。

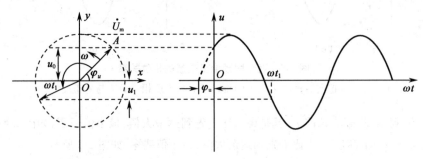

图 2-6 旋转有向线段表示正弦量

由于旋转矢量与空间矢量的意义不同，它在平面图上的方向不代表空间方向，而是代表正弦量的相位，又因为它能够旋转，故称为旋转相量，简称相量(phasor)，正弦量的最大值相量用 $\dot{U}_m$、$\dot{I}_m$ 和 $\dot{E}_m$ 表示，有效值相量用符号 $\dot{U}$、$\dot{I}$ 和 $\dot{E}$ 表示。必须指出：只有正弦量才能用相量表示；有效值相量在 y 轴上的投影不表示正弦量的瞬时值。

如前所述，同频率正弦量的相位差是一个常数，不随时间而改变。因此，同频率正弦量的各相量的相对位置也不随相量的旋转而改变。在做多个同频率正弦量的相量图时，只需在同一个坐标体系中做出 $t=0$ 时所有正弦量的相量，就可以清晰地看出各正弦量间的大小和相位关系，而不必把正弦量在每一时刻的位置都做出来，这样形成的图形称为相量图。如图 2-7 为正弦量 $i=5\sqrt{2}\sin(\omega t-20°)$(A)、$u=100\sqrt{2}\sin(\omega t+45°)$(V) 的有效值相量 $\dot{I}$、$\dot{U}$，它们同时以角速度 ω 逆时针旋转，相对位置不变，其相位差为 $\varphi=\varphi_u-\varphi_i=65°$，电压始终超前电流 $65°$。

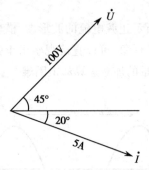

图 2-7 两个同频率正弦量的相量图

同频率的正弦交流电用相量图表示后，它们的和差运算就可以用矢量加减的平行四边形法则来运算，最后可以求出正弦量的和与差，运算的结果仍是同频率的正弦量。

第二节 单一元件的交流电路

电阻 R、电感 L、电容 C 是组成交流电路的三种基本元件。本节重点讨论在正弦交流电源作用下三种元件中电压与电流之间的关系及能量的转换问题。

一、电阻元件的交流电路

1. 电流和电压的关系　图 2-8(a)是由电阻元件和交流电源组成的交流电路。设电源电压 $u=U_m\sin\omega t$，交流电流 i 通过电阻 R，其参考方向如图 2-8 所示。

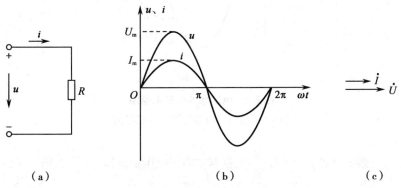

图 2-8　电阻元件的交流电路

(a)电路结构；(b)波形图；(c)相量图

根据欧姆定律，电流的瞬时值 i 为

$$i=\frac{u}{R}=\frac{U_m}{R}\sin\omega t=I_m\sin\omega t \tag{2-7}$$

由式(2-7)可以看出：在电阻元件的交流电路中，通过电阻的电流 i 和电阻两端的电压 u 是同频率、同相位。其波形如图 2-8(b)所示，相量图如图 2-8(c)所示。

在式(2-7)中

$$I_m=\frac{U_m}{R} \quad \text{或} \quad I=\frac{U}{R} \tag{2-8}$$

式(2-8)表明，在电阻元件的交流电路中，电阻两端的电压与流过它的电流的最大值和有效值遵循欧姆定律。

2. 电路的功率

(1)瞬时功率：在任意瞬间，电压瞬时值 u 与电流瞬时值 i 的乘积叫做瞬时功率，用字母 p 表示，即

$$p=ui=U_m\sin\omega t\,I_m\sin\omega t=U_mI_m\sin^2\omega t=UI(1-\cos2\omega t) \tag{2-9}$$

式(2-9)表明：$p>0$，电阻元件在任何时刻均吸收电能，它是耗能元件，它将电能全部转换为其他形式的非电能，并且这一转换过程是不可逆的。

(2)有功功率：由于瞬时功率随时间变化，实际应用意义不大，通常采用瞬时功率一个周期内的平均值来表示，所以有功功率又称为平均功率，用大写字母 P 表示，即

$$P=\frac{1}{T}\int_0^T p\,\mathrm{d}t=\frac{1}{T}\int_0^T (UI-UI\cos2\omega t)\mathrm{d}t=UI$$

或

$$P=UI=I^2R=\frac{U^2}{R} \tag{2-10}$$

式(2-10)表明，电阻元件在交流电路中的有功功率是电压、电流的乘积，与直流电路中的形式相同。

二、电感元件的交流电路

1. 电流和电压的关系　图 2-9(a)是由电感线圈和交流电源组成的交流电路。图中取 u、i 为关联参考方向，线圈的自感电动势 e_L 的参考方向与电流方向一致。

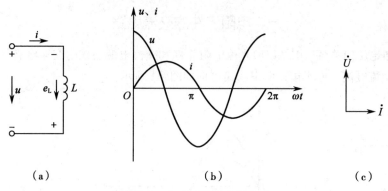

图 2-9 电感元件的交流电路

(a)电路结构;(b)波形图;(c)相量图

众所周知,自感电动势 $e_L = -L\dfrac{di}{dt}$,根据基尔霍夫电压定律,$u + e_L = 0$,则

$$u = -e_L = L\frac{di}{dt}$$

设电路中的电流为 $i = I_m\sin\omega t$,则

$$u = L\frac{di}{dt} = L\frac{d(I_m\sin\omega t)}{dt} = I_m\omega L\cos\omega t = U_m\sin\left(\omega t + \frac{\pi}{2}\right) \tag{2-11}$$

由式(2-11)可以看出,在电感元件的交流电路中,通过电感 L 的电流 i 和电感两端的电压 u 的频率相同,电压相位超前电流 $\dfrac{\pi}{2}$。电压和电流波形如图 2-9(b)所示,相量图如图 2-9(c)所示。

由式(2-11)可知

$$U_m = I_m\omega L \quad 或 \quad \frac{U_m}{I_m} = \frac{U}{I} = \omega L \tag{2-12}$$

式(2-12)表明,在电感元件的交流电路中,电压与电流之比为 ωL,单位是欧姆(Ω)。当电压一定时,ωL 愈大,电流愈小。说明 ωL 具有对电流起阻碍作用的性质,称为感抗(inductive reactance),用 X_L 表示,即

$$X_L = \omega L = 2\pi f L \tag{2-13}$$

式(2-13)说明,感抗 X_L 与电感 L、频率 f 成正比。频率愈高,感抗愈大。当 $f = 0$ 时,$X_L = 0$。所以,电感元件具有"通直流,阻交流"和"通低频,阻高频"的特征,根据这个原理可制成各种扼流圈。

2. 电路的功率

(1)瞬时功率:电感元件在交流电路的瞬时功率为

$$p = ui = U_m I_m\sin\left(\omega t + \frac{\pi}{2}\right)\sin\omega t = \frac{U_m I_m}{2}\sin 2\omega t = UI\sin 2\omega t \tag{2-14}$$

上式表明,电感元件的瞬时功率是一个幅值为 UI,并以 2ω 的角频率随时间而变化的正弦量。在交流电的第一个和第三个 $\dfrac{1}{4}$ 周期内 $p > 0$,电感从电源吸取电能,并转换为磁场能储存在电感中;在第二个和第四个 $\dfrac{1}{4}$ 周期内 $p < 0$,电感释放能量,它将储存的磁场能转换为电能送回电源。电感与电源进行着能量的交换。

(2)有功功率:电感元件的有功功率为

$$P = \frac{1}{T}\int_0^T p\,dt = \frac{1}{T}\int_0^T UI\sin 2\omega t\,dt = 0 \tag{2-15}$$

式(2-15)表明,电感在吸取能量与释放能量的交换过程中并不消耗能量,它是一种储能元件。

（3）无功功率：为了衡量电感与电源之间的能量交换的规模，引入无功功率的概念，其大小定义为瞬时功率的最大值，用大写字母 Q 表示，即

$$Q = UI = I^2 X_\mathrm{L} = \frac{U_\mathrm{L}^2}{X_\mathrm{L}} \tag{2-16}$$

为了区别无功功率和有功功率，有功功率的单位为瓦（W），无功功率的单位用乏（var）表示。必须指出："无功"的含义是交换，而不是消耗，更不能把"无功"误解为无用。在实际电工技术中，无功功率占有重要的地位，例如，具有电感的变压器、电动机等都是靠电磁转换进行工作的，如果没有无功功率的存在，这类设备是不能工作的。

三、电容元件的交流电路

1. 电流和电压的关系　图 2-10（a）是一个由交流电源和电容器组成的交流电路。

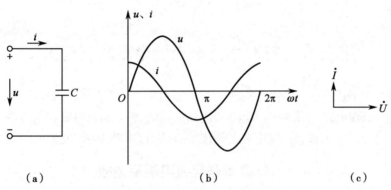

图 2-10　电容元件的交流电路
（a）电路结构；（b）波形图；（c）相量图

设电源电压 $u = U_\mathrm{m}\sin\omega t$，该交变电压加在电容器两端，电容器极板上的电量随之发生变化，则电路中形成电流

$$i = \frac{\mathrm{d}q}{\mathrm{d}t} = C\frac{\mathrm{d}u}{\mathrm{d}t} = \frac{\mathrm{d}(U_\mathrm{m}\sin\omega t)}{\mathrm{d}t} = U_\mathrm{m}\omega C\cos\omega t = I_\mathrm{m}\sin\left(\omega t + \frac{\pi}{2}\right) \tag{2-17}$$

可见，在电容元件的交流电路中，通过电容 C 的电流 i 和电容器两端的电压 u 的频率相同，电流相位超前电压 $\frac{\pi}{2}$。电压和电流波形如图 2-10（b）所示，相量图如图 2-10（c）所示。

从式（2-17）可知

$$I_\mathrm{m} = U_\mathrm{m}\omega C \quad \text{或} \quad \frac{U_\mathrm{m}}{I_\mathrm{m}} = \frac{U}{I} = \frac{1}{\omega C} = \frac{1}{2\pi f C} \tag{2-18}$$

式（2-18）说明，在电容元件的交流电路中，电压与电流之比为 $\frac{1}{\omega C}$，单位是欧姆（Ω）。当电压一定时，$\frac{1}{\omega C}$ 愈大，电流愈小，说明 $\frac{1}{\omega C}$ 具有对电流起阻碍作用的物理性质，把它称为容抗（capacitive reactance），用 X_C 表示，即

$$X_\mathrm{C} = \frac{1}{\omega C} = \frac{1}{2\pi f C} \tag{2-19}$$

由式（2-19）可知，容抗 X_C 与电容 C、频率 f 成反比。频率愈高，容抗愈小，故在交流电路中电容元件可视为短路。在直流电路中，$f = 0$，$X_\mathrm{C} \to \infty$，电容相当于开路。所以电容元件具有"隔直流，通交流"、"阻低频，通高频"的作用。

2. 电路的功率

（1）瞬时功率：电容元件在交流电路中的瞬时功率为

31

$$p = ui = U_m I_m \sin\omega t \sin\left(\omega t + \frac{\pi}{2}\right) = UI \sin2\omega t \qquad (2\text{-}20)$$

式(2-20)表明,电容元件的瞬时功率是一个幅值为 UI,并以 2ω 的角频率随时间而变化的正弦量。和电感元件交流电路一样,当 $p>0$ 时,电容从电源吸取电能并转换为电场能储存在电容器中;当 $p<0$ 时,电容中储存的电场能转换为电能送回电源。电容与电源进行着能量的交换。

(2)有功功率:电容的有功功率与电感的有功功率一样,也为零,即

$$P = \frac{1}{T}\int_0^T p\mathrm{d}t = \frac{1}{T}\int_0^T UI \sin2\omega t\,\mathrm{d}t = 0$$

电容的有功功率为零,说明电容不消耗能量,也是一种储能元件。

(3)无功功率:和电感元件一样,同样用无功功率来衡量电容与电源之间的能量交换的规模。电容的无功功率为

$$Q = UI = I^2 X_C = \frac{U_C^2}{X_C} \qquad (2\text{-}21)$$

第三节　RLC 串并联交流电路及其谐振

实际电路往往不是由单一参数组成的电路,而是由两个或更多元件构成的电路。例如电动机和继电器等电感性电路,当其线圈内阻不可忽略时,其电感 L 和电阻 R 同时存在。电阻 R、电感 L 和电容 C 串联或并联接在交流电源上,就组成了 RLC 串联或并联交流电路。

一、RLC 串联交流电路及谐振

1. 电压与电流关系　如图 2-11(a)所示为 R、L、C 串联的交流电路。

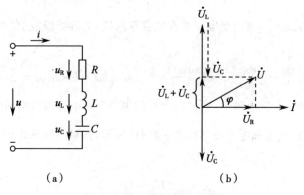

（a）　　　　　　　　　　（b）

图 2-11　RLC 串联交流电路

（a）电路结构；（b）相量图

由于串联电路中电流处处相等,因此,设电流 $i = I_m \sin\omega t$ 为参考量,则各元件上的电压瞬时值为

$$u_R = I_m R \sin\omega t = U_{Rm} \sin\omega t$$

$$u_L = I_m \omega L \sin\left(\omega t + \frac{\pi}{2}\right) = U_{Lm} \sin\left(\omega t + \frac{\pi}{2}\right)$$

$$u_C = \frac{I_m}{\omega C} \sin\left(\omega t - \frac{\pi}{2}\right) = U_{Cm} \sin\left(\omega t - \frac{\pi}{2}\right)$$

u_R、u_L 与 u_C 都是同频率的正弦量,相加后仍为同频率的正弦量。根据基尔霍夫电压定律,总电压为

$$u = u_R + u_L + u_C = U_m \sin(\omega t + \varphi)$$

式中 U_m 为总电压的最大值,φ 为总电压 u 与电流 i 的相位差。

由于 u_R、u_L 与 u_C 频率相同，所以利用相量图法求 U（或最大值 U_m）和 φ 最为简便，即 $\dot{U}=\dot{U}_R+\dot{U}_L+\dot{U}_C$。以电流相量 $\dot{I}$ 为参考相量，分别作出相量 $\dot{U}_R$、$\dot{U}_L$、$\dot{U}_C$。由于 $\dot{U}_L$ 与 $\dot{U}_C$ 的方向相反，可先求出它们的相量和 $(\dot{U}_L+\dot{U}_C)$。若 $\dot{U}_L$ 的绝对值大于 $\dot{U}_C$，则它们的相量和的方向与 $\dot{U}_L$ 相同；反之，与 $\dot{U}_C$ 的方向相同。然后再将 $(\dot{U}_L+\dot{U}_C)$ 与 $\dot{U}_R$ 进行相量相加，得出总电压相量 $\dot{U}$。由电压相量 $\dot{U}$、$\dot{U}_R$ 和 $(\dot{U}_L+\dot{U}_C)$ 所组成的直角三角形称为电压三角形，如图 2-11(b) 所示。由电压三角形求得总电压的有效值为

$$U=\sqrt{U_R^2+(U_L-U_C)^2}=I\sqrt{R^2+(X_L-X_C)^2}=IZ \tag{2-22}$$

式中

$$Z=\sqrt{R^2+(X_L-X_C)^2}=\sqrt{R^2+\left(\omega L-\frac{1}{\omega C}\right)^2} \tag{2-23}$$

Z 称为电路的总阻抗（impedance），单位是欧姆（Ω）。其中 (X_L-X_C) 称为电抗（reactance），用 X 表示，即

$$X=X_L-X_C=\omega L-\frac{1}{\omega C} \tag{2-24}$$

由式(2-23)中可看出，阻抗 Z、电阻 R、电抗 X 三者之间的关系也可以用一个直角三角形表示，称为阻抗三角形，如图 2-12(b) 所示。电压三角形各量均除以电流 I，即可得到阻抗三角形。需要指出：阻抗不是相量，画阻抗三角形时不加箭头。

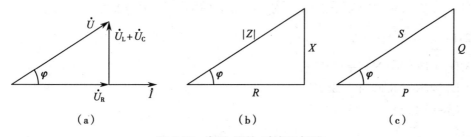

图 2-12　电压、阻抗、功率三角形

(a)电压三角形；(b)阻抗三角形；(c)功率三角形

从电压三角形和阻抗三角形中可知，总电压 $\dot{U}$ 和电流 $\dot{I}$ 之间的相位差为

$$\varphi=\arctan\frac{U_L-U_C}{U_R}=\arctan\frac{X_L-X_C}{R} \tag{2-25}$$

式(2-25)表明，当频率一定时，电压与电流的相位关系由电路参数（L、C）的大小决定。若 $X_L>X_C$，则 $\varphi>0$，电压超前电流 φ，电路呈电感性；若 $X_L<X_C$，则 $\varphi<0$，电压滞后电流 φ，或者说电流超前电压 φ，电路呈电容性；若 $X_L=X_C$，则 $\varphi=0$，电压与电流同相，电路呈电阻性。

当电路参数确定时，电路频率的变化也将影响电路的性质，如 f 增加，引起 X_L 增加、X_C 减小，电路的感性程度增加，容性程度减弱。

2. 电路的功率

(1)有功功率：在 RLC 串联交流电路中，只有电阻是耗能元件，电阻 R 消耗的功率就是该电路的有功功率。由电压三角形可得到有功功率

$$P=U_RI=UI\cos\varphi \tag{2-26}$$

式中，$U_R=U\cos\varphi$ 可看作是总电压 U 的有功分量；φ 是电路中总电压与电流的相位差；$\cos\varphi$ 称为电路的功率因数，它表示电源提供的功率有多少能转换为有功功率。

(2)无功功率：在 RLC 串联电路中，电感元件和电容元件要同时不断地与电源进行能量交换，由于 $\dot{U}_L$ 和 $\dot{U}_C$ 的相位相反，所以电路的无功功率为电感的无功功率 Q_L 和电容的无功功率 Q_C 之差，即

$$Q=Q_L-Q_C=I(U_L-U_C)=I^2X=UI\sin\varphi \tag{2-27}$$

（3）视在功率：对于电源而言，输出电压U与输出电流I的乘积虽有功率的量纲，但它一般并不表示电路实际消耗的有功功率，也不表示电路进行能量交换的无功功率，通常把电压与电流的乘积称为视在功率，用S表示，即

$$S = UI \qquad\qquad (2\text{-}28)$$

视在功率的单位是伏安（VA）或千伏安（kVA），它反映电源可能输出的最大有功功率。如某变压器的容量是2kVA，即指它的视在功率是2kVA。

将电压三角形各量都乘以电流I，就可得出一个功率三角形，如图2-12（c）所示。因为功率不是相量，图中线段也不加箭头。从功率三角形可知，视在功率、有功功率和无功功率三者间存在关系式

$$S = \sqrt{P^2 + Q^2} \qquad\qquad (2\text{-}29)$$

【例2-1】　在图2-11（a）所示的电路中，已知$R=15\Omega$、$L=127\text{mH}$、$C=160\mu\text{F}$、$U=220\text{V}$、$f=50\text{Hz}$。试求：（1）电路总阻抗；（2）电流有效值；（3）各元件电压的有效值；（4）总电压与电流的相位差；（5）画出电路的相量图。

解：（1）$X_L = 2\pi fL = 2 \times 3.14 \times 50 \times 127 \times 10^{-3} = 40\Omega$

$$X_C = \frac{1}{2\pi fC} = \frac{1}{2 \times 3.14 \times 50 \times 160 \times 10^{-6}} = 20\Omega$$

$$Z = \sqrt{R^2 + (X_L - X_C)^2} = \sqrt{15^2 + (40-20)^2} = 25\Omega$$

（2）$I = \dfrac{U}{Z} = \dfrac{220}{25} = 8.8\text{A}$

（3）$U_R = IR = 8.8 \times 15 = 132\text{V}$

$\quad\ U_L = IX_L = 8.8 \times 40 = 352\text{V}$

$\quad\ U_C = IX_C = 8.8 \times 20 = 176\text{V}$

（4）$\varphi = \arctan\dfrac{X_L - X_C}{R} = \arctan\dfrac{40-20}{15} = 53°$

（5）画出的相量图如图2-13所示。

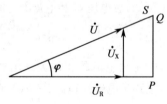

图2-13　功率三角形

3. RLC 串联谐振　　如前所述，在RLC串联交流电路中，当$X_L = X_C$时，$\varphi = 0$，总电压与电流同相，电路呈电阻性，这时电路的状态称为串联谐振（series resonance）。因此，RLC串联交流电路发生谐振的条件为

$$X_L = X_C \quad 或 \quad \omega L = \frac{1}{\omega C} \qquad\qquad (2\text{-}30)$$

式中因为$\omega = 2\pi f$，所以式（2-30）可得出串联谐振频率f_0为

$$f_0 = \frac{1}{2\pi\sqrt{LC}} \qquad\qquad (2\text{-}31)$$

式（2-31）表明，串联谐振频率f_0只与电路参数L和C有关。调整电源频率或电感、电容参数都可以使电路发生串联谐振。

串联谐振时电路具有以下特征：

（1）电路中的阻抗最小，总阻抗等于电路的电阻，$Z=R$。电路呈电阻性，总电压和电流同相。

(2)在电源电压不变的情况下,电路中的电流最大,即

$$I=I_0=\frac{U}{R}$$

图 2-14 为电流随频率变化的曲线。

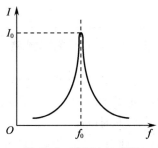

图 2-14　谐振电流曲线

(3)由于电源电压与电流同相,电路呈电阻性,因此电源供给电路的能量全部被电阻消耗,电源与电路之间不发生能量交换,能量的交换只发生在电容器与电感线圈之间。

(4)电感两端的电压与电容两端的电压大小相等、相位相反,相互抵消,因此,电阻两端的电压等于电源电压。

谐振时,电感电压 U_L 或电容电压 U_C 与电源电压 U 的比值称为电路的品质因数(quality factor),用 Q 表示,即

$$Q=\frac{U_L}{U}=\frac{U_C}{U}=\frac{X_L}{R}=\frac{X_C}{R}=\frac{\omega_0 L}{R}=\frac{1}{\omega_0 CR} \tag{2-32}$$

式(2-32)表明,当 $X_L=X_C>R$ 时,电容或电感元件上的电压高于电源电压,所以串联谐振又称为电压谐振。如果 U_L、U_C 过高,可能会击穿线圈和电容器的绝缘。因此,在电力系统中一般避免串联谐振的发生。但在电子技术中常利用串联谐振以获得较高的输出电压。

【例 2-2】 在图 2-11(a)所示电路中,已知 $R=50\Omega$,$L=4.0\text{mH}$,$C=160\text{pF}$,电源电压 $U=25\text{V}$。求:(1)电路的谐振频率;(2)谐振时的电流和总阻抗;(3)电容器两端的电压;(4)电路的品质因数。

解:(1)谐振频率为

$$f_0=\frac{1}{2\pi\sqrt{LC}}=\frac{1}{2\times 3.14\times\sqrt{4.0\times 10^{-3}\times 160\times 10^{-12}}}=2.0\times 10^5\text{Hz}$$

(2)谐振时,电路中的电流为 $I_0=\dfrac{U}{R}=\dfrac{25}{50}=0.5\text{A}$

总阻抗 $Z=\sqrt{R^2+(X_L-X_C)^2}=R=50\Omega$

(3)容抗 $X_C=\dfrac{1}{2\pi f_0 C}=\dfrac{1}{2\times 3.14\times 2.0\times 10^5\times 160\times 10^{-12}}=5.0\times 10^3\Omega$

电容器两端的电压为 $U_C=I_0 X_C=0.5\times 5.0\times 10^3=2.5\times 10^3\text{V}$

(4)电路的品质因数为 $Q=\dfrac{U_C}{U}=\dfrac{2.5\times 10^3}{25}=100$

从计算结果可知,电容器两端的电压为电源电压的 100 倍。

二、RLC 并联交流电路及谐振

图 2-15 是 RLC 并联交流电路。设电源电压 $u=U_m\sin\omega t$,R 是电感线圈的内阻,其阻值一般比较小,为了分析方便,可以忽略不计。由于电路是并联关系,加在电感支路和电容支路两端电压相同,但各支路电流不同。设电路的各支路电流为 i、i_L、i_C,可得 $i=i_L+i_C$ 或 $\dot{I}=\dot{I}_L+\dot{I}_C$。

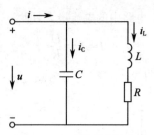

图 2-15 RLC 并联交流电路

由于 i_L、i_C 的相位相反,当 $I_L < I_C$ 时,总电流在相位上超前电源电压,电路的总阻抗呈电容性;当 $I_L > I_C$ 时,总电流在相位上滞后电源电压,电路的总阻抗呈电感性;当 $I_L = I_C$ 时,总电流与电源电压同相,电路的总阻抗呈电阻性,此时电路发生了并联谐振(parallel resonance)现象。所以电路发生并联谐振的条件是 $I_L = I_C$,即 $X_L = X_C$,电路的并联谐振频率为

$$f_0 = \frac{1}{2\pi\sqrt{LC}}$$ (2-33)

可见,并联谐振频率 f_0 由电路参数 $(L、C)$ 决定,与串联谐振频率的计算公式一样。

在实际电路中,电路总会有电阻存在,回路也一定有能量损失,所以并联谐振时,两条支路电流不会完全相等,总电流也总有一定数值,阻抗也不会是无穷大。图 2-16 为 RLC 并联谐振电路中,总阻抗与频率、总电流与频率的关系曲线。

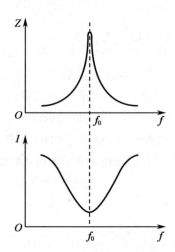

图 2-16 RLC 并联谐振曲线

综上所述,电路并联谐振时具有下列特征:

(1)电路的总阻抗最大,理论证明总阻抗 $Z_0 = \frac{L}{RC} \approx \frac{(\omega_0 L)^2}{R}$,且呈电阻性,总电流和电源电压同相位。

(2)在电源电压不变的情况下,电路的总电流最小,即

$$I = I_0 = \frac{U}{Z_0} = U\frac{R}{(\omega_0 L)^2}$$

(3)电感和电容支路的电流几乎相等且较大,支路电流与总电流之比称为电路的品质因数 Q,即

$$Q = \frac{I_C}{I} = \frac{I_L}{I} = \frac{\omega_0 L}{R} = \frac{1}{R\omega_0 C}$$

即

$$I_C = I_L = \frac{U}{\omega_0 L} = U\omega_0 C = QL$$ (2-34)

因此,并联谐振时,支路电流是总电流的 Q 倍,所以并联谐振又称电流谐振。并联谐振时,支路电流大于总电流,是因为 I_L 与 I_C 的相位相反,互相补偿而不必经过电源的缘故。从能量的角度来看,线圈内磁场能量正好等于电容器建立电场所需的能量;反之亦然。因此,电感和电容并没有与电源进行能量交换,而是它们之间进行能量的交换,电源只是补偿电阻所消耗的能量。

利用并联谐振时电路的总阻抗最大和总电流最小的特点,可以达到选频目的,从而构成滤波器、LC 正弦振荡器和选频放大器等。

第四节 三相交流电路

三相交流电路是由三相交流电源供电的电路。三相交流电与单相交流电相比具有效率高、输电经济等优点,是电能的生产、输送、分配和使用的主要形式,在现代社会的生产和生活中被广泛应用。

一、三相交流电源

三相交流电源是由三相交流发电机产生的。三相交流发电机的工作原理如图 2-17 所示,它主要有定子(电枢)和转子(磁极)两部分组成。定子中嵌有三个形状结构相同、绕向一致、匝数相等的三个绕组,构成 A、B、C 三相。每相有两个端口,始端为 A、B、C,末端为 X、Y、Z。三个绕组之间的空间位置互成 120°。转子是发电机的转动部分,它产生的磁场在空间按正弦规律分布。当转子由原动机推动以角速度 ω 逆时针方向转动时,可以在三个绕组中分别感应出最大值相等、频率相同、相位互差 120° 的三个正弦电动势,这种三相电动势称为三相对称电动势,其瞬时值表达式为

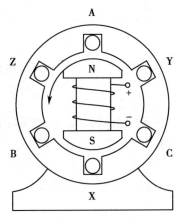

图 2-17 三相交流发电机的原理图

$$e_A = E_m \sin\omega t$$
$$e_B = E_m \sin(\omega t - 120°)$$
$$e_C = E_m \sin(\omega t + 120°)$$

(2-35)

波形图和相量图如图 2-18 所示。

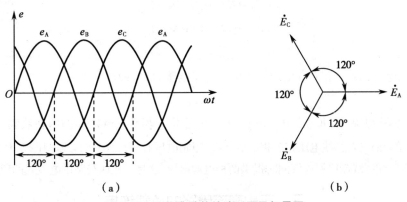

（a）

（b）

图 2-18 三相电动势的波形图及相量图

(a)波形图;(b)相量图

由式(2-35)和图 2-18 可知,三相对称电动势的瞬时值之和恒为零,即 $e_A + e_B + e_C = 0$。用平行四边形法则,也可得到三相对称电动势的相量之和恒为零,即 $\dot{E}_A + \dot{E}_B + \dot{E}_C = 0$。

二、三相交流电源的星形连接

将发电机三相绕组的末端X、Y、Z连接在一起,引出一根导线,每个绕组的始端A、B、C也各引出一根导线,这种连接方式称为三相交流电源的星形连接,简称Y形连接,如图2-19(a)所示。在Y形连接中,末端的连接点称中性点N,从中性点引出的导线称为中性线(neutral line)或零线,从每个绕组的始端引出的导线称为端线或相线。这就是三相四线制(in three-phase four wire system)电源。

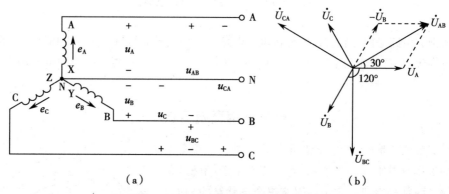

图2-19　三相交流电源的星形连接

(a)连接方式;(b)线电压与相电压的相量图

在三相四线制电源中,相线与中性线之间的电压称为相电压(phase voltage),用U_P表示,其有效值分别为U_A、U_B和U_C;相线与相线之间的电压称为线电压(line voltage),用U_L表示,其有效值分别为U_{AB}、U_{BC}和U_{CA}。线电压U_L和相电压U_P显然是不等的。由于三相电源的对称性,线电压与相电压的相量关系为

$$\dot{U}_{AB}=\dot{U}_A-\dot{U}_B$$
$$\dot{U}_{BC}=\dot{U}_B-\dot{U}_C \qquad (2-36)$$
$$\dot{U}_{CA}=\dot{U}_C-\dot{U}_A$$

由式(2-36)可以画出线电压与相电压的相量图。首先画出对称的三个相电压相量$\dot{U}_A$、$\dot{U}_B$和$\dot{U}_C$。因为线电压$\dot{U}_{AB}=\dot{U}_A-\dot{U}_B=\dot{U}_A+(-\dot{U}_B)$,利用平形四边形法则作出$\dot{U}_A$与$-\dot{U}_B$的相量和,即为$\dot{U}_{AB}$。同理可作出$\dot{U}_{BC}$和$\dot{U}_{CA}$,如图2-19(b)所示。从图中看出

$$U_{AB}=2U_A\cos30°=\sqrt{3}U_A$$
$$U_{BC}=2U_B\cos30°=\sqrt{3}U_B$$
$$U_{CA}=2U_C\cos30°=\sqrt{3}U_C$$

可见,线电压也是三相对称电压。线电压与相电压的关系为

$$U_L=\sqrt{3}U_P \qquad (2-37)$$

综上所述,在电源的星形连接中,相电压U_P、线电压U_L都是三相对称电压;在数值上,线电压是相电压的$\sqrt{3}$倍;在相位上,线电压超前相电压30°。当相电压U_P为220V时,线电压U_L为$\sqrt{3}\times220V=380V$。所以,三相四线制电源能够同时提供两种电源电压,这是三相四线制供电方式的优点之一。

三、三相交流电路的负载连接

在三相交流电路中,如果各相负载的性质相同、阻抗相等,这样的三相负载称为三相对称负载,否则称为三相不对称负载。三相交流电路中负载有星形和三角形两种连接方法。

1. 负载的星形连接　如图2-20所示,把三相负载的每一相分别连接在三相交流电源的相

线和中性线之间,这种接法称为三相负载的星形连接,用符号"Y"表示。图中 Z_A、Z_B 和 Z_C 为三相负载阻抗。三相负载的公共连接点称为负载中性点,用 N′ 表示。

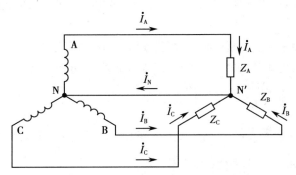

图 2-20 负载星形连接的三相电路

在三相交流电路中,流过各相负载的电流称为相电流(phase current),用 I_P 表示;流过各条相线的电流称为线电流(line current),用 I_L 表示;流过中性线的电流称为中性线电流(neutral current),用 I_N 表示。显然,在图 2-20 所示的三相四线制电路中,相电流和线电流相等,即

$$I_P = I_L \tag{2-38}$$

每相绕组两端的电压称为负载的相电压,负载的相电压就是电源的相电压 U_P;负载的线电压就是电源的线电压 U_L;负载的线电压 U_L 与负载的相电压 U_P 仍是 $\sqrt{3}$ 倍的关系,即 $U_L = \sqrt{3} U_P$。

对于图 2-20 的中性点 N′,根据基尔霍夫电流定律,可得

$$\dot{I}_N = \dot{I}_A + \dot{I}_B + \dot{I}_C \tag{2-39}$$

若负载为三相对称负载,即各相负载的阻抗完全相同,$Z = Z_A = Z_B = Z_C$,则相电流 $\dot{I}_A$、$\dot{I}_B$、$\dot{I}_C$ 三相对称,这时中性线电流恒等于零,即 $\dot{I}_N = \dot{I}_A + \dot{I}_B + \dot{I}_C = 0$。此时,中性线没有电流通过,可以省略。

当三相负载不对称时,相电流 $\dot{I}_A$、$\dot{I}_B$、$\dot{I}_C$ 不再对称,中性线电流不等于零,中性线上有电流通过,此时电路必须有中性线。

在三相不对称负载的电路中,中性线的作用是使各相负载的相电压相等并保持不变。如果中线断开,各相负载的电压将不再相等,阻抗较小的负载所得电压减小,阻抗较大的负载所得电压增高,致使该相负载烧毁。所以,对三相不对称负载的星形连接,必须采用三相四线制供电,保证各相负载的正常工作。

【例 2-3】 在图 2-21 所示电路中,已知三相对称电源的线电压为 380V;负载为白炽灯,其额定电压为 220V,各相负载电阻分别为 $R_A = 50\Omega$,$R_B = 100\Omega$,$R_C = 200\Omega$。求:①A 相断开时的各相负载的电压;②A 相断开而中性线也断开时的各相负载电压。

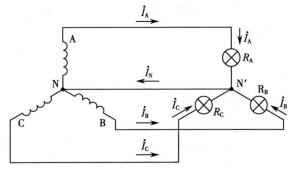

图 2-21 例题 2-3 电路图

解:图 2-21 是三相不对称负载的星形连接电路。由题意可知:电源线电压 $U_L = 380V$,电源

相电压 $U_P = \dfrac{U_L}{\sqrt{3}} = \dfrac{380}{\sqrt{3}} = 220\text{V}$。

（1）当 A 相断开时：A 相负载承受的电压 $U_{R_A} = 0$，B 相负载和 C 相负载承受的电压仍为电源相电压，即 $U_{R_B} = U_{R_C} = U_P = 220\text{V}$。

（2）当 A 相断开而中性线也断开时：A 相负载承受的电压 $U_{R_A} = 0$；由于中性线断开，使 R_B 与 R_C 形成串联关系，电源线电压 380V 加在该串联支路上，根据分压公式

$$U_{R_B} = \frac{R_B}{R_B + R_C} U_L = \frac{100}{100 + 200} \times 380 = 126.7\text{V}（小于额定电压）$$

$$U_{R_C} = \frac{R_C}{R_B + R_C} U_L = \frac{200}{100 + 200} \times 380 = 253.3\text{V}（大于额定电压）$$

计算结果表明，B、C 两相都不能正常工作。

因此，在三相四线制电路中，要避免中性线断开，严禁在中性线上接熔断器、开关等装置，确保各相负载的正常工作。

2. 负载的三角形连接　如图 2-22(a)所示，把三相负载分别连接在三相电源每两根相线之间，这种接法称为三相负载的三角形连接，用符号"△"表示。

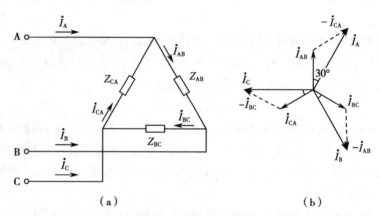

图 2-22　负载三角形连接

（a）连接方式；（b）线电流与相电流的相量图

由图 2-22(a)可以看出，不论三相负载对称与否，各负载的相电压总是对称的，负载的相电压就是电源的线电压，即 $U_P = U_L$。各相负载的相电流为

$$\dot{I}_{AB} = \frac{\dot{U}_{AB}}{Z_{AB}}, \quad \dot{I}_{BC} = \frac{\dot{U}_{BC}}{Z_{BC}}, \quad \dot{I}_{CA} = \frac{\dot{U}_{CA}}{Z_{CA}} \tag{2-40}$$

根据基尔霍夫电流定律，可得出各线电流与相电流的相量关系为

$$\dot{I}_A = \dot{I}_{AB} - \dot{I}_{CA}, \quad \dot{I}_B = \dot{I}_{BC} - \dot{I}_{AB}, \quad \dot{I}_C = \dot{I}_{CA} - \dot{I}_{BC} \tag{2-41}$$

当三相负载对称时，各相的电流也是对称的，其线电流 I_L 与相电流 I_P 的相量图如图 2-22(b)所示。从图中看出

$$\frac{1}{2} I_A = I_{AB} \cos 30° = \frac{\sqrt{3}}{2} I_{AB}$$

由此得

$$I_L = \sqrt{3} I_P \tag{2-42}$$

线电流滞后相电流 30°。

需要指出的是，若三相负载阻抗不对称，则上述关系就不存在。在电路分析时，需要每相分别进行。

【例 2-4】　已知 $R = 6\Omega$，$X_L = 8\Omega$ 的三相对称负载，星形连接后接入线电压为 380V 的电源

中,试求电路的相电流和线电流。若把负载改为三角形连接后接入电源,其他条件不变,试求此时的相电流和线电流。

解:由题意可知,三相对称负载的总阻抗 $Z=\sqrt{R^2+X_L^2}=\sqrt{6^2+8^2}=10\Omega$

(1)当负载作星形连接时

负载上的相电压
$$U_P=\frac{U_L}{\sqrt{3}}=\frac{380}{\sqrt{3}}=220\text{V}$$

通过负载的相电流
$$I_P=\frac{U_P}{Z}=\frac{220}{10}=22\text{A}$$

线电流
$$I_L=I_P=22\text{A}$$

(2)当负载作三角形连接时

负载上的相电压 $\qquad U_P=U_L=380\text{V}$

通过负载的相电流
$$I_P=\frac{U_P}{Z}=\frac{380}{10}=38\text{A}$$

线电流 $\qquad I_L=\sqrt{3}\,I_P=\sqrt{3}\times38\approx66\text{A}$

可以看出:在相同电源和负载条件下,负载作三角形连接时的相电流是星形连接时的相电流的 $\sqrt{3}$ 倍;作三角形连接时的线电流是星形连接时的线电流的 3 倍。

在实际应用中,三相负载必须根据其额定电压与供电电压的关系来确定其连接方式,加在负载上的相电压必须等于负载的额定电压。如果各相负载的额定电压等于电源相电压,负载作星形连接;当各相负载的额定电压等于电源线电压,负载作三角形连接。

3. 三相对称负载的功率　在三相交流电路中,电路的总有功功率应等于各相负载的有功功率之和,即

$$P=P_A+P_B+P_C=U_AI_B\cos\varphi_A+U_BI_B\cos\varphi_B+U_CI_C\cos\varphi_C$$

若三相负载对称,各相负载的有功功率相等。因此,三相总功率为

$$P=3U_PI_P\cos\varphi \qquad\qquad (2\text{-}43)$$

式中,φ 为负载相电压 U_P 与相电流 I_P 之间的相位差。

当负载是星形连接时,$U_L=\sqrt{3}U_P$,$I_L=I_P$

当负载是三角形连接时,$U_L=U_P$,$I_L=\sqrt{3}\,I_P$

因此,无论三相对称负载如何连接,有功功率为

$$P=3U_PI_P\cos\varphi=\sqrt{3}U_LI_L\cos\varphi \qquad\qquad (2\text{-}44)$$

同理,三相对称负载的无功功率和视在功率分别为

$$Q=3U_PI_P\sin\varphi=\sqrt{3}U_LI_L\sin\varphi \qquad\qquad (2\text{-}45)$$

$$S=3U_PI_P=\sqrt{3}U_LI_L \qquad\qquad (2\text{-}46)$$

第五节　安全用电常识

安全用电是指在使用电器设备的过程中如何保证人身和设备的安全。病人常近距离接触各种医用仪器,人体是良好的导电性物质,当人体构成电路中的一部分时,电流就会通过人体,引起人身触电(electric shock)的危险。

通过人体电流的大小决定于人体电阻以及所触及的电压高低。研究表明,人体通过 10mA 以下的工频电流和 50mA 以下的直流电时,会使神经器官受到刺激,手指、关节疼痛,呼吸器官肌肉发麻;如果触电时间持续较长时甚至会失去知觉;如果电流经过心脏,将使触电者的心脏、呼吸功能和神经系统受到损伤,导致心脏停搏而死亡。此外,电流对人体的作用还与人体触电

的部位有关,电流回路通过心脏最为危险。

通常人体电阻为 800 欧至几万欧,个别人的电阻甚至为 600 欧左右。人体的电阻不是固定不变的,使人体电阻变化的因素很多,如身体素质、皮肤的干湿程度等。

在一般情况下,36V 的电压对人体不会达到危及生命安全的程度,所以,通常规定 36V 的电压为安全工作电压。对潮湿或其他特殊环境,安全电压应降至 24V 或 12V。

因此,学习安全用电知识、建立完善的安全工作制度、严格遵守操作规程是保证安全用电的根本。

一、常见触电形式

按照人体触及带电体和电流流过人体的途径,触电可分为两相触电、单相触电和跨步触电。

1. 两相触电 人体同时触及两根相线,人体承受 380V 的线电压,较大的电流直接通过人体,对人体造成伤害,这是最严重的触电形式。如图 2-23 所示。

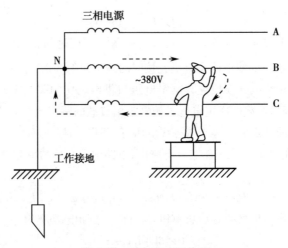

图 2-23 两相触电示意图

2. 单相触电 当人体接触带电设备或线路中的一根相线时,电流通过人体经大地回到中性点,这种触电形式称为单相触电。单相触电的危险程度与电源中性点是否接地有关。如图 2-24 所示。

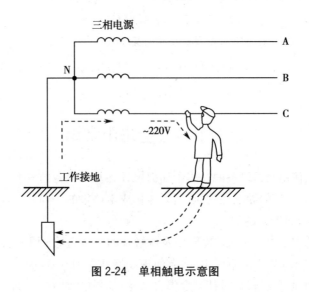

图 2-24 单相触电示意图

在三相电源中性点接地的情况下,通过人体的电流为 $I_\mathrm{h}=\dfrac{U_\mathrm{a}}{R_\mathrm{h}+R_1+R_\mathrm{O}}$。式中,$U_\mathrm{a}$ 为电源相电压,R_h 为人体电阻,R_1 为人与地面或其他接触面的绝缘电阻,R_O 为供电系统接地电阻($R_\mathrm{O}<4\Omega$)。当 R_1 较大时,例如穿绝缘鞋或踩在干燥的木板上时,通过人体的电流就较小,不会对人体构成较大的危害。相反,若赤足踩地或其他部位接地时,R_1 较小,通过人体的电流较大,对人体的危害性加大。

3. 跨步电压触电　在高压输电线路落地时,有强大的电流流入大地,在接地点周围形成电位分布。当人体接近电线落地处时,两脚之间形成电位差,这样引起的人体触电称为跨步电压触电。跨步电压的大小与人和接地点间距离、两脚之间的跨距、接地电流大小等因素有关。

二、安 全 措 施

为了防止触电事故,常采用的措施有两种:当电源中性点不接地时,采用保护接地;当电源中性点接地时,采用保护接零。如图 2-25 所示。

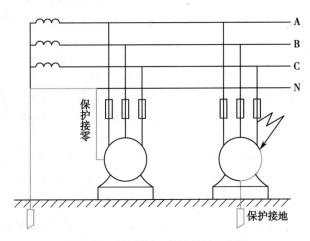

图 2-25　保护接地、保护接零示意图

1. 保护接地　将电气设备在正常情况下不带电的金属外壳或构架通过接地装置与大地作良好的连接的方法称为保护接地。接地电阻要小于 4Ω。

当电气设备外壳因绝缘不好而带电时,操作人员即使接触到机壳,由于外壳的接地,人体与接地电阻并联,而人体电阻远远大于接地电阻,因此通过人体的电流极其微弱,对人体影响很小,起到了保护的作用。

2. 保护接零　当电源中性点接地时,将电气设备需要接地的外露部分与电源的中性线直接相连的方法称为保护接零。即将正常情况下不带电的金属外壳与中性线可靠地连接起来。在外壳接中性线后,如果一相线损坏而接触设备外壳时,则该相线短路,立即熔断或使其他保护电器动作,迅速切断电源,消除触电危险。

具有金属外壳的单相用电器(如 X 线机的控制台,部分仪器、仪表、家用电器等),为了避免触电,也应采取保护接零措施。要注意的是,这时应使用三脚安全插头和三眼安全插座。

三、触电急救与防护措施

1. 触电急救　发生触电事故时,必须及时对触电者进行急救,未及时或延误救护对触电者造成的后果不堪设想。

急救的首要措施是迅速切断电源。若事故发生地点离电源开关较远,应想方设法让触电者尽快脱离电源,救护人员应手持绝缘物体,脚踩绝缘物将触电者与带电者分离。救护者千万不能徒手直接接触触电者的身体,以免自己触电。

其次是检查触电者的受伤情况,当触电者有电伤出血等情况,但神志清楚,呼吸正常,可就地采取止血、包扎措施,然后送医院治疗。如果触电者处于昏迷、虚脱、呼吸困难或假死等严重症状时,应立即通知医生前来抢救,同时就地对触电者实行人工呼吸和心脏按压等急救措施。

2. 防护措施　发生触电事故的原因很多,但都是触电者接触到带电体引起的。因此,预防触电事故除加强安全用电教育外,还必须有完善的安全措施,做到防患于未然。

(1)加强安全用电教育,制定安全操作规程和电器设备的定期保养、维护制度,在工作过程中严格执行。

(2)对高压系统应设围栏,悬挂明显的警告牌,非工作人员不得接近。工作人员对高压系统操作时须持有操作证明,并有监护人员进行安全监护。

(3)严禁带电操作。如必须带电操作,应采取必要的安全措施,正确使用安全用具。

(4)为了防止意外触电事故,对各种电气设备应采取保护接地、保护接零、安装漏电保护器等措施。

 本章小结

1. 最大值、角频率和初相位是描述正弦交流电的三要素。两个同频率正弦量的相位之差称相位差,相位差表明了两个同频率正弦量的相对变化关系,频率不同的两个正弦量不能进行相位比较。

2. 正弦量可以用三角函数式、波形图和相量图三种形式来表述。使用相量图表示法对计算和分析交流电路极为方便,直流电路中介绍的分析方法均可应用到交流电路中。

3. 单一元件的交流电路中,电压和电流的有效值均满足欧姆定律。电阻上的电压和电流同相,电阻是耗能元件;电感上的电压超前电流 $90°$,电感存储磁场能量,感抗为 $X_L = \omega L = 2\pi f L$;电容上的电压滞后电流 $90°$,电容存储电场能量,容抗为 $X_C = \dfrac{1}{\omega C} = \dfrac{1}{2\pi f C}$。

4. RLC 串联电路中,通过各元件的电流相同,以电流作为参考相量可作出电压三角形,直观反映出各电压间的大小和相位关系;阻抗和功率也遵循类似的三角形关系。

5. RLC 串联电路中,当电压与电流同相时,电路发生串联谐振。其谐振频率为 $f_0 = \dfrac{1}{2\pi\sqrt{LC}}$。串联谐振时电路的阻抗最小,电流最大,电感电压与电容电压大小相等、相位相反。

6. 在 RLC 并联电路中,忽略电感元件的电阻,当电路的频率 $f = f_0 = \dfrac{1}{2\pi\sqrt{LC}}$ 时,发生并联谐振。并联谐振时电路的阻抗最大,电流最小,通过电感的电流与通过电容的电流大小相等、相位相反。

7. 三相交流发电机产生三相电动势,它们的最大值相同,频率相同,相位彼此相差 $120°$,是三相对称电动势。三相四线制供电方式可输出相电压和线电压,线电压等于相电压的 $\sqrt{3}$ 倍,线电压超前相电压 $30°$。

8. 三相负载可接成星形或三角形两种方式。性质相同、阻抗相等的负载称为三相对称负载。这种负载连接成星形时,线电流等于相电流,线电压在数值上等于相电压的 $\sqrt{3}$ 倍;作三角形连接时,线电压等于相电压,线电流等于相电流的 $\sqrt{3}$ 倍。

习题二

2-1　正弦交流电的三要素是(　　　)、(　　　)和(　　　)，角频率的单位是(　　　)，相位的单位是(　　　)或(　　　)。

2-2　用万用表的交流挡测得电源插座中的电压为 220V，则这个电压的有效值为(　　　)，最大值为(　　　)。

2-3　在电阻元件的交流电路中，电流与电压的相位关系是(　　　)；在电感元件的交流电路中，电流与电压的相位关系是(　　　)；在电容元件的交流电路中，电流与电压的相位关系是(　　　)。

2-4　电感元件具有"通(　　　)、阻(　　　)"；"通(　　　)、阻(　　　)"的特性。电容元件具有"隔(　　　)、通(　　　)"；"阻(　　　)、通(　　　)"的特性。

2-5　在三相四线制供电系统中，相电压 U_P 是指(　　　)与(　　　)之间的电压；线电压 U_L 是指(　　　)与(　　　)之间的电压，其中 $U_L = ($　　　$)U_P$。线电压与相电压的相位关系(　　　)。

2-6　已知 $u = [U_{1m}\sin(314t+30°)+U_{2m}\sin(314t-60°)]$V，试用相量图法计算 u。

2-7　设正弦电流 $i = 100\sin(314t-60°)$A。试问：(1)它的频率、周期、最大值、有效值、初相位各是多少？(2)画出 i 的相量图；(3)如果 i' 与 i 反相，写出 i' 的三角函数式。

2-8　某电感元件 $L=25.4$mH，接到电压为 $u=220\sqrt{2}\sin(314t+60°)$V 的电源上，试求感抗 X_L 和电流 I 是多少？当电源的频率增大一倍时，电流是多少？

2-9　如题图 2-1 所示，$R=4\Omega$，u 为 $\omega=10^5$rad/s、$U=10$mV 的正弦交流电，若电流表的读数为 2mA，试求电容 C 是多少？

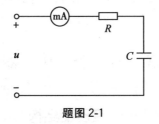

题图 2-1

2-10　如题图 2-2 所示，已知电阻、电感上的分电压 $U_1=140$V，电容上的分电压 $U_2=40$V，电流 $i=10\sqrt{2}\sin200t$A，且电流和总电压同相。求(1)总电压 U 及 R、X_L、X_C；(2)写出总电压 u 表达式。

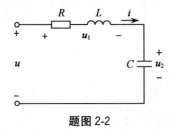

题图 2-2

2-11　已知电源是 380/220 伏三相四线制，分别给三层楼房供电。现在三层楼房中安装照明电灯。(1)若每层楼安装 220V、40W 电灯 110 盏；(2)若 A 相改为 220V，100W 电灯 110 盏，其余两相不变。求在上述两种情况下，各相负载的电流以及中线电流。

第三章 变压器与常用电工器件

学习目标

1. 掌握变压器结构组成及工作原理、低压电工器件使用、电动机结构及使用、交流接触器控制电动机正反转电路的分析方法。
2. 熟悉变压器的参数及分类、各类低压电工器件的特点、电动机调速与转向调整。
3. 了解变压器绕组的同极性端、逆变技术对变压器的影响、电动机工作原理及参数。

变压器是一种常见的电气设备,在电力系统和电子线路中应用广泛。在电力系统中,若要输送一定的电功率,电压越高,线路电流就越小,从而可减小线路上的损耗和导线的金属用量,这就需要变压器将交流发电机发出的电压升高;在用电时,为了保证用电安全和符合用电设备的电压要求,还要用变压器降低电压。此外变压器还常用来耦合电路,传送信号,并实现阻抗匹配。

这里所称的常用电工器件主要指低压电器与电动机,前者包括各类开关、接触器、继电器、断路保护器等。这些器件在电工电路中负责接通或断开电路,对电路进行转换、控制、保护和调节,它们主要工作在交流 1200V、直流 1500V 电压以下。

第一节 变 压 器

一、变压器结构

变压器(transformer)应用很广,种类很多,但它们的结构却基本相同,即由闭合铁芯和绕在其上的线圈构成,如图 3-1 所示。通常把绕在铁芯(iron core)上的线圈称为绕组,把接电源的绕组称为原绕组(或初级线圈),接负载的绕组称为副绕组(或次级线圈),并习惯把电压低的绕组称为低压绕组,电压高的绕组称为高压绕组。两个绕组的电路是分开的,它们通过铁芯中磁通 Φ 的耦合而联系起来。

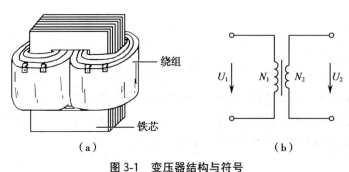

（a）　　　　　　　　　　　（b）

图 3-1 变压器结构与符号

（a)结构;(b)符号

1. 铁芯 铁芯是变压器磁通的主要通路,又起支撑绕组的作用。为了提高导磁性能和减小铁芯损耗,变压器的铁芯由彼此绝缘的硅钢片叠成。常见的铁芯形状有"日"形和"口"形两种,对应制成的变压器分别称为壳式变压器和芯式变压器。壳式变压器的特点是铁芯包围绕组,如图 3-2(a)所示,小容量变压器多采用壳式结构。芯式变压器的特点是绕组包围铁芯,其结构见图 3-2(b),大容量变压器多采用芯式结构。此外,还有一种环形变压器,其铁芯由低铁损冷轧硅钢带绕成,具有损耗小、效率高以及电磁干扰小的特点。在相同的参数下,环形变压器铁芯的体积最小,图 3-2(c)为环形变压器结构示意图。

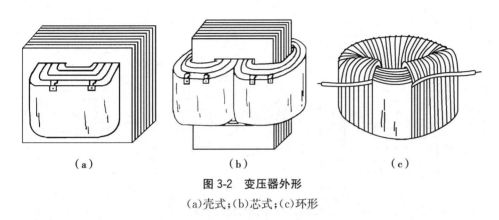

图 3-2 变压器外形
(a)壳式;(b)芯式;(c)环形

2. 绕组 变压器的绕组用绝缘性能良好的漆包线绕制,有些大型变压器则采用纱包铜线或丝包铜线绕制。通常将原、副绕组绕成若干直径不等的同心圆筒,套入铁芯柱上。为了提高绕组与铁芯间的绝缘性能,一般将低压绕组安装在里,高压绕组安装在外,如图 3-3 所示。

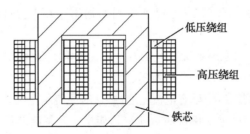

图 3-3 变压器绕组安装示意图

绝缘是变压器制造时考虑的主要问题。绕组与铁芯、绕组与绕组、层与层之间都要有良好的绝缘材料相隔。要求绝缘材料既薄又能承受较高的电压,常用的绝缘材料有电容器纸、聚酯薄膜、黄蜡绸等。在 X 线机设备中,高压变压器副绕组输出几十千伏以上的高压,无论是副绕组对原绕组还是对铁芯等绝缘都有非常高的要求。

变压器工作时铁芯和绕组都会发热,因此必须考虑冷却问题。小容量变压器采用自然风冷,即依靠空气的自然对流和辐射将热量散发。大容量变压器则多采用油冷方式,将变压器浸入变压器油内,使其产生的热量通过变压器油传给外壳而散发。此外,变压器油还具有良好的绝缘性能。X 线机的高压变压器就采用油冷方式。

二、变压器工作原理

变压器是利用电磁感应原理传输电能和信号的常用设备。具有电压变换、电流变换和阻抗变换的能力。

1. 电压变换 将变压器原绕组接通电压为 u_1 的交流电源而副绕组不接负载,这种运行状态称为变压器的空载运行,如图 3-4(a)所示。这时便有空载电流 i_0 流过原绕组,从而在铁芯中

产生交变的磁通 Φ，由电磁感应定律可推导出交变磁通在原、副绕组中产生感应电动势的大小为：

$$E_1 = 4.44fN_1\Phi_m \qquad E_2 = 4.44fN_2\Phi_m \tag{3-1}$$

其中，E_1、E_2 为原、副绕组感应电动势的有效值，f 为交流电源的频率，N_1、N_2 为原、副绕组的匝数，Φ_m 为交变磁通的最大值。如果忽略漏磁通和原绕组导线电阻的影响，就有 $U_1 \approx E_1$，而副绕组开路，即有 $U_2 = E_2$，因此，原、副绕组电压的比值为：

$$\frac{U_1}{U_2} \approx \frac{E_1}{E_2} = \frac{4.44fN_1\Phi_m}{4.44fN_2\Phi_m} = \frac{N_1}{N_2} = K \tag{3-2}$$

式中 K 称为变压器的变比。

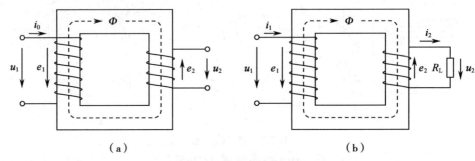

图 3-4 变压器运行状态
(a)空载运行；(b)负载运行

由式(3-2)可知，变压器空载运行时，原、副绕组的电压比近似等于两者的匝数比。若 $N_1 > N_2$，即变比 $K > 1$，则变压器降压；若 $N_1 < N_2$，即变比 $K < 1$，则变压器升压。由此可见，当电源电压 U_1 一定时，只要改变变比 K，就可得到不同的输出电压 U_2，这就是变压器的电压变换作用。

2. 电流变换 将变压器原绕组接通电压为 u_1 的交流电源，副绕组与负载 R_L 相接，这种运行状态就是变压器的负载运行，如图 3-4(b)所示。

变压器负载运行时，副绕组中就有电流 i_2 通过，这时原绕组电流由 i_0 增大到 i_1，表明副绕组向负载输出能量，原绕组就必须从电源吸取相应的能量。若忽略变压器的损耗，则电源提供的功率应等于负载所得到的功率，即 $I_1 U_1 \approx I_2 U_2$，且实验表明，负载运行时变压器仍具有电压变换作用，即 $U_1/U_2 = K$，因此有

$$\frac{I_1}{I_2} \approx \frac{U_2}{U_1} = \frac{N_2}{N_1} = \frac{1}{K} \tag{3-3}$$

式(3-3)表明，变压器负载运行时，绕组电流与绕组匝数近似成反比。高压绕组的匝数多，它所通过的电流就小，绕制时可用较细的导线；低压绕组的匝数少，它通过的电流就大，绕制时需用较粗的导线。改变变比 K，就可以改变原、副绕组电流的比值，这就是变压器的电流变换作用。

3. 阻抗变换 变压器除了能变换电压和电流外，还可以进行阻抗变换。在图 3-5 中，变压器副绕组接负载阻抗 Z_2，对于原绕组来说，可用另一阻抗 Z_1 来等效代替。这时，原绕组一侧的电压、电流和功率均应保持不变，即将 $U_1 = KU_2$ 及 $I_1 = I_2/K$ 代入后可得到

$$Z_1 = \frac{U_1}{I_1} = \frac{KU_2}{\dfrac{I_2}{K}} = K^2 \frac{U_2}{I_2} = K^2 Z_2 \tag{3-4}$$

由式(3-4)可知，选取适当的变比 K，可以把负载阻抗 Z_2 等效变换到原绕组一侧所需的阻抗值 Z_1。在电子电路中，常使用变压器来实现阻抗匹配，以获得较高的功率输出。

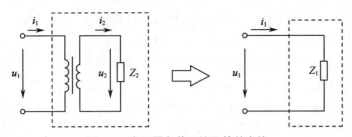

图 3-5　变压器负载阻抗及等效变换

三、变压器主要参数

大型变压器的外壳通常附有铭牌来标明其型号及参数,它是正确使用变压器的依据。以下介绍变压器的几个主要参数。

1. 原绕组的额定电压 U_{1N}　指当变压器按规定工作方式运行时,在原绕组上应加的电源电压值。

2. 副绕组的额定电压 U_{2N}　指当变压器原绕组加上额定电压时,副绕组的空载电压值。

3. 原绕组的额定电流 I_{1N}　指变压器按规定工作方式运行时,原绕组容许通过的最大电流值。

4. 副绕组的额定电流 I_{2N}　指变压器按规定工作方式运行时,副绕组容许通过的最大电流值。

5. 额定容量 S_N　指变压器在额定使用条件下输出电功率的能力,其值为副绕组的额定电压和额定电流的乘积。

6. 效率 η　变压器在能量传递过程中,虽然没有机械损耗,但存在由绕组和铁芯产生的损耗,因此变压器的输出功率 P_2 总是小于输入功率 P_1,二者的比值即为变压器的效率,可表示为 $\eta = P_2/P_1 \times 100\%$,变压器的功率损耗很小,所以效率很高,通常在 95% 以上。

四、变压器绕组的同极性端

在变压器的实际运用当中,有时需要将变压器的两个(或多个)绕组连接起来使用,用来适应不同的输入电压与满足不同的输出电压要求。图 3-6 为 X 线机高压变压器绕组示意图,它的次级由两个绕组同相串联而成。当需要将多个绕组串联(或并联)使用时,必须注意它们产生的磁通方向,否则因绕组产生的磁通互相抵消,而使绕组内流过很大的电流导致变压器烧坏。为了避免这类情况的发生,便于绕组的正确连接,我们把在同一变化磁通作用下,绕组中感应电动势瞬时极性相同的端子称作变压器绕组的同极性端,用符号“·”表示。同极性端与绕组导线的绕向有关,它们之间很容易互相推断。变压器的绕组经过加工处理后,从外观上已无法辨认导线的具体绕向,这时可通过实验的方法测定同极性端。

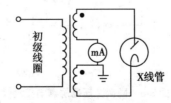

图 3-6　X 线机高压变压器绕组示意图

五、其他变压器

变压器种类很多,其他常用的变压器还有自耦变压器(autotransformer)、隔离变压器(isolation transformer)、三相变压器(three phase transformer)等。

1. 自耦变压器　原、副绕组有一部分是共用的变压器称为自耦变压器。从图 3-7 可见，自耦变压器只有一个原绕组，副绕组是原绕组的一部分，所以，它实际上是一个利用绕组抽头方式来实现电压改变的变压器。自耦变压器的结构特点是原、副绕组既有磁路耦合，又有电路连通，具有用料省、效率高等优点。由于原、副绕组彼此不再绝缘，使用时应当注意安全。

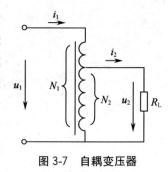

图 3-7　自耦变压器

自耦变压器原、副绕组的电压、电流关系仍符合式（3-2）和式（3-3）。如果将自耦变压器副绕组的抽头改为滑动触头就构成了自耦调压器。中、小型 X 线机控制台的电源变压器多采用自耦调压器的形式，且有抽头、滑动和混合三种方式来实现电压调节，如图 3-8 所示。

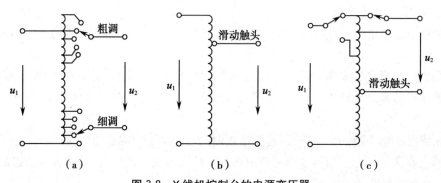

（a）　　　　　　　　　　（b）　　　　　　　　　　（c）

图 3-8　X 线机控制台的电源变压器

（a）抽头式；（b）滑动式；（c）混合式

2. 隔离变压器　隔离变压器是指输入绕组与输出绕组之间存在电气隔离的变压器，隔离的是原、副绕组各自的电流。通常交流电源一根线和大地相连，另一根线与大地之间有 220V 的电位差，人接触会产生触电；而隔离变压器的次级不与大地相连，任意一条线与大地之间没有电位差，人接触任意一条线都不会发生触电，这样就比较安全。其次还有隔离变压器的输出端与输入端是完全"断路"隔离的，这样就有效地对变压器的输入端（电网供给的电源电压）起到了一个良好的过滤作用，滤除干扰信号，从而给用电设备提供了纯净的电源电压。图 3-9 所示为隔离变压器屏蔽与接地示意图。

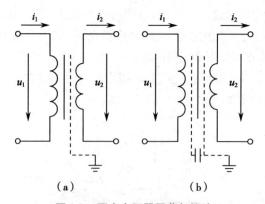

（a）　　　　　　　　　　　（b）

图 3-9　隔离变压器屏蔽与接地

（a）单屏蔽层；（b）双屏蔽层

用隔离变压器使输出端对地悬浮，只能用在供电范围较小、线路较短的场合。此时，系统的对地电容电流小得不足以对人身造成伤害。隔离变压器在医用仪器设备中得到广泛使用，因为医用仪器对安全性要求比较高，同时对电源的干扰比较敏感，采用隔离变压器后，可以解决这些问题。

3. 三相变压器　电力系统一般都采用三相制，而单相变压器仅能提供单相电能，尤其是为大功率负载提供电能时,单相变压器显然难以满足要求,这就需要使用三相变压器。图 3-10 是具有三个铁芯柱的三相变压器结构示意图。每个铁芯上都有两个绕组,其中 AX、BY、CZ 为原绕组,ax、by、cz 为副绕组。三相变压器的原、副绕组都可以分别接成星形(Y)或三角形(△)。例如在图 3-10 中,初级绕组的接法为 Y 形,次级绕组的接法为△形。三相变压器在大型 X 线机设备中得到广泛应用。

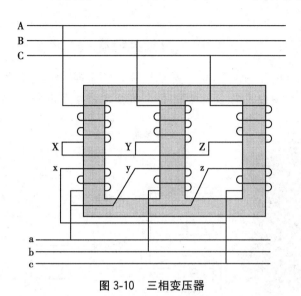

图 3-10　三相变压器

六、中频变压原理简介

在近代电子技术的应用中,中频技术的应用得到了迅速发展。中频是相对于 50Hz(或 60Hz)工频电源而言,是指电压频率为数十千赫兹的中频段。中频技术的核心是逆变(inverter)技术,把直流电压变换为中频交流电压,如医用 X 线设备中的中高频 X 线机采用中频逆变技术后使整机性能得到了大幅度的提升。这里仅介绍中频技术对变压器结构与性能方面的影响。

由式(3-1)可知,变压器绕组两端的电压 U 与铁芯中磁通最大值 Φ_m 的关系为 $U = 4.44fN\Phi_m$。由于 $\Phi_m = B_m S$,且 B_m(磁感应强度的最大值)只由铁芯材料而定,所以有 $U/(fNS) =$ 常数。公式表明,在变压器绕组电压确定的情况下,电压频率的提高可使绕组的匝数减少和铁芯截面积减小,使得变压器的体积大为减小。此外,对于中频 X 线机而言,工作电压频率的提高一方面使变压器输出的交流电压经整流后脉动程度相应减小,使机器输出的 X 线质大为提高,另一方面也有利于对 X 线机相关参数进行实时自动控制。图 3-11 为中频 X 线机系统框图,由图可见,工频 50Hz 的交流电源经整流后变为直流电压,分别送到主逆变与灯丝逆变电路进行频

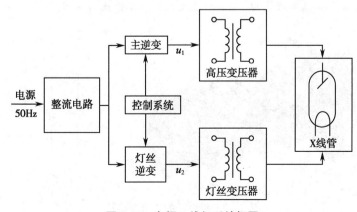

图 3-11　中频 X 线机系统框图

率转换。在主逆变电路中产生的中频电压 u_1 送到高压变压器的初级绕组,而灯丝逆变电路则产生的中频电压 u_2 送到灯丝变压器初级绕组。

第二节　常用低压电器

一、开关类电器

1. 按钮开关　按钮开关(push button switch)是一种按下即动作,释放即复位的短时接通的小电流开关(switch)。一般由按钮帽、复位弹簧、桥式动触点、静触点和外壳等组成,如图 3-12 所示。

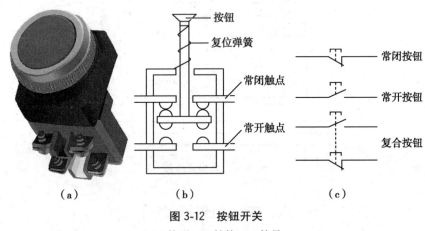

图 3-12　按钮开关
(a)外形;(b)结构;(c)符号

(1)常开触点:当按钮按下时触点闭合称常开触点(也称动合触点);即正常状态下,触点断开。
(2)常闭触点:当按钮按下时触点断开称常闭触点(也称动断触点);即正常状态下,触点闭合。
(3)复合触点:当按钮按下时,常闭触点先断开,然后常开触点才闭合,两触点的动作有一很小的时间差;当按钮松开时,常开触点先断开,然后常闭触点才闭合,两触点的动作也有一很小的时间差。

按钮开关适用于交流 500V、直流 440V、电流 5A 以下的电路中。一般情况下它不直接操纵主电路的通断,而是在控制电路中发出指令,通过接触器、继电器等电器去控制主电路。

2. 组合开关　组合开关又称转换开关,是一种转动式的闸刀开关。由分别装在多层绝缘件内的动、静触片组成。动触片装在附有手柄的绝缘方轴上,手柄沿任一方向每转动 90°,触片便轮流接通或分断。为了使开关在切断电路时能迅速灭弧,在开关转轴上装有扭簧储能机构,使开关能快速接通与断开,从而提高了开关的通断能力。一般用于交流 380V、直流 220V、电流 100A 以下的电路中做电源开关。图 3-13 所示为组合开关外形与符号。

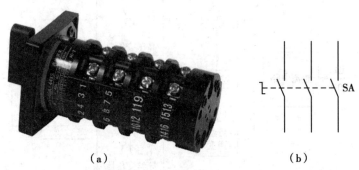

图 3-13　组合开关外形与符号
(a)外形;(b)符号

3. 行程开关　行程开关(travel switch)是一种通过机械运动部件的碰撞使其触头动作来实现接通或断开而达到控制电路目的的主令电器。在日常生活中,我们最易碰到的例子就是冰箱了,当你打开冰箱时,冰箱里面的灯就会亮起来,而关上门就又熄灭了。这是因为门框上有个开关,被门压紧时灯的电路断开,门一开就放松了,于是就自动把电路闭合使灯点亮。这个开关就是行程开关。行程开关又称限位开关,其动作原理与控制按钮相似,可以安装在相对静止的物体(如固定架、门框等,简称静物)上或者运动的物体(如行车、门等,简称动物)上。当动物接近静物时,开关的连杆驱动开关的接点引起闭合的触点分断或者断开的触点闭合。由开关触点开、合状态的改变去控制电路和机构的动作。图 3-14 为直动式行程开关结构示意图。行程开关在机械、医疗等设备中都得到了广泛应用,例如医用 X 线机设备的诊视床转动,当诊视床转动到正 90°时,行程开关动作,断开诊视床电动机的供电电路,使诊视床停止在垂直位置,不至于因过度转动而导致诊视床倾倒;同样在诊视负向转动到—15°时,另一个行程开关也动作,切断诊视床电动机的供电电路。

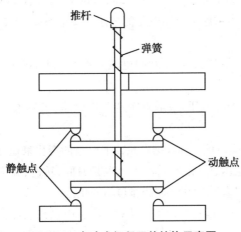

图 3-14　直动式行程开关结构示意图

二、控制类器件

1. 接触器　接触器(contactor)是一种依靠电磁力的作用使触点闭合或分离,从而接通或分断交、直流主电路的控制电器。接触器能实现远距离自动控制和频繁操作,具有欠压保护、零压保护、工作可靠以及寿命长等优点,是自动控制系统和电力拖动系统中应用广泛的低压控制电器。接触器按通过电流的种类不同,可分为交流接触器和直流接触器两大类。

(1)交流接触器:交流接触器主要由电磁系统、触点系统和灭弧装置三部分组成,如图 3-15 所示。

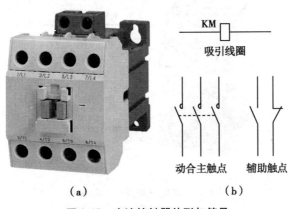

（a）　　　　　　　　　（b）

图 3-15　交流接触器外形与符号

（a)外形;（b)符号

当线圈通电后,在铁芯中形成强磁场,动铁芯在电磁力的作用下吸向静铁芯。动铁芯吸合时,带动动触点与静触点接触,从而使被控电路接通。当线圈断电后,动铁芯在复位弹簧的作用力下迅速离开静铁芯,从而使动、静触点断开。根据用途不同,交流接触器一般由三对主触点和若干个辅助触点组成。主触点一般比较大,接触电阻较小,用于接通或分断较大的电流,常接在主电路中;辅助触点一般比较小,接触电阻较大,用于接通或分断较小的电流,常接在控制电路(或称辅助电路)中。容量在 20A 以上的接触器都有灭弧装置,以熄灭由于主触点断开而产生的电弧,防止烧坏触点。

(2)直流接触器:直流接触器与交流接触器工作原理上基本相同,在结构上也是由电磁机构、触点系统和灭弧装置等部分组成。其不同之处在于铁芯通以直流电,不会产生涡流和磁滞损耗,所以不发热,也无振动。

(3)接触器主要技术参数

1)吸引线圈额定电压:交流有 36V、110V、220V、380V;直流有 24V、48V、220V、440V。

2)主触点额定电压:是指主触点分断电路的电压。交流有 110V、220V、380V、500V,直流有 110V、220V、440V。

3)主触点额定电流:是指通过主触点的电流。有 5A、10A、20A、40A、60A、100A、150A、250A、400A、600A。

此外,接触器还有额定绝缘电压,主触点额定工作电压、工作电流等,而辅助触点的额定工作电流一般不大于5A。

2. 继电器　继电器(relay)是一种根据电量或非电量的变化来通、断小电流电路的自动控制电器。其输入信号可以是电压、电流等电量,也可以是时间、转速、温度、压力等非电量。而输出信号则是触点的动作或电路参数(如电压或电阻)的变化。

随着现代高科技的发展,继电器种类越来越多,应用也越来越广泛,不断涌现高性能、高可靠性、新结构的新型继电器。继电器的结构形式也多样化,按动作原理分:有电磁式继电器、电子式继电器、热继电器等。按吸引线圈电流分:有直流继电器、交流继电器等。按输入信号分:有电流、电压、时间、温度、速度和压力继电器等。按输出形式分:有无触点和有触点继电器等。

(1)中间继电器:中间继电器是一种电磁继电器,其结构与工作原理和交流接触器基本相同,只是触点数量较多,且没有主、辅之分,触点额定电流小于5A,不加灭弧装置。中间继电器的用途,一是用来传递信号,同时控制多个电路;二是用来直接接通和断开小功率电动机或其他电气执行元件。图 3-16 是中间继电器外形与符号。

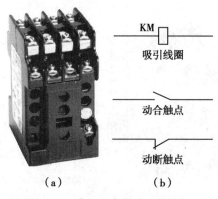

图 3-16　中间继电器外形与符号

(a)外形;(b)符号

(2)热继电器:热继电器是一种利用电流的热效应来推动动作机构使触点闭合或断开的保

护电器,主要用于电动机的过载保护、断相保护、电流不平衡保护以及其他电气设备发热状态时的控制。热继电器的原理示意与符号如图 3-17 所示。

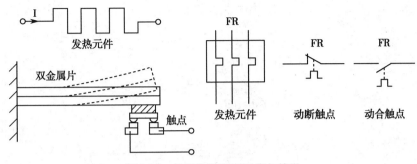

图 3-17　热继电器原理示意与符号

　　热元件由电阻丝组成,串接在电动机的电源中,动断触点串接在电动机的控制电路中。当电动机绕组中电流过大时,热元件的电阻丝中产生的热量使双金属片弯曲,推动触点连杆,使动、静触点分离,接触器断电释放,切断电源。电流越大,动作的时间就越短。因此,热继电器用于电动机或其他负载的过载保护以及三相电动机的缺相运行保护。

　　(3)固态继电器:固态继电器(solid state relay,SSR)是一种新型无触点继电器,它由光电耦合器件、集成触发电路和功率器件组成。图 3-18 为交流固态继电器原理框图与符号,这种器件为四端器件,其中两个输入端接控制电路,两个输出端接主电路。当输入端接通直流电源时,发光二极管 D 发光,光电晶体管导通使集成触发电路产生一个触发信号,功率器件双向晶闸管被触发而导通,负载与电源电路接通。

　　固态继电器没有机械触点,不会产生电弧,故其工作频率、耐冲击能力、可靠性、使用寿命、噪声等技术指标均优于电磁式继电器,因此应用日益广泛。

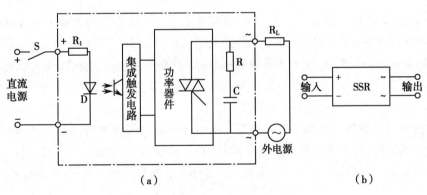

图 3-18　交流固态继电器原理框图与符号

(a)原理框图;(b)符号

三、断路保护类器件

　　1. 熔断器　熔断器(fuse)主要由熔体、熔管和熔座三部分所组成。熔体是熔断器的主要组成部分,常做成片状或丝状。熔管是熔体的保护外壳,在熔体熔断时兼有灭弧作用。熔座是熔体、熔管的安装固定部分。常用的熔断器有瓷插式和螺旋式,其结构与符号如图 3-19 所示。

　　(1)熔断器主要参数:熔体有额定电流 I_N 和熔断电流两个参数指标,额定电流是指长时间通过熔体而不熔断的电流值,熔断电流一般是额定电流的 2 倍。通过熔体的电流越大,熔体熔断

55

的越快。表3-1列出了熔断电流与熔断时间之间的关系。

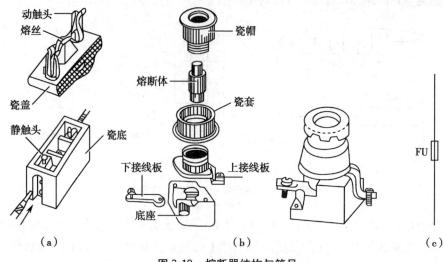

图 3-19　熔断器结构与符号

(a)瓷插式；(b)螺旋式；(c)符号

表 3-1　熔断电流与熔断时间之间的关系

熔断电流	$1.25\sim1.3I_N$	$1.6I_N$	$2I_N$	$2.5I_N$	$3I_N$	$4I_N$
熔断时间	∞	1h	40s	8s	4.5s	2.5s

(2)熔断器选型基本原则

1)熔断器类型的选用：根据使用环境、负载性质和短路电流的大小选用适当类型的熔断器。

2)熔断器额定电压和额定电流的选用：熔断器的额定电压必须等于或大于线路的额定电压。熔断器的额定电流必须等于或大于线路的额定电流。

3)熔体额定电流的选用：设 I_L 为负载额定电流。①阻性负载的短路保护，如照明和电热设备等的短路保护，熔体的额定电流应稍大于或等于 I_L；②单台电动机的短路保护，熔体额定电流 $\geqslant(1.5\sim2.5)I_L$；③多台电动机：熔体额定电流 $\geqslant(1.5\sim2.5)I_{Lmax}+\sum I_L$。

2. 自动空气断路器　　自动空气断路器(circuit breaker)又称为自动空气开关，可用来接通和分断负载电路，控制不频繁启动的电动机，在线路或电动机发生严重的过载、短路以及欠电压等故障时，能够自动切断故障电路(俗称自动跳闸)，有效地保护串接在它后面的电气设备。

(1)结构：自动空气断路器的种类很多，其结构大致相同。主要由动、静触点，电磁脱扣器，热脱扣器，手动操作机构以及外壳等组成。

(2)工作原理：图 3-20 是自动空气断路器原理图，它的三对主触点串接在被保护的三相主电路中，当按下绿色按钮时，主电路中的三对主触点保持闭合状态。在正常工作时，电磁脱扣器的线圈产生的吸力不能将衔铁吸合。如果线路发生短路和产生较大过电流时，电磁脱扣器的吸力增大，将衔铁吸合，带动杠杆使搭钩脱钩切断主触点，起到保护作用。如果线路上电压下降或失去电压时，欠电压脱扣器的吸力减小或失去吸力，衔铁被弹簧拉开，带动杠杆使搭钩脱钩切断主触点。当线路发生过载时，过载电流流过发热元件，使双金属片受热弯曲，同样也带动杠杆使搭钩脱钩切断主触点。

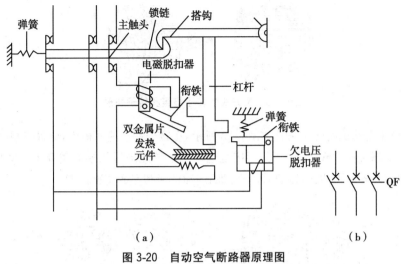

图 3-20　自动空气断路器原理图

(a)原理图；(b)符号

第三节　三相异步电动机

电动机(motor)是将电能转换成机械能的设备器件。根据供电电源不同,电动机分为交流电动机(ac motor)和直流电动机(dc motor)两大类。交流电动机又可分为三相异步电动机和单相异步电动机。异步电动机由于构造简单、价格低廉、工作可靠以及使用维护简便等优点,在现代生产活动中被广泛使用。

一、三相异步电动机基本结构

三相异步电动机由定子和转子组成,定子(stator)是固定部分,转子(rotor)是旋转部分,如图 3-21 所示。

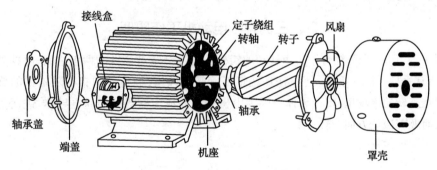

图 3-21　三相异步电动机的构造

1. 定子　定子由机座和装在机座内的圆筒形的定子铁芯组成。机座用铸铁或铸钢制成,铁芯由相互绝缘的硅钢片叠成。

2. 转子　三相异步电动机的转子根据构造不同可分为:鼠笼式和绕线式两种。转子铁芯也是用硅钢片叠成,外表面上有凹槽,用于放置转子绕组,外形为圆柱状,铁芯装在传递机械力的轴上。

鼠笼式转子绕组做成笼型,在转子铁芯的凹槽中放铜条,其两端用端环连接,或在槽中浇注铝液,铸成鼠笼型,如图 3-22 所示。

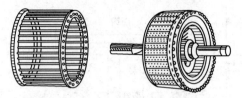

图 3-22　鼠笼式的转子绕组和转子外形

绕线式异步电动机的转子结构如图 3-23 所示,在转子铁芯的凹槽中,放置三相绕组,三相绕组接成星形,末端接在一起,始端则分别接至轴上三个彼此绝缘的铜制滑环上。滑环与转轴绝缘,并靠电刷与外界电阻相接,以改善电动机的启动性能和完成调速功能。

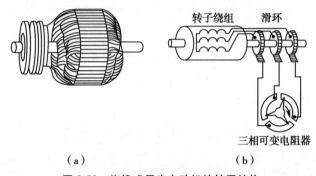

（a）　　　　　　　（b）

图 3-23　绕线式异步电动机的转子结构

（a）绕线式转子形状；（b）结构示意图

三相异步电动机的转子通过转轴在轴承的支承下旋转,轴承装在端盖上,两端盖用螺栓紧固在机座外壳上,轴承放有适量的润滑油,以减小摩擦;并用轴承盖遮蔽,以防止灰尘进入。定子与转子之间必须留有大小适当的间隙,太小容易引起转子与定子相碰;太大则磁阻增加。一般小型电动机的间隙约 0.35～0.5mm,大型电动机约为 1～1.5mm。

鼠笼型和绕线型异步电动机虽然结构不同,但工作原理相同。鼠笼型电动机由于结构简单、价格低廉、使用方便、工作可靠,因此在生产上应用十分广泛。

二、三机异步电动机工作原理

在图 3-24 中,一个可绕着轴自由转动的铝框放置在马蹄型磁铁的两极之间,磁铁架装在支架上,并装有手柄。摇动手柄,使磁铁环绕铝框旋转,这时我们将看到铝框随磁铁的旋转而转动。说明在旋转的磁场里,闭合导体会因为电磁感应而成为磁场中的通电导体,进而受到磁场力的作用而顺着磁场方向旋转。

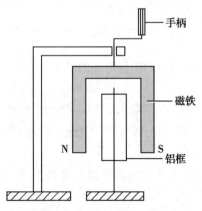

图 3-24　磁铁转动对铝框影响示意图

1. 旋转磁场的产生　三相异步电动机使用三相交流电,旋转磁场(rotating magnetic field)的产生是由三相对称定子绕组中通入三相交流电而产生的。在图 3-25 中,三相定子绕组 U_1U_2、V_1V_2、W_1W_2 嵌放在定子铁芯上的线槽中,在空间形成 120°对称分布。三相绕组的尾端 U_2、V_2、W_2 连接在一起,首端 U_1、V_1、W_1 分别接三相交流电源 A 相、B 相、C 相。这样,三相绕组就构成了星型接法,在定子铁芯中的空腔里就得到了旋转磁场。

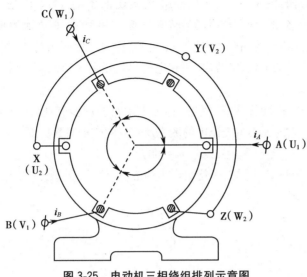

图 3-25　电动机三相绕组排列示意图

在图 3-26 中,i_A、i_B、i_C 为三相交流电流波形。当电流为正时,电流从线圈始端流入,末端流出;当电流为负时,电流从线圈末端流入,始端流出。

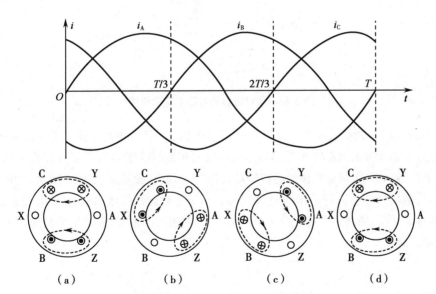

图 3-26　三相交流电产生旋转磁场示意图

(a)$t=0$ 时刻磁场;(b)$t=T/3$ 时刻磁场;(c)$t=2T/3$ 时刻磁场;(d)$t=T$ 时刻磁场

当 $t=0$ 时,A 相电流 $i_A=0$;B 相电流 i_B 负值,电流从 Y 端流入,由 B 端流出;C 相电流为正值,电流从 C 端流入,Z 端流出。根据右手螺旋法则,可判断出此时电流产生的合成磁场如图 3-26(a)所示。

当 $t=T/3$ 时,A 相电流 i_A 为正值,电流从 A 端流入,X 端流出;B 相电流 $i_B=0$;C 相电流为负,电流从 Z 端流入,C 端流出。此刻合成磁场的方向如图 3-26(b)所示,磁场的方向较 $t=0$ 时

59

沿顺时针方向转过了120°。

同理，$t=2T/3$，$t=T$时刻的合成磁场方向分别如图3-26(c)、(d)所示。$t=2T/3$时刻合成磁场的方向较$t=T/3$时刻又顺时针旋转了120°，$t=T$时刻磁场又较$t=2T/3$时刻再转过120°，即自$t=0$时刻到$t=T$时刻，电流变化了一个周期，磁场在空间也旋转了360°。电流继续变化，磁场也不断地旋转，这就是旋转磁场。这个旋转磁场与马蹄型磁铁旋转作用相同。

(1)旋转磁场的转向：图3-26所示的三相电流出现正最大值的顺序是A、B、C，而磁场的旋转方向与这个顺序是一致的，即旋转磁场的转向与通入绕组的三相电流的相序有关。如果将三相交流电通入三相定子绕组的相序改变，即将三相电源的任意两相对调，如将B相和C相对调后，再分别接入三相定子的BY、CZ绕组，三相电流出现正最大值的顺序就变为A、C、B，所以旋转磁场的转向就改变。

(2)旋转磁场的转速：旋转磁场的转速称为电动机的同步转速，用n_0表示，其单位是"转/分"，符号为(r/min)。它的大小由交流电的频率及磁场的磁极对数决定，即：

$$n_0=60f/p \tag{3-5}$$

式中f为交流电的频率，p是定子绕组产生的磁极对数。定子线圈采用一定方式分布，可产生多对磁极。

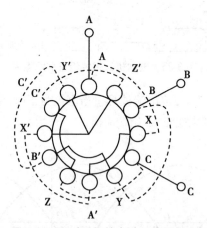

图3-27　两对磁极的电动机定子绕组

图3-27所示的电动机线圈数目较图3-26所示增加了一倍。每两个相隔180°的线圈串联组成一相绕组(A相绕组由AX和A′X′串联组成)，将三相绕组的尾端X′Y′Z′连接在一起，首端接三相交流电源，便能产生两对磁极的旋转磁场，其产生的旋转磁场如图3-28所示。当电流变化一个周期时，磁场只转过了180°，即转了1/2转。对于一对磁极的电动机，当电流变化一个周期时，磁场转过了360°，即转了一转。依次类推，对于p对磁极的电动机，当电流变化一个周期时，磁场在空间就旋转$1/p$转。

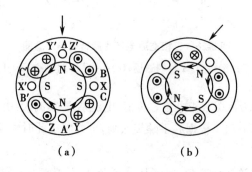

(a)　　　　　　(b)

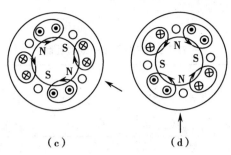

（c） （d）

图 3-28 两对磁极的旋转磁场示意图

2. 转子的转动 三相异步电动机转子绕组处在定子绕组产生的旋转磁场中,当旋转磁场转动时,转子绕组导体做切割磁力线运动(注意:转子切割磁力线的运动方向与旋转磁场的旋转方向相反),导体条中必然产生感应电动势,感应电动势的方向由右手定则判断,如图 3-29 所示。在感应电动势的作用下,闭合导条中就有感应电流,转子导条电流又受到旋转磁场的磁场力 F 作用,磁场力的方向由左手定则来确定。由于磁场力产生电磁转矩,转子就绕着轴转动起来。由图 3-29 可见转子的转动方向与旋转磁场的转动方向一致,转子跟着磁场转动。

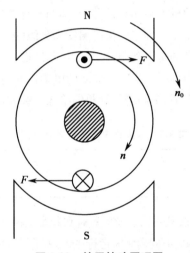

图 3-29 转子转动原理图

转子的转速即为电动机的转速,虽然转子的转动方向与旋转磁场转动方向相同,但转子的转速 n 恒小于旋转磁场的转速 n_0。这是因为如果两者的转速相等,就意味着它们之间无相对运动,转子导条不做切割磁力线的运动,就没有感应电流,也不受磁场力作用,这样转子就不会旋转。所以转子的转速总是小于同步转速,这也是"异步"电动机名称的由来。转子转速虽然小于同步转速,但接近同步转速,两者相差很小。

我们用转差率 s 来表示转子转速与旋转磁场同步转速的相差程度,即:

$$s = \frac{n_0 - n}{n_0} \qquad (3-6)$$

转差率是一个重要的物理量,转差率的数值范围 $0 < s \leqslant 1$;电动机启动时,转速 $n=0$,转差率 $s=1$;转子转速越接近同步转速,转差率就越小;一般三相电动机的转速接近同步转速,通常电动机在额定运行时的转差率约为 0.01~0.09。

三、三相异步电动机的使用

1. 电动机铭牌数据 每台电动机的机壳上都有一块铭牌,如表 3-2 所示。上面注明该电动机的规格、性能及使用条件,它是我们使用电动机的依据。现以小型三相异步电动机的铭牌为例介绍如下。

表3-2　三相异步电动机铭牌

型号	Y132M—4	功率	7.5kW	频率	50Hz
电压	380V	电流	15.4A	接法	△
转速	1440r/min	绝缘等级	B	工作方式	连续

年　　月　　编号　　××电气有限公司

(1)型号:用汉语拼音字母及数字来表示电动机的种类、结构特点、磁极数等。具体含义:Y三相异步电动机,132机座中心高度为132mm,M机座长度代号,4磁极数。

(2)功率:指电动机在额定状态运行时,转子轴上输出的机械功率。

(3)频率:指电动机在正常工作时,定子所接电源的频率。

(4)电压:指电动机在额定运行时,三相定子绕组端应加的线电压值。

(5)电流:指电动机在额定运行时,三相定子绕组的线电流值。

(6)转速:指电动机在额定运行时,电动机的转速。

(7)绝缘等级和温升:在电动机中导体与铁芯、导体与导体之间都必须用绝缘材料隔开。绝缘等级就是按这些绝缘材料在使用时容许的极限温度来分级的。绝缘等级分为A、E、B、F、H、C六级。目前一般电动机采用较多的是E级和B级。温升是指在运行过程中电动机的温度高出环境温度的容许值。环境温度为40℃,温升为65℃的电动机最高允许温度为105℃。允许温升的高低与绝缘材料的绝缘等级有关,常用绝缘材料的绝缘等级和最高允许温度如表3-3所示。

表3-3　绝缘等级及其最高容许温度

级别	A	E	B	F	H	C
最高容许温度(℃)	105	120	130	155	180	>180

(8)工作方式:指电动机的运转状态,分连续、短时和断续三种。连续表示该电动机可在规定条件下连续运行;短时表示只能在规定时间内短时运行;断续表示只能短时运行,但可多次断续运行。

其他的一些技术数据如效率、功率因数、温升等指标,一般不在铭牌中列出。可通过查手册的方法获得。

2. 电动机接线方法　异步电动机定子绕组共有六个出线端,分别是 U_1、V_1、W_1、U_2、V_2、W_2。其中 U_1、U_2 是一相绕组的首尾端;V_1、V_2 是第二相绕组的首尾端;W_1、W_2 是第三相绕组的首尾端。它们在接线盒中的排列顺序如图3-30所示。

电动机的定子绕组有三角形、星型两种联接方式,采用哪种联接方法取决于电动机的铭牌规定。将三相绕组的尾端 U_2、V_2、W_2 联接在一起,首端 U_1、V_1、W_1 分别接三相交流电源A相、B相、C相,这种联接为星型联接;先将 W_2U_1 联接,U_2V_1 联接,V_2W_1 联接,再分别接三相交流电源,就是三角形联接。

若要改变电动机的转向,只需将通入三相绕组中的电源相序改变,即将三相电源的任意两相交换,电动机就改变转向。

3. 三相异步电动机启动方法　电动机从开始启动到匀速转动的过程叫电动机的启动过程。由于启动时旋转磁场和转子的转差很大,故转子中感应电流也很大,约为额定电流的4～7倍。特别是当电动机功率较大时,它的启动将引起电网电压显著下降,影响电网上其他电器的正常使用。为了减小启动电流,带动较大负载,电动机常采用以下几种启动方式:

(1)直接启动:直接启动也叫全压启动,是鼠笼式电动机的启动方法。一般小容量的电动机可采用此种启动方法,即将三相交流电源直接接入定子三相绕组。

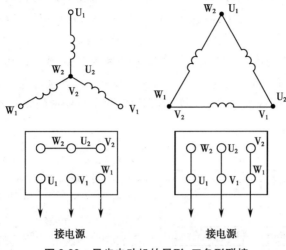

图 3-30　异步电动机的星形、三角形联接

(2)降压启动:将接在电动机定子绕组上的电压降低。降压启动可有效地减小启动电流,常用的有星形－三角形(Y－△)启动、自耦变压器降压启动等。

1)星形－三角形启动:电动机启动时三相绕组接成星形,当转速升高到一定程度时,再将定子绕组接成三角形,电动机进入额定运行状态。这样,启动时加在定子每相绕组上的电压只有额定电压的1/3。

2)自耦变压器降压启动:这种启动方法是利用三相自耦变压器的调压作用,降低启动电压,启动完毕后,将自耦变压器切除,进入全压运行。

4. 电动机控制电路分析

(1)直接启动分析:图 3-31 所示电路具有直接启动,控制正转、反转及停止的功能。SB_1 为正转运行启动按钮,SB_2 为反转运行启动按钮,SB_3 为停止按钮,KM_1、KM_2 分别为正、反转控制接触器,FU 为熔断器,FR 为热继电器。

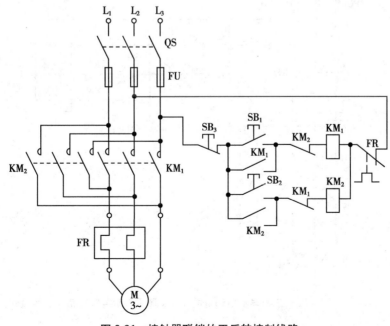

图 3-31　接触器联锁的正反转控制线路

当按下 SB₁ 时,交流接触器 KM₁ 线圈得电工作,它的三对主动合触点接通电动机电源电路,电动机正转;同时,它的辅助动合触点闭合,因此当松开按钮 SB₁ 时,接触器 KM₁ 线圈的电路仍然接通,从而保持主电路继续通电,使电动机仍然正转工作,这种依靠接触器辅助触点使其线圈保持通电的过程称为自锁。另外,在控制线路中,正转控制线路串接了 KM₂ 的辅助动断触点,反转控制线路串接了 KM₁ 的辅助动断触点,该辅助触点称为互锁(或联锁)触点。在互锁触点的作用下,无论电动机处在正转或反转时,接在对方控制线路中的互锁触点总是断开的,所以控制另一方向转动的接触器的线圈线路就不会接通,即电动机不可能两组接触器同时得电,避免电源短路故障。电路控制流程如下:

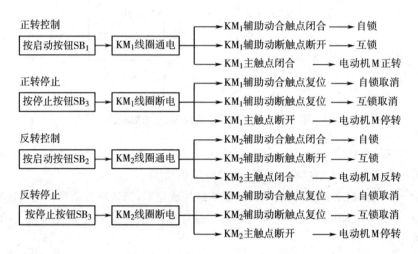

(2)降压启动分析:凡是正常运行过程中定子绕组接成三角形的三相异步电动机,均可采用 Y－△形降压启动方式,达到限制启动电流的目的。原理是启动时,定子绕组首先接成 Y 形,待转速达到一定值后,再将定子绕组接成△形,电动机进入全压正常运行。

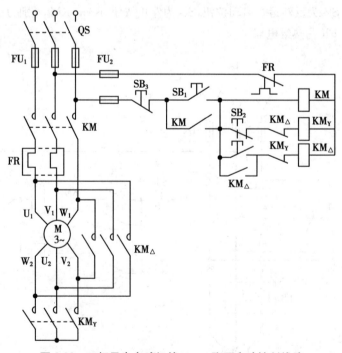

图 3-32 三相异步电动机的 Y－△ 降压启动控制线路

图 3-32 为接触器控制的 Y－△降压启动控制线路,主电路采用两组接触器主触点 KMᵧ、

KM$_\triangle$,当KM$_Y$主触点闭合而KM$_\triangle$主触点断开时,电动机启动;启动完毕后,KM$_Y$一组主触点首先断开,而KM$_\triangle$一组主触点继后闭合,电动机定子绕组接成三角形全压运行。

　　控制电路中SB$_1$为降压启动按钮,SB$_2$复合按钮为升压按钮(或全压运行按钮),SB$_3$为停止按钮。电路设有短路、过载、失压、欠压保护功能。在这个控制电路中,KM$_Y$、KM$_\triangle$两组主触点也是不可能同时闭合(也不允许同时闭合),否则将出现电源短路故障。避免电源短路故障的方法,仍然是在控制电路中串接对方的动断辅助触点作为互锁触点,保证电路不会出现电源短路故障。电路控制流程如下:

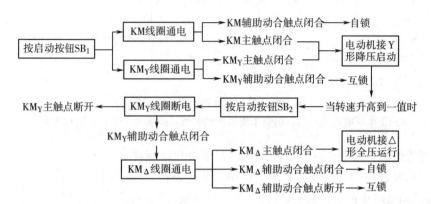

　　此控制电路在操作过程中需要按两次按钮,且降压启动时间需要人为控制。改进的方法可用延时时间继电器自动进行电路切换,这里不再详述。

　　5. 电动机调速　调速就是在同一负载下能得到不同的转速,以满足生产机械对转速的不同需要。常用的调速方法有下列三种。

　　(1)变频调速:变频调速技术发展很快,变频装置主要由整流器和逆变器两大部分组成。整流器的作用是,将频率为50Hz的三相交流电变换成直流电,再由逆变器将直流电变换成频率和电压都是可调的三相交流电,供给三相交流电动机。频率调节范围一般为0.5~320Hz。用逆变器原理的调速方法可得到无级调速,有较硬的机械特性,应用相当广泛。

　　(2)变极调速:由式(3-5)可知,如果磁极对数p减小一半,则旋转磁场的转速n_0便提高一倍,因此改变p可以得到不同的转速。改变磁极对数同定子绕组的接法有关,双速电动机就是利用这种方法,在机床上应用较多。

　　(3)变转差率调速:只要在绕线式电动机的转子电路中接入一个调速电阻(和启动电阻一样接入),改变电阻的大小,就可得到平滑调速。例如增大调速电阻时,转差率上升,而转速n下降。这种调速方法的优点是设备简单、投资小,但能量损耗较大,一般用在起重设备中。

第四节　单相异步电动机

　　使用单相交流电的异步电动机称为单相异步电动机。与三相异步电动机相比,单相电动机效率低,工作性能也较差,因此,在工、农业生产中应用较少。但由于单相异步电动机具有体积小、重量轻、不需要三相交流电等特点,所以在家用电器、医疗器械中应用很广泛。受其工作性能所限,单相异步电动机的功率都较小,一般不超过1kW。

　　单相异步电动机的结构及工作原理与三相异步电动机相似,也采用鼠笼转子,在定子绕组产生的旋转磁场作用下,形成电磁转矩而使电动机工作。

　　三相异步电动机产生旋转磁场比较容易,只需把三相正弦交流电通入对称分布的三相定子绕组即可。如果简单地将单相正弦电流送入单相定子绕组,则不能产生旋转磁场。这是因为随着单相电流由"零→正最大→零→负最大→零"的周期性变化,其中绕组中形成的磁场也是一个由"零→正最大→零→负最大→零"的交变磁场,因此它在空间并不旋转。这种磁场被形象地称为"脉动磁场",如图 3-33 所示。

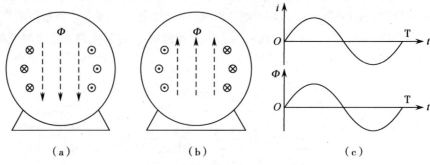

图 3-33　单相交流电产生脉动磁场

(a)正半周电流的磁场;(b)负半周电流的磁场;(c)单相交流电及其磁场波形

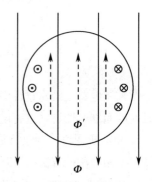

原来静止的转子处于这样的脉动磁场中是不会启动运转的。这一点可通过图 3-34 来加以解释。图中圆圈代表转子导体,设此时脉动磁场 Φ 的方向向下,并按正弦规律由弱变强,根据楞次定律,感生电流产生的磁场 Φ' 阻碍脉动磁场 Φ 的增强,即 Φ' 的方向向上,因此转子导体在左右两侧所受到的磁场力相互抵消,故合成电磁转矩为零。对脉动磁场在任意时刻的状态加以分析,均可得到同样的结论,亦即脉动磁场不能对转子产生启动转矩而使之转动。

图 3-34　脉动磁场中的转子导体

使单相电动机启动运转的关键是设法建立旋转磁场。根据产生旋转磁场的方法不同,单相异步电动机可分为剖相式和罩极式,现分别叙述如下。

一、剖相式异步电动机

剖相式电动机包括分相式、电容式、和电容运转式三种形式,这里主要介绍电容运转式电动机。

电容运转式电动机的定子槽中嵌有两组绕组,分别称为主绕组和副绕组,它们在空间相隔 90° 角。工作时主绕组直接和电源相连,副绕组与电容器串联后再接入电源,其接线如图 3-35 所示。

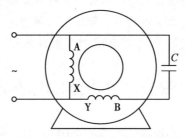

图 3-35　电容运转电动机接线图

定子的两绕组由同一个单相电源供电,由于副绕组串有电容器,故两绕组中的电流位相不同。如果选择恰当,可使副绕组中的电流 i_B 超前于主绕组 i_A 约 90°,如图 3-36 所示。

图中 AX、BY 分别表示主、副绕组的始末端,并设电流方向为正时由绕组的始端流向末端,用分析三相异步电动机的旋转磁场相似的方法,可得到一个周期内的几个不同时刻两相电流产生的磁场。例如当 $t=0$ 时,$i_A=0$,i_B 为正,即电流从 B 流向 Y,产生的磁场方向自上向下,如图 3-36①所示。同理可得,$t=T/4$,$t=T/2$,……时绕组中电流方向及相应的磁场方向。由图可知,在电流变化的过程中,磁场方向也相应随着改变,从而在定子绕组中接入单相电源就得到了旋转磁场。

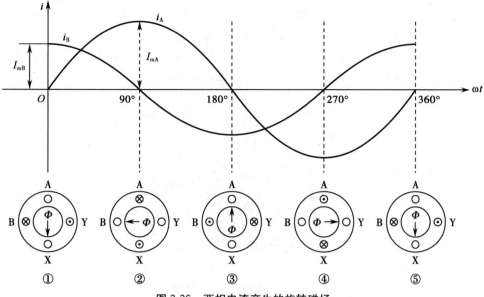

图 3-36　两相电流产生的旋转磁场

　　从上述分析可以看出,电容运转式电动机产生旋转磁场的两相电流是由电容器对单相交流电剖相而得,故通常称该电容器为剖相电容器。

　　旋转磁场的方向与两个绕组中电流的相位有关,因此要改变这种电机的转向,可将两绕组的任一始、末端对调,或者调换电容器串联的位置来实现,如图 3-37 所示。洗衣机中的电动机的正、反转,通常就是利用定时器中的自动转换开关来进行切换的。

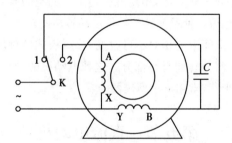

图 3-37　剖相式电动机正、反转接线图

　　此外,这种电动机的电磁转矩与外加电压的高、低有关。故电动机的调速可通过串联有抽头的扼流圈来实现,如图 3-38 所示。改变扼流圈抽头就改变了定子绕组上的电压,从而达到改变电动机转速的目的。一般电扇的调速就多采用这种方式。医院 X 线机设备中的旋转阳极控制也采用这种调速方式。

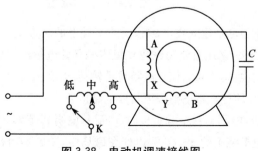

图 3-38　电动机调速接线图

二、罩极式异步电动机

罩极式异步电动机的定子用硅钢片叠压而成,内缘具有凸出的磁极。主绕组就绕在磁极上。每个磁极的一侧开有小槽,用来嵌放副绕组——罩极短路磁环,如图3-39所示。当主绕组接通电源后,它在磁极中产生的磁通中的一部分穿过罩极短路磁环,便在环中产生感生电流。根据楞次定律可知,感生电流产生的磁通将阻碍有短路环那部分磁极中磁通的变化。

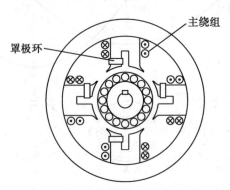

图3-39 罩极式电动机结构

设主绕组中正弦电流随时间增大时,磁极上无环部分的磁通也增大,而有环部分由于感生电流产生的磁通的阻碍,磁场被削弱,故此时在磁极面下的磁场分布是无环部分较强,有环部分较弱。当主绕组中正弦电流随时间减小时,磁极的无环部分磁通也减小,而有环部分则由于感生电流产生的磁通与主绕组产生的磁通方向一致而使其增强。这时磁极面下的磁场分布是无环部分较弱,有环部分较强。因此可以认为,主绕组中电流随时间变化时,磁极面下磁场的强弱也随之在无环部分与有环部分之间变化,相当于在定子内的空间有一个连续移动的磁场,其作用与旋转磁场的作用相似,也可以使鼠笼转子获得启动转矩而转动。

由于主绕组与副绕组在空间上的相对不可改变,故罩极式的旋转方向是不可逆的,它的旋转方向总是从同磁极的无环部分转向有环部分。这种电动机的结构简单,工作可靠,但转矩很小,功率一般只有几瓦至几十瓦,常用于小型仪器中。

第五节 直流电动机

直流电动机是一种由直流电源供电的电机,主要由转子、定子和其他零部件组成。图3-40 (a)是两极直流电动机的结构示意图,定子包括机座、磁极(磁极铁芯与励磁绕组)以及电刷装置(图中未画出)等。转子又称为电枢(armature),包括电枢绕组、电枢铁芯、转轴和换向器(图中未画出)等。

一、直流电动机工作原理

直流电动机的工作原理也是建立在电磁感应的基础上的。直流电动机的原理可用图3-40 (b)说明,图中N、S是主磁极,采用直流励磁建立恒定磁场。电枢绕组中有一个线圈,两个引出端分别接在两个换向片上,换向片和电枢绕组随转子转动,电刷A、B固定不动,分别接在两个换向片上,通过电刷和换向片的接触将电枢绕组与外电路接通。

当电刷A接电源正极,电刷B接电源负极时,电流从电刷A流入,经换向片1、线圈abcd、换向片2由电刷B流出。电枢绕组的ab、cd两边处在磁场中,受磁场力作用,由左手定则可判断ab边和cd边受磁场力方向如图3-40(b)所示,这对力产生电磁转矩,使电动机电枢逆时针旋转。

当电枢转过180°后,线圈ab边转到磁极S下,而cd转到磁极N下,同时由于旋转,换向片1与电刷B接触,换向片2与电刷A接触,线圈ab、cd中的电流方向也改变方向,由左手定则可判断此时电动机电枢所受电磁力矩仍然使电枢逆时针旋转,所以电动机电枢的旋转方向不变。

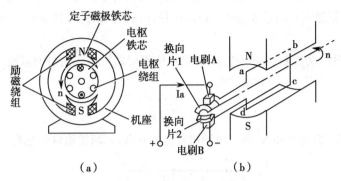

图 3-40　直流电动机示意图
(a)结构;(b)工作原理

从以上分析可知换向器的作用是将电源的直流电变换成电枢绕组的交流电,保证同一磁极下线圈有效导体中的电流方向不变,产生的电磁力矩方向恒定不变,电动机转子能按一定的方向连续旋转。

二、直流电动机励磁方式

直流电动机的励磁方式可分为他励、并励、串励和复励四种,如图3-41所示。常用的有他励和并励两种电动机。

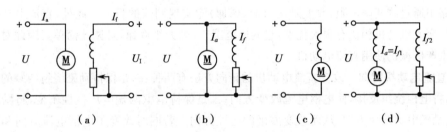

图 3-41　直流电动机的励磁方式
(a)他励;(b)并励;(c)串励;(d)复励

1. **他励**　励磁绕组是由单独的励磁电源提供,与电枢电路没有直接的电关系。
2. **并励**　励磁绕组与电枢绕组并联,由同一个电源供电。
3. **串励**　励磁绕组与电枢绕组串联,由同一个电源供电,励磁电流与电枢电流相同。
4. **复励**　励磁绕组分两部分,一部分绕组与电枢绕组并联,另一部分与电枢绕组串联。

三、直流电动机使用

直流电动机作为驱动机械,也有对启动、调速和控制的性能要求。下面以并励直流电动机为例,介绍直流电动机的启动、调速性能。

对直流电动机启动的要求:一是有足够大的启动转矩,启动时间短;二是启动电流限制在允许范围内,通常为额定电流的(1.5~2.5)倍。

1. **直接启动**　就是在不采用任何限流措施的情况下,电枢绕组直接接额定电压启动。启动瞬间转子转速 $n=0$,电枢绕组的电势 $E=0$,在加额定电压时,电枢的启动电流为:

$$I_{st}=\frac{U-E}{R_a}=\frac{U}{R_a}$$

(3-7)

由于电枢绕组电阻 R_a 很小,启动电流可达额定电流的 10~20 倍,这样大的启动电流可能在换向器上产生火花,而损坏换向器,这是不允许的。启动转矩正比于启动电流,所以它的启动转矩也很大,启动转矩过大可能造成生产机械的机械性损伤。因此直接启动只允许用于容量较小的电动机中。

2. 串电阻启动 为限制启动电流,可在电枢绕组回路中串入适量的限流电阻 R_{st}。如图 3-42 所示,启动时 $n=0$,$E=0$,启动电流为:

$$I=\frac{U}{R_a+R_{st}}$$

(3-8)

R_{st} 是启动电阻,启动时接入,随着电动机转速的升高,逐渐切除启动电阻。

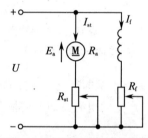

图 3-42 电枢回路串电阻启动

3. 直流电动机调速 调速就是在一定的负载下获得不同的转速,以满足生产的不同需求。在他励电动机中采用变电压调速方法,即在负载转矩保持不变、额定励磁不变、电枢回路电阻不变的情况下,通过降低电枢电压,得到变速的方法。在并励电动机中采用变磁通调速方法,即在励磁回路中通过改变串电阻,改变励磁电流(磁通)而实现调速的目的。此外,直流电动机在调速方面与交流电动机相比有很大优点:它调速范围广,可无级变速,且调速简单。因此对调速较复杂的生产机械仍使用直流电动机。

4. 直流电动机转向 改变直流电动机的转向方法有两种:一是保持励磁绕组两端的电压极性不变,将电枢绕组反接,使电枢电流改变方向;二是保持电枢两端电压极性不变,将励磁绕组反接,使励磁电流改变方向,从而改变磁极的磁性方向。若同时改变了电枢电流方向和励磁电流方向,则电动机的转向不变。

 本章小结

1. 变压器主要由原绕组、副绕组及铁芯组成。

2. 变压器具有电压变换、电流变换和电阻变换功能,其变换公式分别为式(3-2)、式(3-3)与式(3-4)。

3. 变压器的参数是正确使用的依据。主要参数有原绕组的额定电压 U_{1N}、副绕组的额定电压 U_{2N}、原绕组的额定电流 I_{1N}、副绕组的额定电流 I_{2N}、额定容量 S_N 及效率 η。

4. 在同一变化磁通作用下,绕组中感应电动势瞬时极性相同的端子称作变压器绕组的同极性端。将多个绕组连接起来使用,用来适应不同的输入电压与满足不同的输出电压要求。

5. 自耦变压器原、副绕组既有磁通的联系,又有电路的连通,其工作原理与普通变压器相似,在 X 线机设备中有应用。

6. 三相变压器主要应用在大功率负载上,它的每个铁芯上都有两个绕组,其中 AX、BY、CZ 为原绕组,ax、by、cz 为副绕组。三相变压器的原、副绕组都可以接成星形(Y)或三角形(△)。

7. 隔离变压器是指输入绕组与输出绕组存在电气隔离的变压器,变压器的隔离是隔离原副边绕线圈各自的电流。隔离变压器的次级不与大地相连,它的任意两线与大地之间没有电位差,人接触任意一条线都不会发生触电,这样就比较安全。此外,隔离变压器还可以对电源电压进行滤波,消除电源干扰对仪器的影响。

8. 工作频率在几十至几十千赫兹的变压器称为中频变压器,在变压器绕组电压确定的情况下,频率的提高可使绕组的匝数减少和铁芯截面积减小,使得变压器的体积大为减小。

9. 组合开关常用在无需频繁通断的电路中作电源开关,也可用于小容量电动机的启动和停止。

10. 行程开关是一种由物体的位移来决定电路通断的开关,行程开关又称限位开关,其动作原理与控制按钮相似。

11. 接触器是一种依靠电磁力作用使触点闭合或分离,从而接通或分断交直流主电路和大容量控制电路的低压控制电器。接触器按主触点通过电流的种类不同,可分为交流接触器和直流接触器两大类。接触器主要由电磁系统、触点系统和灭弧装置三部分组成。

12. 继电器是一种根据电量或非电量的变化来通断小电流电路的自动控制电器。其输入信号可以是电压、电流等电量,也可以是时间、转速、温度、压力等非电量,而输出则是触点的动作或电路参数(如电压或电阻)的变化。

13. 熔断器主要用于电路的过流保护,由熔体、熔管和熔座三部分所组成。熔体有额定电流(I_N)和熔断电流两个参数指标,使用时,首先应选择适当的熔体,再考虑其他方面的要求。

14. 自动空气断路器是一种既能接通分断电路,又能对负载电路进行自动保护的低压电器。当电路发生严重过载、短路以及失压等故障时,能够自动切断故障电路,有效地保护串接在它后面的电气设备。

15. 三相异步电动机由固定的定子和旋转的转子两部分组成。根据转子绕组的结构不同,分为笼形转子和绕线式转子两种。

16. 定子绕组的作用是产生旋转磁场,旋转磁场转速 $n_0 = 60f/p$,转子转速 $n = (1-s)n_0$,s 是电动机的转差率,数值一般为 0.01~0.09。三相异步电动机接入电源的方式有星形和三角形两种联接方式,改变通入三相定子绕组的三相交流电的相序可改变电动机转向。三相异步电动机常用的调速方法有变频调速、变极调速和变转差率调速。

17. 直流电动机是由磁极、电枢和换向器组成。磁极由极心和放置在其上的励磁绕组组成,用来产生磁场。电枢是电动机的转动部分,圆柱形的电枢外表面槽上嵌放着电枢绕组。励磁方法有他励、并励、串励和复励四种。直流电动机改变转向的方法:一是改变励磁电流的方向,二是改变电枢绕组电流的方向,但两个电流方向不能同时改变。

习题三

3-1 X线机的高压变压器是一台升压变压器,在中小型 X 线机中原绕组输入电压一般为几百伏特(如 220V),而副绕组输出电压一般为几十千伏特(如 66kV)、电流为几百毫安(如200mA),请说明高压变压器原、副绕组的特点。

3-2 一台变压器原、副绕组分别为 1000 匝和 50 匝,空载接入电压为 220V 的交流电源,则副绕组输出电压是多大?

3-3 题图 3-1 所示变压器有两个额定电压均为 110V 的原绕组,若变压器输入电压 U_1 为110V,请问变压器的两个原绕组该如何连接? 若输入电压 U_1 为 220V,又该如何连接两个原绕组?

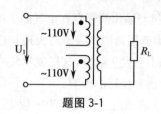

题图 3-1

3-4　电源变压器原绕组额定电压力 220V；副绕组有两个，额定电压和额定电流分别为 450V、0.5A 和 110V、2A。求原绕组的额定电流和容量。

3-5　在某功率放大电路匹配阻抗为 200Ω。若要使阻抗为 8Ω 的扬声器获得最大输出功率，问需要在扬声器与功率放大电路之间接入变比为多大的变压器？如果该变压器的原绕组为 380 匝，求阻抗匹配时变压器副绕组的匝数。

3-6　常用低压电器有哪些？低压电器中动触点、静触点、动合触点、动断触点的含义是什么？

3-7　组合开关和按钮开关的作用有什么区别？

3-8　行程开关有何作用？

3-9　在控制线路中短路保护和过载保护一般分别采用什么电器进行保护？

3-10　在电动机控制线路中，熔断器和热继电器的作用分别是什么？能否互相代替？

3-11　接触器与继电器有什么区别？

3-12　固态继电器是一种新型继电器，它有何特点及应用？

3-13　有一台三相异步电动机，其额定转速为 735r/min，试求电动机的磁极对数和额定转速的转差率。电源频率 $f=50\text{Hz}$。

3-14　在图 3-31 所示的电动机正反转控制线路中，与按钮 SB₁ 和 SB₂ 相并联的交流接触器动合辅助触点 KM₁ 和 KM₂ 的作用是什么？去掉它们控制线路是否能正常工作？

3-15　简述改变电容剖相式电动机、直流电动机转动方向的方法有哪些？

3-16　有一台并励电动机，其额定数据如下：$P_2=22\text{kW}$，$U=100\text{V}$，$n=1000\text{r/min}$，$\eta=0.84$，$R_a=0.04\Omega$，$R_f=27.5\Omega$。求：①额定电流 I、额定电枢电流 I_a 及额定励磁电流 I_f；②电枢中的直接启动电流的初始值 I_{st}；③如果要求启动电流不超过额定电流的 2 倍，求电枢回路的启动电阻 R_{st}。

第四章 半导体器件

 学习目标

1. 掌握二极管和三极管的基本结构、工作原理、特性曲线及主要参数。
2. 熟悉场效应管的基本结构、工作原理、特性曲线及主要参数。
3. 了解半导体材料特性。

用半导体材料制成的电子器件统称为半导体器件。半导体器件具有体积小、重量轻、功耗低、可靠性高等优点,在各个领域得到了广泛的应用。二极管、三极管和场效应管是最常用的半导体器件,它们是构成各种电子电路的关键元件。它们的基本结构、工作原理、特性和参数是分析电子电路必不可少的基础。本章首先介绍半导体的基础知识,然后介绍二极管、三极管和场效应管的基本结构、工作原理、特性曲线及主要参数等,为后面学习各种电子线路打下基础。

第一节 半导体基础知识

自然界的物质按导电能力可分为导体、绝缘体和半导体三大类。导体如金、银、铜、铁、铝等金属,它们的最外层电子极易挣脱原子核的束缚成为自由电子,其导电能力强。绝缘体如橡胶、塑料、石英、陶瓷、云母等,它们的最外层电子受原子核束缚力很强,很难成为自由电子,其导电能力极差,即使加很高的电压,电流也近似为零。导电能力介于导体与绝缘体之间的物质称为半导体(semiconductor)。常见的半导体材料主要有硅、锗、硒以及大多数金属氧化物和硫化物等,它们的最外层电子既不像导体那么容易挣脱原子核的束缚,也不像绝缘体那样被原子核束缚得那么紧。

半导体之所以得到广泛应用,主要是因为其具有以下特殊性能:

1. 热敏性 半导体的导电能力对温度很敏感。当环境温度升高时,其导电能力增强。利用这种特性可以制成各种热敏元件,如热敏电阻可以用来检测温度的变化及对电路进行控制等。

2. 光敏性 半导体的导电能力随着光照的不同而不同。当光照加强时,其导电能力增强。利用这种特性可以制成各种光敏器件,如光电管、光电池等。

3. 掺杂特性 如果在纯净的半导体中掺入微量的某些有用杂质,其导电能力将大大增加,可以增加几十万倍甚至几百万倍。利用这种特性制成了半导体二极管、三极管、场效应管等不同用途的半导体器件。

半导体的导电性能是由其原子结构决定的。下面以常用的半导体材料硅和锗为例,分析半导体的内部结构和导电原理。

一、本征半导体

纯净的、不含杂质且具有晶体结构的半导体称为本征半导体(intrinsic semiconductor)。晶体中的原子在空间形成排列整齐的点阵,称为晶格。由于相邻原子间的距离很小,使相邻两个原子的一对最外层电子(即价电子)不但各自围绕自身所属的原子核运动,而且出现在相邻原子所属的轨道上,成为共用电子,这样的组合称为共价键结构。比如单晶硅和单晶锗,它们都是 4 价元素,每个原子的 4 个价电子分别与相邻的四个原子的价电子组成共价键,使每个原子的最外层形成 8 个电子的较稳定结构。

晶体中的共价键具有很强的结合力,因此,在常温下,仅有极少数的价电子由于热运动(热激发)获得足够的能量,从而挣脱共价键的束缚成为自由电子,与此同时,在原共价键上就留下了一个空位置,称为空穴(hole)。可见,由此形成的自由电子和空穴总是成对出现的,故又称为电子空穴对,如图 4-1 所示。带有空穴的原子因为少了一个电子而显正电性,可以把空穴看作带一个单位的正电荷。邻近原子的价电子很容易被空穴吸引过来,填补这个空穴。同时,在失去价电子的原子共价键中出现了一个新的空穴,相当于空穴从原共价键移动到附近共价键上,因此可以认为空穴也是能移动的。

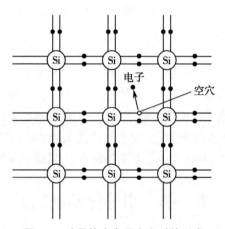

图 4-1　硅晶体中电子空穴对的形成

在本征半导体中存在着自由电子和空穴两种载流子(carrier),都可以自由移动而形成电流。当有外电场存在时,自由电子将逆电场方向移动而形成电子电流;空穴沿电场方向移动形成空穴电流。自由电子和空穴的运动方向相反,形成电流的方向相同,总电流为两者之和。

半导体在热激发下产生自由电子和空穴对的现象称为本征激发。自由电子在运动的过程中如果与空穴相遇就会填补空穴,使两者同时消失,这种现象称为复合。在一定的温度下,本征激发所产生的自由电子与空穴对与复合的自由电子与空穴对数目相等,从而达到动态平衡。所以,在一定温度下,本征半导体中载流子的浓度是一定的,并且自由电子与空穴的浓度相等。当环境温度升高时,热运动加剧,挣脱共价键束缚的自由电子增多,空穴也随之增多,即载流子的浓度升高,因而使导电性能增强;反之,若环境温度降低,则载流子的浓度降低,因而导电性能变差,可见,本征半导体载流子的浓度随环境温度的变化而变化。

在通常情况下,本征半导体中所激发出的电子空穴对数目很少,所以半导体的导电能力远不及导体;当温度升高或受光照时,电子空穴对数目增加,导电能力增强。

二、杂质半导体

本征半导体虽然有自由电子和空穴两种载流子,但由于数量少,导电能力仍然很低,即使光照和提高温度对改善半导体的导电能力也极为有限。为了更有效地提高半导体的导电性能,通常采用掺杂的方法来实现。

在本征半导体中掺入某些杂质元素,就会使其导电能力大大增强,这种掺有杂质的半导体称为杂质半导体(extrinsic semiconductor)。根据掺入杂质元素的性质不同,杂质半导体可分为 N 型半导体(negative type semiconductor)和 P 型半导体(positive type semiconductor)两种类型。

杂质半导体整体依然保持电中性,但其内部两种载流子的浓度不再相同。

1. N 型半导体　如果在本征半导体硅(或锗)中掺入微量的 5 价元素磷(或砷、锑等),某些硅原子的位置被磷原子所取代,如图 4-2 所示。由于磷原子有 5 个价电子,与周围的硅原子形成共价键时多出一个电子,这个电子很容易挣脱磷原子的束缚而成为一个自由电子,同时磷原子因失去一个电子而成为一个正离子,它固定在晶体中不能移动,因而不能参与导电。可见,每掺入一个磷原子,就能提供一个自由电子,故杂质半导体的导电能力急剧增加。

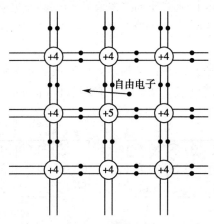

图 4-2　N 型半导体

在此半导体中,原来的晶体仍会产生电子空穴对,但由于杂质的掺入,使得自由电子的数目远大于空穴的数目。掺入微量 5 价元素的半导体的导电能力主要依靠电子,这种半导体称为 N 型半导体。其中电子称为多数载流子(简称多子),空穴称为少数载流子(简称少子)。由于杂质原子可以提供电子,故称之为施主原子。

2. P 型半导体　如果在本征半导体硅(或锗)中掺入微量的 3 价元素硼(或铝、铟等),由于硼原子只有 3 个价电子,与周围的硅原子形成共价键时缺少一个电子,因此在晶体中便产生了一个空穴,如图 4-3 所示。这个空穴很容易从邻近硅原子的共价键中获得一个电子而使硅原子出现一个空穴,同时硼原子因得到一个电子而成为一个带负电荷的离子。可见,每掺入一个硼原子,就能提供一个空穴,故杂质半导体的导电能力大大加强。

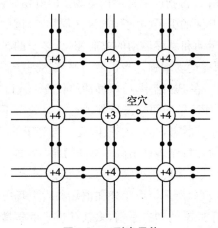

图 4-3　P 型半导体

此种半导体中,空穴的数目远大于自由电子的数目,主要依靠空穴导电,多数载流子是空穴,少数载流子是电子。这种半导体称为 P 型半导体。因杂质原子中的空位吸收电子,故称之为受主原子。

从以上分析可知,由于掺入的杂质使多子的数目大大增加,从而使多子与少子复合的机会大大增多。因此,对于杂质半导体,多子的浓度越高,少子的浓度就越低。可以认为,多子的浓度约等于所掺杂质原子的浓度,因而它受温度的影响很小;而少子是本征激发形成的,所以尽管其浓度很低,却对温度非常敏感,这将影响半导体器件的性能。

三、PN 结及其单向导电性

在一块纯净的本征半导体中,通过不同的掺杂工艺,使其一边成为 N 型半导体,另一边成为 P 型半导体,那么就会在这两种半导体的交界处形成 PN 结。PN 结是构成各种半导体器件的基础。

1. PN 结的形成 其形成过程如图 4-4 所示。将 N 型半导体和 P 型半导体采用一定的工艺结合在一起,在二者的交界面附近便形成了一个 PN 结(PN junction)。

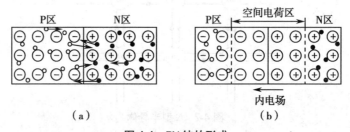

图 4-4 PN 结的形成
(a)多子扩散示意图;(b)PN 结的形成

由图 4-4(a)可见,界面两侧存在着明显的载流子浓度差,N 区的多子(自由电子)必然向 P 区扩散;同样,P 区的多子(空穴)向 N 区扩散。这种因浓度差引起的载流子从高浓度区向低浓度区的运动称为扩散运动,所形成的电流称为扩散电流。图中 P 区标有负号的圆圈表示除空穴外的负离子(即受主离子),N 区标有正号的圆圈表示除自由电子外的正离子(即施主离子)。

在扩散过程中,扩散到 P 区的自由电子与空穴复合,而扩散到 N 区的空穴与自由电子复合,所以在交界面附近多子的浓度下降,N 区和 P 区分别留下一层不能移动的正离子和负离子薄层,称为空间电荷区,如图 4-4(b)所示。

空间电荷区形成了一个由 N 区指向 P 区的内电场。内电场的存在阻碍了扩散运动,故空间电荷区也叫阻挡层。但却使 P 区的少子(电子)向 N 区漂移,N 区的少子(空穴)向 P 区漂移,这种运动称为漂移运动。扩散运动和漂移运动的方向相反,多子的扩散运动使空间电荷区加厚,内电场增强,从而使少子的漂移运动增强。当扩散与漂移达到动态平衡时,便形成了一定厚度的空间电荷区,称其为 PN 结。在 PN 结中,可以移动的载流子数目极少,故又称为耗尽层。

2. PN 结的单向导电性 PN 结的两端没有外加电压时处于不导电状态,但是,如果给 PN 结外加电压就将破坏原来的平衡状态,此时,扩散电流不再等于漂移电流,因而 PN 结将有电流流过。当外加电压极性不同时,PN 结表现出截然不同的导电性能,即呈现出单向导电性。

(1)PN 结正向偏置:当外接电源的正极接 P 区,负极接 N 区,称为 PN 结加正向电压,也称正向偏置,简称正偏。如图 4-5(a)所示。由于外加电场与内电场方向相反,削弱了内电场的作用,使空间电荷区变窄,打破了原来的动态平衡,多数载流子的扩散运动大大增强,形成了较大的扩散电流(正向电流)。电源则不断提供电荷,使电流得以维持。

当 PN 结外加正向电压稍有增大,就能引起正向电流显著增大,相当于 PN 结正向电阻很小,处于正向导通状态。

(2)PN 结反向偏置:将 PN 结如图 4-5(b)所示方式连接,外接电源的正极接 N 区,负极接 P 区,称 PN 结加反向电压,也称反向偏置,简称反偏。这时外加电场与内电场方向一致,空间电荷区变宽,打破了原来的动态平衡,使扩散运动减弱,漂移运动增强,形成漂移电流。由于漂移运动是少子的运动,因而反向漂移电流很小。若忽略漂移电流,则可以认为 PN 结处于截止状态。

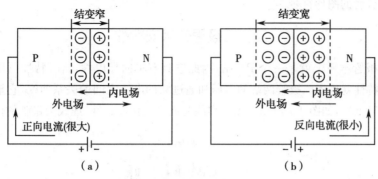

图 4-5　PN 结的单向导电性

(a)PN 结正向偏置;(b)PN 结反向偏置

综上所述,PN 结正向偏置时,处于导通状态,其正向电流较大,正向电阻很小,可视为短路;PN 结反向偏置时,处于截止状态,其反向电流很小,可忽略,反向电阻很大,可视为开路,这就是PN 结的单向导电特性。

第二节　半导体二极管

一、二极管的基本结构

将 PN 结用外壳封装起来,并加上电极引线就构成了半导体二极管(也称晶体二极管,简称二极管)。由 P 区引出的电极为阳极,由 N 区引出的电极为阴极。

二极管按其结构的不同可以分为点接触型、面接触型和平面型三类。点接触型二极管如图4-6(a)所示,它由一根含 3 价镓的金属丝压在 N 型硅或锗晶片上,然后通以瞬时大电流,产生大量的热,使触丝尖端镓原子掺入 N 型硅或锗晶片中,触丝尖端附近的 N 型半导体转变成 P 型半导体,从而形成 PN 结。这类管子不能承受较高的反向电压和较大的电流,但其高频性能好,故适用于高频和小功率的工作,如高频检波、脉冲数字电路中的开关元件和小电流的整流。面接触型二极管如图 4-6(b)所示。将三价元素铝球置于 N 型硅片上,加热使铝球与硅片接触部分熔化,互相渗透,形成合金。重新结晶的固体硅中含有大量的铝元素,从而使与铝球接触的那部分硅片转化为 P 型,与下面的 N 型硅形成 PN 结。这类二极管允许通过较大的电流,能承受较大

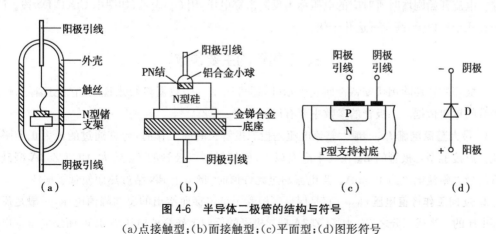

图 4-6　半导体二极管的结构与符号

(a)点接触型;(b)面接触型;(c)平面型;(d)图形符号

的反向电压和功率,但其工作频率较低,适用于低频电路及整流电路。图 4-6(c)是平面型二极管的结构图,结面积较大的可用于大功率整流,结面积小的可作为脉冲数字电路中的开关管。图 4-6(d)是二极管的图形符号。

二、二极管的伏安特性

半导体二极管本质上就是一个 PN 结,因此它具有单向导电性,这一特性可用伏安特性表示。所谓伏安特性就是指二极管两端的电压和通过它的电流之间的关系曲线,它形象地描述了二极管的单向导电性,如图 4-7 所示。图中实线为硅管的伏安特性,虚线为锗管的伏安特性。

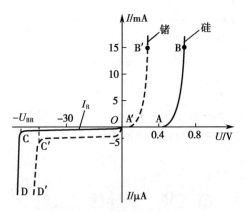

图 4-7 二极管的伏安特性曲线

1. 正向特性 二极管正向偏置时,就会产生正向电流。当正向电压较小时,外电场不足以抵消内电场的作用,正向电流极小,近似为零,二极管呈现较大的电阻(OA、OA′段),通常称这一段为死区电压。死区电压的数值随管子的材料和环境温度的变化而不同,在室温下硅管约为 0.5V,锗管约为 0.1V。当正向电压超过死区电压时,正向电流就会急剧增大,二极管呈现很小的电阻而处于导通状态,所对应的电压称为正向压降。一般硅管的正向压降约为 0.7V,锗管约为 0.3V,如图中的 AB(A′B′)段。

2. 反向特性 二极管反向偏置时,形成很小的反向电流。当反向电压很小时,反向电流随反向电压的增加略有增加,但在随后反向电压的很大范围内,二极管相当于非常大的电阻,反向电流很小,且不再随反向电压变化。此时的电流称为反向饱和电流 I_R,图中 OC(OC′)段。在室温下,硅管 I_R 约为 0.1μA,锗管 I_R 小于 1mA。

3. 反向击穿特性 当反向电压增加到一定数值时,反向电流突然剧增,这种现象称为反向击穿。电流开始剧增时所对应的电压称为反向击穿电压,用 U_{BR} 表示,如图中 CD(C′D′)段。U_{BR} 一般在几十伏以上,高者可达几千伏。

三、二极管的主要参数

二极管的特性除用伏安特性曲线表示外,还可以用一些数据参数来说明,它是选择与使用二极管的重要依据。二极管的参数主要有以下几个:

1. 最大整流电流 I_{OM} 最大整流电流是指二极管长时间工作时,允许通过的最大正向平均电流。点接触型二极管的 I_{OM} 在几十毫安以下,面接触型二极管的 I_{OM} 较大,如 2CZ52A 型硅二极管的最大整流电流为 100mA。当电流超过允许值时,将由于 PN 结过热而使管子损坏。

2. 反向工作峰值电压 U_{RM} 它是保证二极管不被击穿而给出的反向峰值电压,一般是反向击穿电压的一半或三分之二。如 2CZ52A 硅二极管的反向工作峰值电压为 25V,而反向击穿电压约为 50V。点接触型二极管的反向工作峰值电压一般是数十伏,面接触型二极管可达数百伏。

3. 反向峰值电流 I_{RM} 反向峰值电流是指二极管加最高反向工作电压时的反向电流。此值越大,说明二极管的单向导电性越差,并且受温度的影响也越大。硅管的反向电流较小,一般在几十微安以下。锗管的反向电流较大,为硅管的几十到几百倍。

4. 最高工作频率 f_M f_M 是二极管工作的上限频率。超过此值时,由于结电容的作用,二极管将不能很好地体现单向导电性。

此外二极管还有结电容、最高结温等参数。应当指出,由于制造工艺所限,半导体器件参数具有分散性,同一型号管子的参数值会有一定的差距。当使用条件与测试条件不同时,参数也会发生变化。在实际应用中,应根据管子所使用的场合,按其承受的最高反向电压、最大正向平均电流、工作频率、环境温度等条件,选择满足要求的二极管。

四、特殊二极管

除了普通二极管,一些特殊用途的二极管也已得到广泛的应用,下面作一些简单介绍。

1. 稳压二极管 稳压二极管(zener diode)简称稳压管,它实际上是工作在反向击穿状态的一种特殊的面接触型半导体硅二极管。由于它在电路中与适当阻值的电阻配合后能起稳定电压的作用,故称为稳压管。其伏安特性曲线和符号如图 4-8 所示。

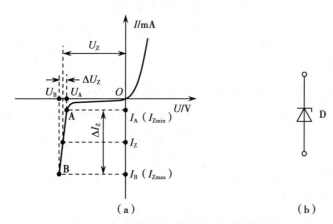

图 4-8　稳压二极管的伏安特性曲线及符号
(a)伏安特性曲线;(b)图形符号

稳压管的伏安特性曲线与普通二极管类似,但它的反向击穿特性较陡,反向击穿电压 U_{BR} 较低(一般硅稳压管为数伏至数十伏),允许通过的电流较大。稳压管工作在反向击穿区,当反向击穿电流在较大范围内变化时,其两端电压变化很小,因而从它两端可获得一个稳定的电压。只要控制反向电流不超过一定值,管子就不会因为过热而损坏,所以稳压管的反向击穿是可逆的,当去掉反向电流后,稳压管又恢复正常。但是,如果反向电流超过允许范围,稳压管将可能会损坏。

稳压管的主要参数有下面几个:

(1)稳定电压 U_Z:稳定电压就是稳压管在正常工作时管子两端的电压。由于工艺等方面的原因,即使是同一型号的稳压管,稳压值也有一定的分散性,但具体到每一只稳压管,U_Z 是确定的值。

(2)稳定电流 I_Z:稳定电流是指稳压管工作在稳压状态时流过的电流,它是一个参考电流值。

(3)动态电阻 r_Z:动态电阻是指稳压管端电压的变化量与相应的电流变化量的比值,即

$$r_Z = \frac{\Delta U_Z}{\Delta I_Z}$$

79

稳压管的反向特性曲线愈陡,则动态电阻愈小,稳压性能愈好。

(4)最大稳定电流 I_{Zmax}:最大稳定电流是指稳压管长期工作时允许通过的最大反向电流,其工作电流应小于 I_{Zmax}。

(5)最小稳定电流 I_{Zmin}:最小稳定电流是指稳压管进入反向击穿区时的转折点电流。稳压管工作时,反向电流必须大于 I_{Zmin},否则失去稳压作用。

(6)最大耗散功率 P_{ZM}:最大耗散功率是指管子工作时允许承受的最大功率。

(7)温度系数 α:α 表示温度每变化1℃稳压值的变化量,即 $\alpha = \Delta U_Z / \Delta T$。稳定电压小于4V的管子具有负温度系数,即温度升高时稳定电压值下降;稳定电压大于7V的管子具有正温度系数,即温度升高时稳定电压值上升;而稳定电压在 4~7V 之间的管子,温度系数非常小,近似为零。

由于稳压管的反向电流小于 I_{Zmin} 时不稳压,大于 I_{Zmax} 时会因超过额定功耗而损坏,所以在稳压管电路中必须串联一个电阻来限制电流,从而保证稳压管正常工作,故称这个电阻为限流电阻。只有在 R 取值合适时,稳压管才能安全地工作在稳压状态。

2. 发光二极管　发光二极管(light emitting diode,LED)也具有单向导电性,而且当二极管外加的正向电压使得正向电流足够大时还会发光,所以它是一种能把电能转化为光能的特殊半导体器件。图形 4-9(a)所示。由于构成材料、封装形式、外形等不同,它的类型有普通发光二极管、红外发光二极管、激光二极管等。目前常用的有红、黄、绿、蓝、紫等颜色的发光二极管。一般其发光亮度随流入电流的增大而提高。此外,还有变色发光二极管,当通过二极管的电流改变时,发光颜色也随之改变。

发光二极管常用来作显示器件。由于工作电压低(1.5~3V)、工作电流小(5~10mA),所以用发光二极管作为显示器件,具有体积小、功耗小、显示快和寿命长等优点。发光二极管的另一个重要用途是将电信号变为光信号,从而可以通过光缆传输信号。

3. 光电二极管　光电二极管(photo diode)的管壳上有一个玻璃窗口,使它的 PN 结能接受外部的光照。光电二极管工作在反偏状态,其反向电流随光照强度的增加而上升,从而实现光电转换功能。图形符号如图 4-9(b)所示。

光电二极管广泛应用于遥控接收器、激光头中。大面积的光电二极管能将光能直接转换成电能,可作为一种能源器件,即光电池。

4. 变容二极管　因 PN 结的空间电荷分布随外加电压的变化而改变,这与电容器在不同电压下可存储不同电量有相似性。二极管的结电容就是 PN 结这种电容效应的反映。结电容随外加电压变化而显著改变的二极管称为变容二极管(capacitance diode)。图形符号如图 4-9(c)所示。变容二极管也工作在反偏状态,当外加的反向偏置电压变化时,其结电容也随之变化,在电路中可作为可变电容器使用。

不同型号变容二极管的结电容最大值在几 pF 至几百 pF 之间,其应用十分广泛。如彩色电视机具有频道预选功能的电子调谐器就是通过控制直流电压来改变二极管的结电容,从而实现调整谐振频率、选择电视频道的作用。

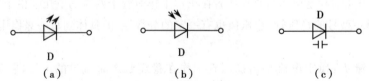

图 4-9　几种特殊二极管的符号

(a)发光二极管;(b)光电二极管;(c)变容二极管

第三节 晶体三极管

晶体三极管(transistor)简称三极管或晶体管,具有电流放大作用,是组成各种电子线路中最重要的器件之一,应用极其广泛。

一、三极管的基本结构

在纯净的半导体基片上,按生产工艺扩散掺杂制成两个紧密相关的 PN 结,分三个区,引出三个电极,封装在金属或塑料外壳内,便形成了三极管。晶体三极管的内部结构示意图和符号如图 4-10 所示。按照组合方式的不同,可分为 NPN 型和 PNP 型两种类型。它们均有三个区和两个 PN 结。中间的一层叫基区,下边的一层叫发射区,上边一层叫集电区。发射区与基区之间的 PN 结称为发射结,集电区与基区之间的 PN 结称为集电结。从发射区、基区和集电区引出三个电极,分别叫发射极(emitter)、基极(base)和集电极(collector),简称 E 极、B 极和 C 极。在电路符号上,PNP 型三极管和 NPN 型三极管的区别仅仅在于发射极箭头的不同。NPN 型三极管的发射极箭头向外;PNP 型三极管的发射极箭头向里,如图 4-10 所示,箭头的方向代表发射极电流的方向。

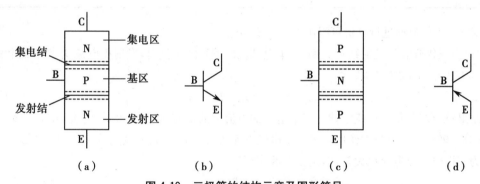

图 4-10 三极管的结构示意及图形符号
(a)(b)NPN 型三极管;(c)(d)PNP 型三极管

三极管的结构具有如下特点:
1. 基区做得很薄,而且掺入杂质很少,其厚度只有几微米。
2. 发射区的杂质浓度最高,以便提供足够的载流子的数量。
3. 集电结的面积最大,掺入的杂质也很少,以利于载流子的收集。

以上这些特点是三极管具有电流放大作用的重要因素,它并非是两个 PN 结的简单结合,因此集电极和发射极不能互换使用。

按掺杂方式不同制成的三极管分为 NPN 型和 PNP 型两种;由于基片材料选取硅和锗的不同,可分为硅三极管和锗三极管;按其工作频率可分为低频、高频、超高频三极管;按额定功率不同分为小功率、中功率、大功率三极管等。

二、三极管的电流放大作用

1. 三极管的电流分配及放大作用 三极管外接电压并满足一定条件后才具有电流放大作用。以 NPN 型三极管为例,外接电路如图 4-11 所示,基极与发射极构成输入回路,集电极与发射极构成输出回路,由于发射极是公共端,故称为三极管的共发射极接法,简称共射接法,它是三极管最常使用的形式。电源 E_B 给发射结加正向电压,也称正向偏置;电源 E_C 给集电结加反向电压,也称反向偏置。调节电阻 R_B 的阻值,使 I_B 取不同的值,且每一个 I_B 数值都有确定的 I_C 和

I_E 与之对应。测量的结果如表 4-1 所示。

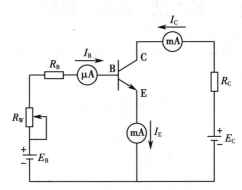

图 4-11　三极管电流放大实验电路

表 4-1　三极管电流放大实验数据

基极电流 $I_B(\mu A)$	0	10	20	30	40	50	60
集电极电流 $I_C(mA)$	0.001	0.44	0.90	1.33	1.79	2.21	2.66
发射极电流 $I_E(mA)$	0.001	0.45	0.92	1.36	1.83	2.26	2.72

对表 4-1 的数据进行分析可得出如下重要结论：

（1）当三极管满足发射结正向偏置、集电结反向偏置的条件时，发射极电流 I_E 等于集电极电流 I_C 与基极电流 I_B 之和，即

$$I_E = I_C + I_B \tag{4-1}$$

这个结果符合基尔霍夫电流定律。三个电极的电流中的 I_E 最大，$I_C \approx I_E$，I_B 比 I_C、I_E 小得多。

（2）三极管的电流放大作用表现为集电极电流 I_C 比基极电流 I_B 要大许多倍，将 I_C 与 I_B 的比值称为三极管直流电流放大系数，用 $\bar{\beta}$ 表示，则有

$$\bar{\beta} = \frac{I_C}{I_B} \tag{4-2}$$

当 $I_B = 20\mu A$ 时，相应的 $I_C = 0.90mA$，由上式求得 $\bar{\beta} = 45$。

（3）基极电流的微小变化量 ΔI_B 也会引起集电极电流相应产生一个较大的变化量 ΔI_C。例如，当 I_B 由 $20\mu A$ 变到 $30\mu A$ 时，$\Delta I_B = (30-20)\mu A = 10\mu A$，相对应 I_C 由 $0.90mA$ 变到 $1.33mA$，$\Delta I_C = (1.33-0.90)mA = 0.43mA$。将 ΔI_C 与 ΔI_B 的比值称为三极管交流电流放大系数，用 β 表示，即

$$\beta = \frac{\Delta I_C}{\Delta I_B} \tag{4-3}$$

所有这些都表明，三极管可将很小的基极电流放大为较大的集电极电流。此外，$\bar{\beta}$ 与 β 虽然含义不同，但在低频时数值上十分接近，故在低放大电路中 $\beta \approx \bar{\beta}$。

2. 三极管的放大原理　将图 4-11 改画成图 4-12，来看三极管内部载流子的运动规律。

（1）发射区向基区扩散电子形成 I_E：由于发射结为正向偏置，使阻挡层变窄，这时发射区的多数载流子——自由电子将源源不断地越过发射结扩散到基区，形成电子电流 I_{EN}；同时基区多数载流子——空穴也会扩散到发射区，形成空穴电流 I_{EP}。但是，由于发射区掺杂浓度远远大于基区的掺杂浓度，因而基区向发射区扩散的多数载流子比起发射区向基区扩散的多数载流子数量来说可以略去不计，故可以认为发射极电流 I_E 近似等于 I_{EN}，是由发射区向基区发射电子形成的。

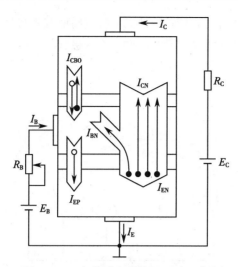

图 4-12 三极管内部载流子运动示意图

(2)电子在基区扩散和复合形成 I_B：由于基区做得很薄，并且掺杂浓度又低，所以注入基区的自由电子在扩散过程中只有极少数与基区的空穴复合，而大部分电子没来得及复合就已经扩散到集电结附近。由于基区接电源 E_B 的正极，基区中受激发的价电子不断被电源拉走，这相当于不断补充基区中被复合掉的空穴，使复合运动源源不断进行，形成电流 I_{BN}，它基本上等于基极电流 I_B。

在基区被复合掉的电子越多，扩散的集电结的电子就越少，这不利于三极管的放大作用。为此，基区就要做得很薄，基区掺杂浓度要很小，这样才可以大大减少电子与基区空穴复合的机会，使绝大部分自由电子都能扩散到集电结边缘。

(3)集电区收集从发射区扩散过来的电子形成 I_C：由于集电结是反向偏置，使阻挡层加宽，内电场增强，而这个电场有利于发射区扩散过来的电子迅速漂移过集电结，形成电流 I_{CN}。与此同时，集电结反向偏置必然要使集电区与基区的少数载流子漂移，越过集电结形成反向饱和电流 I_{CBO}。该电流很小，可忽略不计，故集电极电流 I_C 近似等于电流 I_{CN}。

由于基区做得很薄，而且基区空穴浓度很低，因此自由电子与空穴复合的机会很小，使 I_C 比 I_B 要大得多，其倍数就是三极管直流电流放大系数 $\bar{\beta}$，它与三极管的构造直接有关。上述过程满足 $I_E = I_C + I_B$ 和 $I_C = \bar{\beta} I_B$，与前面实验结果一致。

必须强调，三极管电流放大作用是在一定的外部条件下才能实现的，即发射结必须正向偏置，集电结必须反向偏置，只有具备这样的条件，载流子才能有如上所述的运动规律。电路中的电源 E_B 和 E_C 就是为满足三极管所要求的外部条件而设置的。

以上是以 NPN 型三极管为例来说明其主要特性和放大原理的，而对于 PNP 型三极管来说，它的工作原理完全相同，不过在使用时应该注意到 PNP 管与 NPN 管之间有以下两点差别：

1)电源极性不同：对于 PNP 型三极管，要使发射结反向偏置，集电结正向偏置，直流电源极性的接法必须与 NPN 型管相反。

2)电流方向不同：NPN 型三极管中电流的方向与自由电子运动方向相反，是从集电极流向发射极。其图形符号中发射极的箭头方向便是表示这个电流的方向。PNP 型三极管中，发射区注入基区的是空穴，电流方向与空穴运动方向一致，都是由发射极流向集电极。其图形符号中发射极的箭头方向便是表示这个电流的方向。

三、三极管的特性曲线

三极管的特性曲线是表示三极管各极间电压和电流之间的关系曲线，它是三极管内部特性

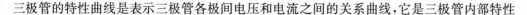

的外部表现,是选择使用三极管、分析和设计三极管电路的基本依据。最常用的是共发射极接法的输入特性曲线和输出特性曲线。图 4-13 是一个三极管共射接法的测试电路,采用 3DG6 型(NPN 型硅)三极管。

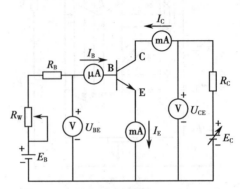

图 4-13　三极管共射接法特性曲线测试电路

1. 输入特性曲线　输入特性曲线是指三极管集电极与发射极之间的电压 U_{CE}($U_{CE} \geqslant 1V$)一定时,输入回路中基极电流 I_B 与基极、发射极之间的电压 U_{BE} 之间的关系曲线,即

$$I_B = f(U_{BE})|U_{CE} = 常数$$

改变 R_W 的大小,测量不同的 U_{BE} 所对应的 I_B,然后描点作图,便得到如图 4-14(a)所示的输入特性曲线。

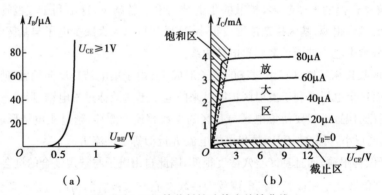

（a）　　　　　　　　　　　（b）

图 4-14　三极管共射接法伏安特性曲线
(a)输入特性曲线；(b)输出特性曲线

因为集电结反偏,电阻很大,相当于开路,而发射结又处于正向偏置,故输入特性曲线近似于二极管的伏安特性曲线。当 U_{BE} 大于开启电压后,三极管的发射结才导通,形成基极电流 I_B,这时三极管的 U_{BE} 变化不大,一般硅管约 0.7V,锗管约为 0.3V。

2. 输出特性曲线　输出特性曲线是指基极电流 I_B 一定时,输出回路中集电极电流 I_C 与集电极-发射极之间的电压(即管压降)U_{CE} 的关系曲线,即

$$I_C = f(U_{CE})|I_B = 常数$$

对于每一个确定的 I_B,当改变 E_C 时,便对应一条 U_{CE} 与 I_C 的关系曲线,所以输出特性曲线是一簇曲线。如图 4-14(b)所示,根据三极管的工作状态不同,可分为三个区域:

(1)截止区(cut-off region):发射结电压 U_{BE} 小于开启电压(U_{BE} 常处于反向偏置),且集电结反向偏置。即对于共射电路,$U_{BE} < U_{on}$,且 $U_{CE} > U_{BE}$。此时,发射区基本上没有载流子注入基区,故 $I_B = 0$,而 $I_C \leqslant I_{CEO}$。I_{CEO} 称为晶体三极管的穿透电流,即当三极管的基极开路($I_B = 0$)时,在集电极电源 E_C 的作用下,集电极与发射极之间所形成的电流。小功率硅管的 I_{CEO} 在几微安以下,锗管的 I_{CEO} 约为几十至几百微安。因此在近似分析中可以认为此时 $I_C \approx 0$,三极管 C、E 间相

当于开路(高阻状态),则有 $U_{CE}=E_C$。这时的三极管无电流放大作用,相当于一个断开的开关,对应图 4-14(b)中 $I_B=0$ 那条曲线以下的阴影区域。

(2)放大区(amplification region):发射结正向偏置,集电结反向偏置。此时从发射区注入基区的电子绝大部分被集电结电场拉入集电区而形成 I_C,I_C 不再随 U_{CE} 而变化,几乎只由 I_B 决定,因而曲线近于水平(恒流区)。I_C 受 I_B 的控制,满足 $I_C=\bar{\beta}I_B$,$\Delta I_C=\beta\Delta I_B$,具有电流放大作用。在 I_B 等差变化时,输出特性曲线平行且等间距,见图 4-14(b)中间的平坦的部分。

(3)饱和区(saturation region):发射结和集电结均处于正向偏置。此时,$I_B\geqslant I_C/\beta$,失去了对 I_C 的控制作用,不再与 I_C 成比例关系,三极管已不具有电流放大作用。此时集电极与发射极之间电压 U_{CE} 很小,称为饱和电压 U_{CES},而电流较大,相当于一个接通的开关,对应图 4-14(b)中左边的阴影区域。

一般而言,三极管作放大元件使用时,工作在放大区;三极管作开关元件使用时,工作在截止区或饱和区。

四、三极管的开关特性

三极管不仅有电流放大作用,而且有开关作用。三极管作为开关使用时,一般采用共发射极接法。利用三极管的饱和状态与截止状态,实现开关作用,达到通、断电路的目的。因此,讨论三极管的开关作用实质上是分析三极管的饱和状态和截止状态。

1. 截止状态 在图 4-13 所示电路中,调节 R_W 使基极电流 $I_B=0$,则 $I_C\approx0$,$U_{CE}\approx U_{CC}$,这时,集电极与发射极之间近似于开路,相当于开关的断开。三极管的这种工作状态称为截止状态。

一般情况下,只要 $U_{BE}<0.5V$(硅管),三极管已开始截止,但为了保证可靠截止,通常使 $U_{BE}=0$ 或加反向电压。因此,三极管可靠截止条件为

$$U_{BE}\leqslant 0V \tag{4-4}$$

由此可知,三极管处于截止状态时,发射结和集电结均为反向偏置。

2. 饱和状态 在图 4-13 所示电路中,调节 R_W 使基极电流 I_B 增大,直至集电极电流 I_C 不再随 I_B 的增大而增大,此时集电极电流 $I_C=I_{CS}\approx U_{CC}/R_C$ 达到最大,I_{CS} 称为集电极饱和电流;饱和电压 $U_{CES}=U_{CC}-I_{CS}R_C$ 很小(硅管 $U_{CES}<0.3V$,锗管 $U_{CES}<0.1V$),集电极与发射极之间近似于短路,相当于开关的闭合。三极管的这种工作状态称为饱和状态。

此后,若基极电流 I_B 再增大,只能加深三极管的饱和程度,I_C 基本保持为 I_{CS} 不变,三极管失去了电流放大作用,因此,三极管饱和导通的条件为

$$I_B\geqslant\frac{I_{CS}}{\beta}\approx\frac{U_{CC}}{\beta R_C} \tag{4-5}$$

由于三极管饱和压降 $U_{CES}<0.3V$(硅管),发射结偏置电压 $U_{BE}=0.7V$,因此三极管工作在饱和状态时,集电结和发射结均为正向偏置。

综上所述,当三极管截止时,$I_C\approx0$,集电极与发射极之间如同开关的断开,其间电阻很大;当三极管饱和时,$U_{CES}\approx0$,集电极与发射极之间如同一个开关的闭合,其间电阻很小。因此,三极管具有开关作用,是一种无触点开关。三极管作为开关元件是工作在截止区和饱和区,而放大区只是一个过渡。只要控制基极电流的大小使三极管由截止到饱和或由饱和到截止,就能起到开关的作用。

五、三极管的主要参数

三极管的参数用来表明它的性能及适用范围,是设计电路和选择三极管的依据。在电子元器件手册中,可查得不同型号三极管的参数,主要有以下几个:

1. 电流放大系数 $\bar{\beta}$、β 共射接法中,三极管在静态(无输入信号)时,集电极电流 I_C 与基极

电流 I_B 之比值称为共发射极静态(直流)电流放大系数 $\bar{\beta}$,即 $\bar{\beta}=I_C/I_B$;在有信号输入时,集电极电流变化量 $\triangle I_C$ 与基极电流变化量 $\triangle I_B$ 的比值称为动态(交流)电流放大系数 β,即 $\beta=\triangle I_C/\triangle I_B$。电流放大系数表示三极管的电流放大能力。由于制造工艺的分散性,即使是同一型号的三极管,β 值也有差异。通常三极管的 β 值在 20~200 之间,在晶体管手册中用 h_{FE} 代表。β 值太小放大能力差,而 β 值过大工作会不稳定,一般选用 β 值为 30~100 为宜。

2. 集-基极反向截止电流 I_{CBO}　指当发射极开路,集电结加反向电压时,在基极回路中所测得的电流。它是集电区的少数载流子在集电结反向电压作用下到达基区形成的漂移电流,故 I_{CBO} 受温度的影响很大,温度升高时,I_{CBO} 增大,所以 I_{CBO} 是造成管子工作不稳定的因素之一。在选管子时,要求 I_{CBO} 越小越好,一般小功率硅管约为 1 微安以下,锗管为几微安至几十微安。因此,硅管的温度稳定性比锗管好。

3. 集-射极反向截止电流 I_{CEO}　指当基极开路时,集电极和发射极之间的反向电流称为集-射极反向截止电流 I_{CEO},也被称为穿透电流。同一只三极管 I_{CEO} 比 I_{CBO} 大得多。温度升高时,I_{CEO} 增加很快,所以它是影响三极管温度稳定性的主要因素。I_{CEO} 越小,三极管的稳定性能越好。一般小功率硅管约为几微安,锗管为几十微安至几百微安。在选择三极管时,要求 I_{CEO} 尽可能小些。

4. 极限参数

(1)集电极最大允许电流 I_{CM}:指三极管正常工作时,集电极允许通过的最大电流。当集电极电流 I_C 超过 I_{CM} 时,三极管的 β 值明显下降,放大性能变差,但管子不一定损坏。一般小功率三极管 I_{CM} 为几十毫安,大功率三极管 I_{CM} 则可达几安以上。

(2)集-射极反向击穿电压 U_{CEO}:指基极开路时,加在集电极与发射极之间的最大允许电压,即三极管的耐压值。当管子所加电压 $U_{CE}>U_{CEO}$ 时,就会导致三极管的集电结反向击穿而损坏,选用时应使 $U_{CEO}>U_{CE}$。

(3)集电极最大允许耗散功率 P_{CM}:在集电极电流 I_C 通过管子后,将使集电结发热,三极管的温度升高。一般情况下,当硅管超过 150℃,锗管温度超过 70℃后,管子的性能就会变坏,甚至烧毁,所以管子工作时的实际消耗功率 $P_C=I_C U_{CE}$ 应小于 P_{CM}。大功率三极管在工作时还应按规定加装散热片。

第四节　场效应管

场效应管(field effect transistor,FET)是另一种对电信号具有放大作用的半导体器件,因其工作原理与电场效应有关,所以称为场效应管。其外形与普通三极管相似,也有三个极,分别称为栅极(gate)、源极(source)和漏极(drain),对应三极管的基极、发射极和集电极。但普通三极管是电流控制器件,通过控制输入极电流而达到控制输出极电流的目的,即信号源必须提供一定的电流才能工作,因此它的输入电阻较低,仅有 $10^2 \sim 10^4\,\Omega$,与信号源内阻分压的结果,使有效输入信号大为减小。而场效应管是电压控制器件,它的输出电流取决于输入电压,基本上不需要信号源供给电流,所以它的输入电阻很高,可达 $10^7 \sim 10^{12}\,\Omega$,在输入回路基本上不消耗功率,信号源内阻上也不损耗信号电压,从而减轻了前级信号源的负载,因而耦合方便,电路简单。此外,场效应管还具有噪声低、热稳定性好、抗辐射能力强、制作工艺简单、成本低、耗电省等优点,因此得到了广泛的应用,特别是应用于大规模集成电路中。

场效应管按其结构可分为结型场效应管和绝缘栅型场效应管两大类。本节主要介绍绝缘栅型场效应管的工作原理。

一、绝缘栅型场效应管

绝缘栅型场效应管(insulated gate field effect transistor,IGFET)的栅极与源极、栅极与漏极

之间均采用 SiO_2 绝缘层隔离,因此而得名。又因栅极为金属铝,故又称为 MOS 管(metal oxide semiconductor)。它的栅-源间电阻可达 $10^{10}\,\Omega$ 以上,又因为它比结型场效应管温度稳定性好、集成化时工艺简单,而广泛用于大规模、超大规模集成电路中。

MOS管有 N 沟道和 P 沟道两种类型(简称 NMOS 和 PMOS),每一类又可以分为增强型和耗尽型,因此 MOS 管有四种类型:N 沟道增强型管、N 沟道耗尽型管、P 沟道增强型管及 P 沟道耗尽型管。栅-源电压 U_{GS} 为零时漏极电流也为零的管子,属于增强型管;栅-源电压 U_{GS} 为零时漏极电流不为零的管属于耗尽型管。下面主要以 N 沟道为例介绍增强型和耗尽型 MOS 管的特性:

1. 增强型绝缘栅场效应管　增强型 NMOS 的结构和电路符号如图 4-15 所示。它是在杂质浓度很低的 P 型硅片衬底上做出两个高掺杂的 N^+ 区,从这两个 N^+ 区引出的电极就是源极 S 和漏极 D。源极与漏极之间有绝缘层 SiO_2,从绝缘层上引出的电极是栅极 G。为了充分利用电场效应,衬底 B 常与源极相连,使衬底和栅极相当于平板电容器的两块极板。

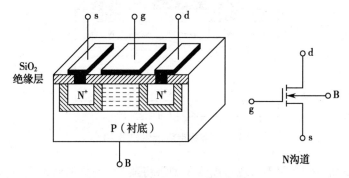

图 4-15　增强型 NMOS 的结构与符号

因为漏极和源极之间存在两个相反的 PN 结,所以当栅-源电压 U_{GS} 为零时,无论电压 U_{DS} 的正负及大小如何,漏极和源极间都不会产生漏极电流 I_D。但当加正向栅-源电压 U_{GS} 后(栅极接正,源极接负),情况将发生变化。在 U_{GS} 产生的指向衬底的电场作用下,衬底里的电子将被吸引至绝缘层下方,与这里的空穴复合形成耗尽层。随着 U_{GS} 的增大,衬底里的电子继续被吸引,耗尽层厚度增加。这种局部电子数量的增加也使这部分电子数反而多于空穴数,成为多子。结果在耗尽层与绝缘层之间形成 N 型区,通常称为反型层,如图 4-16 所示。反型层本身富含自由电子,其上方的绝缘层和下方的耗尽层又将它与栅极和衬底隔离,所以反型层就构成连接源极和漏极的导电沟道。这时若加上适当的漏-源电压(漏极接正,源极接负),则将出现漏极电流 I_D。这种场效应管在 $U_{GS}=0$ 时没有导电沟道,只在电场 U_{GS} 增加至达到一定强度后才能形成导电沟道,所以称为增强型场效应管。

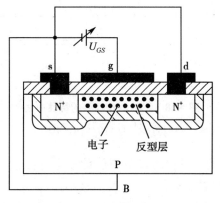

图 4-16　N 沟道的形成

刚好能够形成导电沟道的栅-源电压称为开启电压，记作U_T。显然，只有在$U_{GS} > U_T$，且漏-源电压$U_{DS} > 0$时，增强型 NMOS 才会有漏极电流I_D产生，如图 4-17 所示。因为U_{DS}在漏极至源极间建有电位梯度，靠近漏极处电位较高，靠近源极处电位较低，所以沿漏极至源极方向的各点与栅极间的电位差是逐渐增强的。因为电位差小，对形成反型层不利，所以靠近漏极处的反型层较薄，靠近源极处的反型层较厚。当U_{DS}增至一定数值时，靠近漏极端的反型层将消失，这种现象称为导电沟道预夹断。U_{DS}越高，沟道的预夹断区就越长，沟道的电阻就越大。

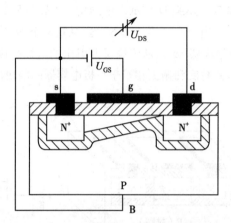

图 4-17　漏极电流产生和预夹断

若保持U_{DS}不变，在$U_{GS} > U_T$以后，因为反型层将随U_{GS}的增加而增厚，所以沟道电阻将减小，I_D则随U_{GS}的增大而上升，如图 4-18（a）所示。I_D与U_{GS}之间有如下近似关系：

$$I_D = I_{D0} \left(\frac{U_{GS}}{U_T} - 1 \right)^2 \tag{4-6}$$

其中I_{D0}为$U_{GS} = 2U_T$时的I_D值。由此可见，若将输入信号加在 MOS 管的栅极和源极之间，则通过输入电压的电场效应可以改变沟道电阻，从而实现对输出电流的控制。U_{GS}与I_D之间的关系因此被称为场效应管的转移特性。

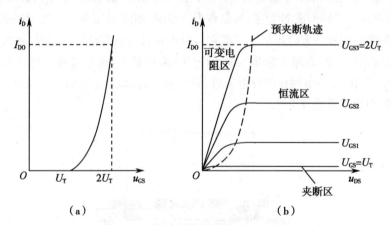

图 4-18　增强型 NMOS 的特性曲线

（a）转移特性；（b）输出特性

保持U_{GS}不变，I_D与U_{DS}的关系称为场效应管的输出特性。输出特性曲线如图 4-18（b）所示。当$U_{GS} < U_T$时，导电沟道尚未形成，所以I_D极小，该区域称为夹断区。当$U_{GS} > U_T$后，沟道已形成，这时在U_{DS}较小的区域，I_D将随U_{DS}的增加而线性上升，该区域称为可变电阻区。在U_{DS}增加至沟道出现预夹断以后，若U_{DS}继续增加，则预夹断区域将延长，沟道电阻相应增大,所以 I_D 将保持恒定,该区域称为恒流区。场效应管的恒流区相当于三极管的放大区,在这里 I_D 基本不随 U_{DS} 变化,而主要由 U_{GS} 控制,这也说明 MOS 管确实具有电压控制的性质。

因为有 SiO_2 绝缘层存在,MOS 管的栅极电流 I_G 很小,所以其输入电阻很大。由输出特性曲线可以看出,当 MOS 管工作于放大状态,即处于恒流区时,因为 I_D 随 U_{DS} 的改变很小,所以 MOS 管的等效输出电阻 $r_{DS} = \dfrac{\Delta U_{DS}}{\Delta I_D}$ 也很大,通常为几十千欧至几百千欧。在可变电阻区,对应于不同的 U_{GS} 值,输出特性曲线有不同的斜率,而斜率的倒数即为 MOS 管的等效输出电阻,可见在该区域,MOS 管可作为压控电阻使用,这也是可变电阻区的名称由来。

2. 耗尽型绝缘栅场效应管　耗尽型 NMOS 的结构和电路符号如图 4-19 所示。其结构与增强型 NMOS 相似,区别在于耗尽型 NMOS 的 SiO_2 层中掺有大量正离子,这些正离子在与其接触的衬底表面附近感应出电子,所以即使 $U_{GS}=0$,这里也存在反型层,从而构成连接漏极和源极的导电沟道。在适当的漏-源电压作用下,即可形成漏极电流 I_D。这种场效应管在 $U_{GS}=0$ 时也有导电沟道,但加反向栅-源电压后,沟道中感应电子将减少。反向电压达到一定数值时,导电沟道消失,因此称这种场效应管为耗尽型场效应管。

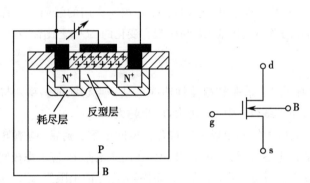

图 4-19　耗尽型 NMOS 的结构与符号

耗尽型 NMOS 的转移特性曲线如图 4-20(a)所示。因为 U_{GS} 越大,反型层越厚,沟道电阻越小,所以 I_D 随 U_{GS} 的增加而上升。U_{GS} 越小,反型层越薄,当 U_{GS} 降至一定负值时,反型层完全消失,漏极电流 I_D 则降为零。这时的 U_{GS} 称为夹断电压,记作 U_P。该曲线可近似表示为:

$$I_D = I_{DSS}\left(1 - \frac{U_{GS}}{U_P}\right)^2 \tag{4-7}$$

式中 I_{DSS} 为 U_{GS} 等于零时的 I_D 值,称为场效应管的饱和漏极电流。

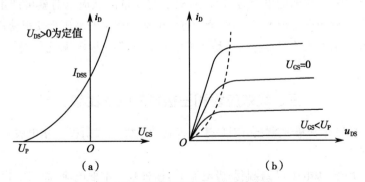

图 4-20　耗尽型 NMOS 的特性曲线

(a)转移特性;(b)输出特性

耗尽型 NMOS 的输出特性曲线如图 4-20(b)所示。虽然其形式与增强型 NMOS 的输出特性曲线很相似,但两者之间还是有重要区别:增强型 NMOS 仅在 $U_{GS}>U_T$ 时才有漏极电流,而耗尽型 NMOS 只要 $U_{GS}>U_P$ 就有漏极电流。这表明耗尽型 NMOS 在输入电压为负值的某个区域,也可以对输出电流起控制作用,耗尽型和增强型 NMOS 在电特性上的这种差别为不同条件下的应用提供了方便。

PMOS 与 NMOS 的原理相似,但两者衬底和掺杂区的类型及电源极性相反,它们的转移特性和输出特性曲线也有差异,使用时应注意。利用 NMOS 和 PMOS 的互补特性在同一块芯片上可制成 CMOS 器件,该技术已成为大规模集成电路的主流。

二、绝缘栅场效应管的主要参数

1. 开启电压 U_T　这是增强型 MOS 管的参数,其定义为:在保持 U_{DS} 为一常量的条件下,使导电沟道及漏极电流 I_D 刚刚产生时的 U_{GS} 值。

2. 夹断电压 U_P　是耗尽型 MOS 管和结型场效应管的参数,其定义为:在保持 U_{DS} 为一常量的条件下,使导电沟道及 I_D 刚刚消失时的 U_{GS} 值。

3. 直流输入电阻 R_{GS}　R_{GS} 等于栅-源电压与栅极电流之比。结型管的 R_{GS} 大于 $10^7\,\Omega$,而 MOS 管因为有绝缘层使得栅极电流极小,所以 R_{GS} 大于 $10^9\,\Omega$。

4. 低频跨导 g_m　g_m 数值的大小表示 U_{GS} 对 I_D 控制作用的强弱。在管子工作在恒流区且 U_{DS} 为常量的条件下,I_D 的微小变化量 ΔI_D 与引起它变化的 ΔU_{GS} 之比称为低频跨导,即

$$g_m = \frac{\Delta I_D}{\Delta U_{GS}}\bigg|_{U_{DS}=常数}$$

g_m 的单位是 S(西门子)。g_m 是转移特性曲线上某一点切线的斜率。与切点的位置密切相关,由于转移特性曲线的非线性,因而 I_D 越大,g_m 也越大。

5. 极间电容　场效应管的三个极之间均存在极间电容。通常,栅-源电容 C_{gs} 和栅-漏电容 C_{gd} 约为 $1\sim3\text{pF}$,而漏-源电容 C_{ds} 约为 $0.1\sim1\text{pF}$。在高频电路中,应考虑极间电容的影响。

6. 最大漏极电流 I_{DM}　I_{DM} 是管子正常工作时漏极电流的上限值,超过时管子易损坏。

7. 击穿电压　管子进入恒流区后,使 I_D 骤然增大的 U_{DS} 称为漏-源击穿电压 $U_{(BR)DS}$,U_{DS} 超过这个值会使管子烧坏。对于结型场效应管,使栅极与沟道间 PN 结反向击穿的 U_{GS} 为栅-源击穿电压 $U_{(BR)GS}$;对于绝缘栅型场效应管,使绝缘层击穿的 U_{GS} 为栅-源击穿电压 $U_{(BR)GS}$。

8. 最大耗散功率 P_{DM}　P_{DM} 是指场效应管性能未变坏时所允许的最大漏-源耗散功率。P_{DM} 确定后,便可在管子的输出特性上画出临界最大功耗线;再根据 I_{DM} 和 $U_{(BR)DS}$,便可得到管子的安全工作区。

对于 MOS 管,栅-衬之间的电容容量很小,只要有少量的感应电荷就可产生很高的电压。而由于 $R_{GS(DC)}$ 很大,感应电荷难于释放,以至于感应电荷所产生的高压会使很薄的绝缘层击穿,造成管子的损坏。因此,无论是在存放还是在工作电路中,都应为栅-源之间提供直流通路,避免栅极悬空。

三、场效应管和三极管的性能比较

场效应管的栅极 g、源极 s、漏极 d 对应于三极管的基极 b、发射极 e、集电极 c,它们的作用相类似。

1. 场效应管用栅-源电压 U_{GS} 控制漏极电流 I_D,栅极基本不取电流;而三极管工作时基极总要索取一定的电流。因此,要求输入电阻高的电路应选用场效应管;而若信号源可以提供一定的电流,则可选用三极管。

2. 场效应管只有多子参与导电;三极管内既有多子又有少子参与导电,而少子数目受温度、

辐射等因素影响较大,因而场效应管比三极管的温度稳定性好、抗辐射能力强。所以在环境条件变化很大的情况下应选用场效应管。

3. 场效应管的噪声系数很小,所以低噪声放大器的输入级和要求信噪比较高的电路应选用场效应管。当然也可以选用特制的低噪声三极管。

4. 场效应管的漏极与源极可以互换使用,互换后特性变化不大;而三极管的发射极与集电极互换后特性差异很大,因此只在特殊需要时才互换。

5. 场效应管比三极管的种类多,特别是耗尽型 MOS 管,栅-源电压 U_{GS} 可正、可负、可零,均能控制漏极电流。因而在组成电路时场效应管比三极管有更大的灵活性。

6. 场效应管和三极管均可用于放大电路和开关电路,它们构成了品种繁多的集成电路。但由于场效应管集成工艺更简单,且具有耗电省、工作电源电压范围宽等优点,因此场效应管越来越多地应用于大规模和超大规模集成电路之中。

 本章小结

1. 杂质半导体与 PN 结。在本征半导体中掺入不同杂质形成 N 型半导体和 P 型半导体,控制掺入杂质的多少就可有效地改变其导电性,从而实现导电性能的可控性。半导体中有两种载流子:自由电子和空穴。载流子有两种有序的运动:因浓度差而产生的运动称为扩散运动,因电位差而产生的运动称为漂移运动。将两种杂质半导体制作在同一个硅片(或锗片)上,在它们的交界面处,上述两种运动达到动态平衡,从而形成 PN 结。正确理解 PN 结单向导电性、反向击穿特性、温度特性则有利于了解二极管、三极管和场效应管等电子器件的特性和参数。

2. 二极管具有单向导电性。二极管加正向电压时,产生扩散电流,电流与电压成指数关系;加反向电压时,产生漂移电流,其数值很小,体现出单向导电性。特殊二极管与普通二极管一样,利用 PN 结击穿时的特性可制成稳压二极管,利用发光材料可制成发光二极管,利用 PN 结的光敏特性可制成光电二极管等。

3. 三极管具有电流放大作用。当发射结正向偏置,集电结反向偏置时,从发射区注入基区的非平衡少子中仅有很少部分与基区的多子复合,形成基极电流,而大部分在集电结外电场作用下形成漂移电流 I_C,体现出 I_B 对 I_C 的控制作用。此时,可将 I_C 看成电流 I_B 控制的电流源。三极管的输入特性和输出特性表明各极之间电流与电压的关系,它有截止、放大、饱和三个工作区域,学习时应特别注意使管子工作在不同区的外部条件。

4. 场效应管分为结型和绝缘栅型两种类型,每种类型均分为两种不同的沟道:N 沟道和 P 沟道,而 MOS 管又分为增强型和耗尽型两种形式。场效应管工作在恒流区时,利用栅-源之间外加电压所产生的电场来改变导电沟道的宽窄,从而控制多子漂移运动所产生的漏极电流 I_D。此时,可将 I_D 看成电压 U_{GS} 控制的电流源,转移特性曲线描述了这种控制关系。输出特性曲线描述 U_{GS}、U_{DS} 和 I_D 三者之间的关系。与三极管相类似,场效应管有夹断区(截止区)、恒流区(放大区)和可变电阻区三个工作区域。

5. 尽管各种半导体器件的工作原理不尽相同,但在外特性上却有不少相同之处,例如,三极管的输入特性与二极管的伏安特性相似;二极管的反向特性(特别是光电二极管在第三象限的反向特性)与三极管的输出特性相似;场效应管与三极管的输出特性也相似。

习题四

4-1　P 型半导体中多数载流子是(　　　　),少数载流子是(　　　　);N 型半导体中多数载流子是(　　　　),少数载流子是(　　　　)。

4-2　二极管的正向电流是由(　　　　)载流子的(　　　　)运动形成的;反向电流是由(　　　　)载流子的(　　　　)运动形成的。

4-3　二极管正向导通时,硅管的正向压降约为(　　　　),锗管的正向压降约为(　　　　)。

4-4　三极管按结构分为(　　　　)和(　　　　)两种类型,均具有两个 PN 结,即(　　　　)和(　　　　)。

4-5　NPN 型三极管有放大作用的外部条件是发射结(　　　　),集电结(　　　　)。

4-6　三极管的发射结和集电结都正向偏置或反向偏置时,三极管的工作状态分别是(　　　　)和(　　　　)。

4-7　场效应管输出特性曲线的三个区域是(　　　　)、(　　　　)和(　　　　)。

4-8　场效应管工作在恒流区即放大状态时,漏极电流 I_D 主要取决于(　　　　)。

4-9　在题图 4-1 所示的电路中,设二极管为理想状态,判断这些二极管是导通还是截止,并求输出端 A、B 间的电压。

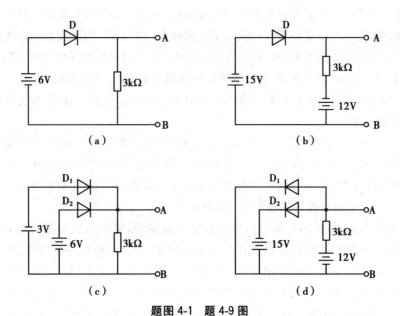

题图 4-1　题 4-9 图

4-10　已知题图 4-2 中,$u_i = 10\sin\omega t(V)$,$R_L = 1k\Omega$,试对应地画出二极管的电流 i_D、电压 u_D 以及输出电压 u_0 的波形,并在波形图上标出幅值,设二极管的正向压降和反向电流可以忽略。

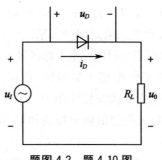

题图 4-2　题 4-10 图

4-11　在题图 4-3 中,已知电源电压 $U=10\text{V},R=20\Omega,R_L=1\text{k}\Omega$,稳压管的 $U_Z=6\text{V}$,试求:

(1)稳压管中的电流 $I_Z=?$

(2)当电源电压 U 升高到 12V 时,I_Z 将变为多少?

(3)当 U 仍为 10V,但 R_L 改为 $2\text{k}\Omega$ 时,I_Z 将变为多少?

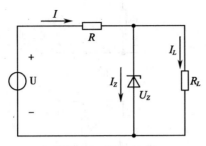

题图 4-3　题 4-11 图

4-12　三极管实现电流放大作用的内部条件是什么?

4-13　试说明三极管输出特性曲线可分为哪几个区,各有什么特点?

4-14　测得某些电路中几个三极管各极的电位如题图 4-4 所示,试判断各三极管分别工作在截止区、放大区还是饱和区。

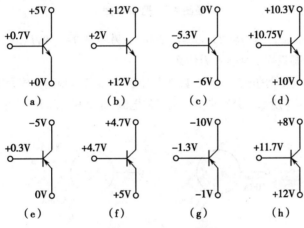

题图 4-4　题 4-14 图

4-15　分别测得两个放大电路中三极管的各极电位如题图 4-5(a)和(b)所示,试识别它们的管脚,分别标上 e、b、c,并判断这两个管是 NPN 型还是 PNP 型,硅管还是锗管。

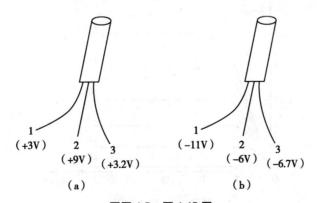

题图 4-5　题 4-15 图

4-16　试判断题图 4-6 中各放大电路对正弦波信号有无放大作用? 为什么?

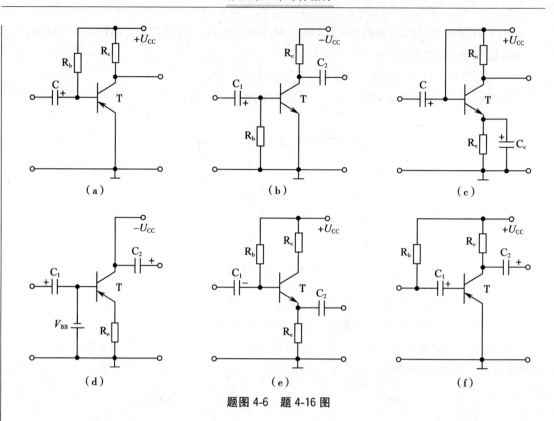

题图 4-6　题 4-16 图

4-17　有两只三极管,一只 $\beta=200$,$I_{CEO}=200\mu A$;另一只 $\beta=100$,$I_{CEO}=10\mu A$,其余参数基本一致。你认为应选用哪只管子合适?为什么?

4-18　已知两只三极管的电流放大系数 β 分别为 50 和 100,现测得放大电路中这两只管子两个电极的电流如题图 4-7 所示。分别求另一电极的电流,标出其实际方向,并在圆圈中画出管子。

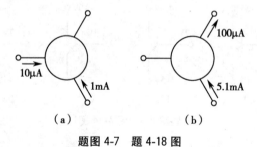

题图 4-7　题 4-18 图

4-19　已知场效应管的输出特性曲线如题图 4-8 所示,画出它在恒流区的转移特性曲线。

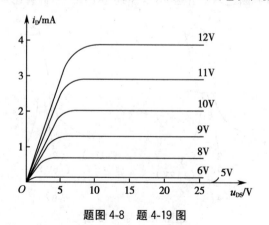

题图 4-8　题 4-19 图

4-20　场效应管和三极管比较有什么特点?

第五章 基本放大电路

学习目标

1. 掌握基本放大电路的功能、组成和主要性能指标、共发射极放大电路静态和动态的分析方法及性能指标估算、静态工作点稳定电路的工作原理和分析方法。

2. 熟悉射极输出器的电路组成、特点及应用。

3. 了解多级放大电路的耦合方式及多级阻容耦合放大电路的特点、场效应管放大电路的组成和工作原理。

放大电路(amplification circuit)是利用晶体三极管或场效应管为核心元件组成的基本单元电路,它能把微弱的电信号进行放大变成电路所需的信号输出。如电视机中将天线收到的微弱信号放大,推动扬声器和显像管工作,又如:心电图机中将电极获得的微弱心电信号充分放大,推动描笔记录器偏转或推动波形显示电路工作,从而在记录纸上或显示器屏幕上获得心电图波形。交流放大电路也是 X 线机、计算机体层成像设备、磁共振成像设备、超声成像设备等医疗仪器设备的基本电路之一。本章将介绍几种常用的基本放大电路,讨论它们的电路结构、工作原理、分析方法以及特点和应用。

第一节 放大电路的基本概念

一、基本放大电路的组成

1. 电路的组成 图 5-1 所示是基本放大电路。图中信号源是所需要放大的电信号,它可由将非电信号物理量变换为电信号的换能器提供,也可以是前一级电子电路的输出信号。

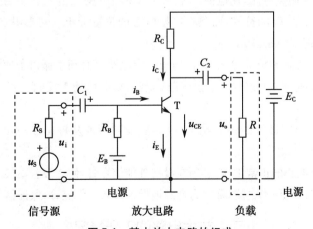

图 5-1 基本放大电路的组成

图 5-2(a)是由一个三极管 T,电阻 R_B、R_C,电容 C_1、C_2 及直流电源 E_B、E_C 组成的基本交流放大电路。三极管的发射极是输入信号 u_i 和输出信号 u_o 的公共端,所以称为共射极放大电路。

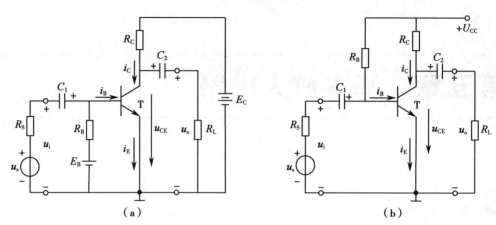

图 5-2　共射极基本放大电路的组成

(a)采用两组电源供电电路；(b)采用一组电源供电电路的习惯画法

图 5-2(a)中，u_s 为信号源电压，R_S 是其内阻。u_i 为输入信号电压，通过耦合电容 C_1 加到三极管 T 的基极，使基极电流 i_B 产生相应的变化。i_B 的变化使集电极电流 i_C 随之变化。i_C 的变化量在集电极电阻 R_C 上产生压降，放大了的输出信号电压 u_o 通过耦合电容 C_2 加到负载 R_L 上。放大电路的实质是将直流电源提供的能量转换成被放大信号的能量，供给负载。

2. 电路元器件的作用　图 5-2(a)交流放大电路中的元器件作用如下：

(1)三极管 T：三极管是电流放大元件，用基极电流 i_B 控制集电极电流 i_C。将电源 E_C 供给的直流能量转化为相对输入信号放大了的交流能量。是放大电路的核心元件。

(2)基极电源 E_B 和集电极电源 E_C：它们的作用是使三极管的发射结处于正向偏置，集电结处于反向偏置，保证三极管处在放大状态。同时 E_C 为放大电路提供能量。E_C 一般在几伏到十几伏之间。

(3)基极电阻 R_B：它是用来调节基极电流 I_B（偏流），使放大电路有一个合适的工作点。R_B 的阻值一般为几十千欧到几百千欧。

(4)集电极电阻 R_C：其主要作用是将集电极电流的变化转换为电压的变化，以实现电压放大。R_C 的阻值一般为几千欧到十几千欧。

(5)耦合电容 C_1、C_2：它们是用来传递交流信号，起耦合作用；同时又使放大电路和信号源及负载 R_L 之间的直流相互隔离，起隔直作用。为减少传递信号的电压损失，C_1、C_2 的容量比较大，一般为几微法到几十微法，通常选用电解电容器，连接时要注意其极性。

在实用电路中，为简化电路，用电源 E_C 代替 E_B，基极电流 I_B 由 E_C 经 R_B 提供。为了简化电路的画法，习惯上不画电源 E_C 的符号，而只在应接电源的位置标出它对参考点的电位值 U_{CC} 和极性（"＋"或"－"），如图 5-2(b)所示。

为使放大电路不失真地放大输入信号，组成放大电路时必须遵循以下原则：

1)直流电源的设置，必须使发射结处于正向偏置，集电结处于反向偏置，使三极管处于放大状态。

2)输入信号能加到三极管的输入端上，放大后能顺利地从输出端取出。即保证信号电路畅通。

3)为了保证放大电路的正常工作，必须在没有外加信号时，使三极管不仅处于放大状态，还要有一个合适的直流工作电压和电流，称之为合理地设置静态工作点，以保证信号不失真地被放大。

二、放大电路的工作情况

由图 5-2 可以看出，由于电路中设置了直流电源，在没有输入信号（$u_i=0$）时，电路中就已经存在直流电流和直流电压。当输入交流信号时，设 $u_i=U_{im}\sin\omega t\,(\text{mV})$，由于交流信号的输入，电路中各个电流和电压就要随之发生变化。

由于输入信号加在三极管的基极与发射极之间,此时基极与发射极之间的电压就是在原来直流电压上再叠加一个正弦交流电压,即 $u_{BE}=U_{BE}+u_i$。u_i 将产生 i_b,故基极电流也是直流与交流的叠加,即 $i_B=I_B+i_b$。由于三极管的电流放大作用 $i_c=\beta i_b$,变化的 i_b 将引起变化的 i_c,三极管的集电极电流就是在原来直流 I_C 的基础上再叠加一个交流 i_c,即 $i_C=I_C+i_c$。i_C 的变化通过电阻 R_C 导致 u_{CE} 的变化,即 $u_{CE}=U_{CE}+u_{ce}$。由于电容的隔直作用,有 $u_o=u_{ce}$。放大电路工作时各电极电流、电压变化的情况如图 5-3 所示。

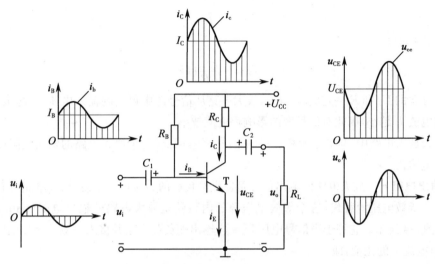

图 5-3 放大电路动态工作电流、电压变化情况

由以上分析可得以下两点:

1. 放大电路在输入交流信号后,电路中各个电量(u_{BE}、i_B、i_C、u_{CE})都是由直流分量(U_{BE}、I_B、I_C、U_{CE})和交流分量(u_i、i_b、i_c、u_{ce})叠加而成的,因此,交直流共存是放大电路的一个特点。

2. 当 u_i 增加时,i_b 增加,i_c 增加,u_{ce}(u_o)减小;反之,当 u_i 减小时,i_b 减小,i_c 减小,u_{ce}(u_o)增加,即 u_o 与 u_i 总是反相关系。

三、放大电路的性能指标

放大电路的性能指标是用来衡量放大电路的性能或质量高低的参数,一个放大电路必须具有优良的性能才能较好地完成信号的放大任务。借助图 5-4 放大电路交流性能的等效电路来看以下常用放大电路的性能指标。

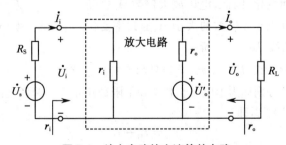

图 5-4 放大电路的交流等效电路

1. 电压放大倍数 A_u 电压放大倍数是衡量放大电路对输入信号放大能力的重要指标,定义为输出电压变化量与输入电压变化量之比。对于正弦波信号源,为有效值相量之比,即

$$A_u=\frac{\dot{U}_o}{\dot{U}_i} \tag{5-1}$$

A_u 是复数,反映了输出电压和输入电压的幅值比和相位差。

放大电路的性能指标中的放大倍数除电压放大倍数外,还有电流放大倍数(输出电流与输入电流之比)和功率放大倍数(输出功率与输入功率之比)。

2. 输入电阻 r_i　放大电路的输入信号是由信号源提供的。对信号源来说,放大电路相当于它的负载,这个负载的电阻就是放大电路的输入电阻(input resistance)。它是衡量放大电路对信号源影响程度的一个指标,是从放大电路输入端看进去的等效电阻。数值上等于放大电路的输入电压变化量与输入电流变化量之比,当输入信号为正弦量时,为输入电压有效值与输入电流有效值之比,即

$$r_i = \frac{\dot{U}_i}{\dot{I}_i} \tag{5-2}$$

由图 5-4 可知,

$$\dot{U}_i = \frac{r_i}{r_i + R_s} \dot{U}_s \tag{5-3}$$

当信号源的 $\dot{U}_s$ 和 R_s 一定时,r_i 越大,放大电路从信号源中得到的输入电压 $\dot{U}_i$ 越大,信号源中流过的电流 $\dot{I}_i$ 越小,因此对信号源的影响程度就越小。

在多级放大电路中,与信号源相连接的是第一级,因此,整个放大电路的输入电阻就是第一级的输入电阻。

3. 输出电阻 r_o　放大电路的输出信号是提供给负载的。对负载来说,放大电路及其信号源可以由一个等效电压源替代,这个等效电压源的内阻就是放大电路的输出电阻(output resistance),如图 5-4 所示。它等于当信号电压 $\dot{U}_s = 0$,输出端负载开路并接入一测试信号电压 $\dot{U}_o$ 时,电压 U_o 与电流 I_o 的比值,即

$$r_o = \frac{\dot{U}_o}{\dot{I}_o} \quad (R_L \text{ 开路}, \dot{U}_s = 0) \tag{5-4}$$

r_o 也可通过实验的方法测得,当负载 R_L 开路时测得的输出电压为 $\dot{U}'_o$,接上负载 R_L 时测得的输出电压为 $\dot{U}_o$,则

$$r_o = \left(\frac{\dot{U}'_o}{\dot{U}_o} - 1 \right) R_L \tag{5-5}$$

由于输出电阻 r_o 的存在,接入负载 R_L 后,输出电压将下降。r_o 越小,输出电压下降得越少,放大电路的负载能力越强;反之,放大电路的负载能力越差。

在多级放大电路中,与负载相连接的是最后一级,因此,整个放大电路的输出电阻就是最后一级的输出电阻。

4. 放大电路的通频带 f_{bw}　因为放大电路中有电容存在,电容的容抗随频率的变化而变化,所以,放大电路的输出电压也随频率变化而变化,因此,电压放大倍数 A_u 也随频率的变化而变化。电压放大倍数的大小 A_u 随频率变化的曲线称为幅频特性曲线,如图 5-5 所示。

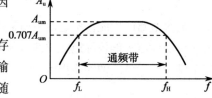

图 5-5　放大电路的幅频特性曲线

图中 A_{um} 为中频段的电压放大倍数,当信号频率升高或降低,使 A_u 下降至 $A_{um}/\sqrt{2}$ 时所对应的频率分别为 f_H 和 f_L,分别称为上限截止频率和下限截止频率。两者之间的频率范围 $f_H - f_L$ 称为通频带(band-width)f_{bw},即

$$f_{bw} = f_H - f_L$$

通频带能够衡量放大电路对不同频率信号的放大能力。

第二节　放大电路的基本分析方法

对于放大电路的分析主要包括两个方面:静态分析和动态分析。静态分析主要确定静态工

作点,动态分析主要研究放大电路的性能指标。

一、静态分析

放大电路输入信号 $u_i=0$ 时的工作状态称为静态(quiescent condition)。此时电路中的电流、电压都是直流量,用大写的字母加大写下标表示,如:I_B、U_{BE}、I_C、U_{CE}。由于这一组数值代表着输入输出特性曲线上的一个点,所以习惯上称它们为静态工作点(quiescent point),通常用 Q 表示。静态分析就是确定电路中的 I_B、I_C、U_{CE},常采用下列两种方法进行分析。

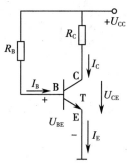

图 5-6 图 5-2(b)电路的直流通路

1. 估算法 估算法是利用放大电路的直流通路计算静态值。我们把在直流电源作用下直流电流流经的通路称为直流通路。画直流通路时,只考虑直流电源的作用,不考虑输入信号的作用,因此将信号源视为短路,电容视为开路。图 5-6 就是图 5-2(b)放大电路的直流通路。

在图 5-6 由 U_{CC}、R_B、U_{BE} 组成的回路中,由基尔霍夫电压定律得

$$U_{CC}=I_BR_B+U_{BE}$$

整理得

$$I_B=\frac{U_{CC}-U_{BE}}{R_B}\approx\frac{U_{CC}}{R_B} \tag{5-6}$$

式中 U_{BE}(硅管约为 0.7V)比 U_{CC} 小得多,可忽略不计。

由 I_B 可求得静态时的集电极电流

$$I_C=\bar{\beta}I_B\approx\beta I_B \tag{5-7}$$

在图 5-6 由 U_{CC}、R_C、U_{CE} 组成的回路中,由基尔霍夫电压定律可得静态时的集—射极电压为

$$U_{CE}=U_{CC}-I_CR_C \tag{5-8}$$

2. 图解法 根据三极管的输出特性曲线,用作图的方法求静态值称为图解法。设三极管的输出特性曲线如图 5-7 所示,分析步骤如下:

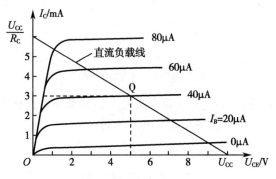

图 5-7 用图解法确定放大电路的静态工作点

(1)用估算法求出基极电流 I_B:$I_B\approx U_{CC}/R_B$。

(2)作直流负载线,求静态工作点 Q:由式(5-8)得

$$I_C=-\frac{1}{R_C}U_{CE}+\frac{U_{CC}}{R_C} \tag{5-9}$$

这是一个直线方程,其斜率为 $-1/R_C$,在横轴上的截距为 U_{CC},在纵轴上的截距为 U_{CC}/R_C。该直线由放大电路的直流通路得出,而且与集电极电阻 R_C 有关,所以称为直流负载线。将直流负载线作在三极管输出特性曲线的坐标系中,直流负载线与三极管输出特性曲线组中对应 I_B 的

那条曲线的交点 Q 称为放大电路的静态工作点。由工作点 Q 便可在坐标上查得静态值 I_C 和 U_{CE}。

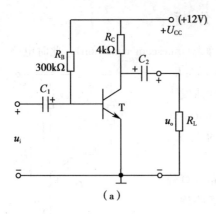 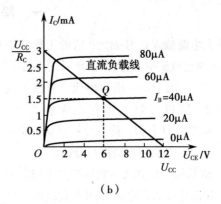

图 5-8

【例 5-1】 在图 5-8(a)所示电路中,已知 $U_{CC}=12V$,$R_B=300k\Omega$,$R_C=4k\Omega$,$\beta=37.5$,其特性曲线如图 5-8(b)所示,求放大电路的静态工作点。

解:(1)估算法

根据式(5-6)、(5-7)和(5-8)可得

$$I_B \approx \frac{U_{CC}}{R_B} = \frac{12}{300\times10^3} = 4\times10^{-5}A = 10\mu A$$

$$I_C \approx \beta I_B = 37.5\times40\times10^{-6} = 1.5\times10^{-3}A = 1.5mA$$

$$U_{CE} = U_{CC} - I_C R_C = 12 - 1.5\times10^{-3}\times4\times10^3 = 6V$$

(2)图解法

根据式(5-6)得

$$I_B \approx \frac{U_{CC}}{R_B} = \frac{12}{300\times10^3} = 4\times10^{-5}A = 10\mu A$$

根据图 5-6 的直流通路,有

$$U_{CE} = U_{CC} - I_C R_C$$

当 $I_C = 0$ 时

$$U_{CE} = U_{CC} = 12V$$

当 $U_{CE} = 0$ 时

$$I_C = \frac{U_{CC}}{R_C} = \frac{12}{4\times10^3} = 3mA$$

连接(0,3)、(12,0)两点,得到直流负载线,如图 5-8(b)所示。直流负载线与 $I_B=40\mu A$ 的特性曲线的交点 Q 即静态工作点。根据 Q 点的坐标查得

$$I_C = 1.5mA, U_{CE} = 6V$$

二、动 态 分 析

放大电路的动态是指放大电路输入交流信号以后的工作状态。此时,放大电路中电流和电压都是交流量与直流量的叠加,即

$$i_B = I_B + i_b$$
$$i_C = I_C + i_c$$
$$u_{CE} = U_{CE} + u_{ce}$$

动态分析(dynamic analysis)就是在静态值确定后,只考虑电流和电压的交流分量,分析信号的传输情况,通常采用微变等效电路法。

1. 微变等效电路法　微变等效电路法就是在小信号工作情况下，将非线性的三极管用一线性电路来等效代替，然后用分析线性电路的方法，对放大电路进行分析。

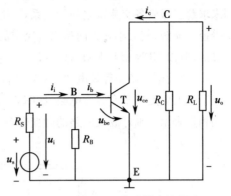

在输入信号作用下交流电流流经的通路为交流通路，它是电路动态分析的依据。画交流通路时，只考虑输入信号的作用，不考虑直流电源的作用。凡是固定不变的量均看作零。因此恒定的电压视为短路，恒定的电流视为开路，即电容和直流电源视为短路。图5-9即是图5-2(b)的交流通路。电路中的电压和电流都是交流分量，箭头所标为参考方向。

图5-9　图5-2(b)电路的交流通路

由三极管的特性曲线可以看出三极管是一个非线性元件，通常不能用计算线性电路的方法来计算含有非线性元件的电路。但是，当输入是微小变化的信号时，它引起的三极管各极电压、电流的变化只在静态工作点附近的小范围内进行，三极管的特性曲线可以近似地看做直线。此时，三极管可以用一个等效的线性模型来代替，这样就能用分析线性电路的方法来分析放大电路了。

(1)三极管微变等效电路模型：三极管共射极接法如图5-10(a)所示，当输入信号 u_i 很小时，在静态工作点附近的输入特性曲线段可看成直线。当 u_{be} 有一微小变化 ΔU_{BE} 时，基极电流随之变化 ΔI_B，两者的比值在直线段部分为一定值，用 r_{be} 来表示，称为三极管的动态输入电阻，即

$$r_{be}=\frac{\Delta U_{BE}}{\Delta I_B}=\frac{u_{be}}{i_b} \tag{5-10}$$

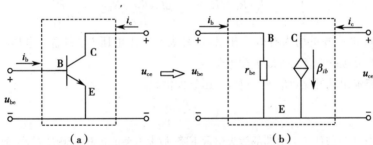

图5-10　三极管的微变等效电路

(a)三极管；(b)三极管的微变等效电路模型

r_{be} 相当于一个线性电阻，代表输入电压和输入电流之间的关系。显然，r_{be} 的大小与静态工作点的位置有关。常见低频小功率三极管的输入电阻可用下式估算，即

$$r_{be}=300(\Omega)+(1+\beta)\frac{26(mV)}{I_E(mA)}(\Omega) \tag{5-11}$$

式中 I_E 是发射极电流的静态值，r_{be} 一般为几百欧至几千欧。

三极管的输入回路在小信号的情况下就可以用三极管的动态输入电阻 r_{be} 等效代替，如图5-10(b)所示。

再看三极管的输出端，集电极电流的变化 $\Delta I_C(i_c)$ 主要是由基极电流的微小变化 $\Delta I_B(i_b)$ 引起的，且有 $\Delta I_C=\beta\Delta I_B$ 或 $i_c=\beta i_b$，而与电压 U_{CE} 基本无关，即集电极电流只受控于基极电流。因此，三极管的C、E之间可看做是一个受 i_b 控制的电流源 βi_b，当 $i_b=0$ 时，$\beta i_b=0$，方向为与 i_b 同指向或同背离发射极。由三极管的输出特性可知，i_c 接近恒流源，故它的内阻极大，可不必画出。这样处理后的电路如图5-10(b)所示，把这一电路称为三极管的微变等效电路模型。

对于三极管的微变等效电路，应当注意：①此微变等效电路只适用于低频小信号放大电路；②等效电路中的两个参数 r_{be} 和 β 是按变化量(交流量)定义的，因此三极管的微变等效电路只能

用来求解三极管各交流量之间的关系,不能用来求直流量(静态量);③电路中的等效电流源 βi_b 是受控电流源,其大小和方向是由 i_b 决定的,不能随意假定;④因为电路中的参数都是按变化量定义的,所以 NPN 型和 PNP 型三极管具有相同的微变等效电路。

(2)放大电路微变等效电路:图 5-9 所示交流通路中的三极管 T 用其微变等效电路代替,就构成了放大电路的微变等效电路,如图 5-11 所示。设输入为正弦信号,则电路中的电流、电压都可用相量表示。画好放大电路的微变等效电路,就可以对电路进行动态分析了。

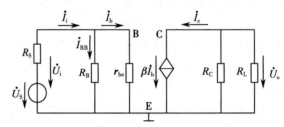

图 5-11　图 5-2(b)电路的微变等效电路

(3)放大电路动态指标计算:动态分析的电路指标主要包括电压放大倍数、输入电阻、输出电阻。

1)电压放大倍数 A_u:放大电路的放大能力用电压放大倍数表示,它是输出电压与输入电压的比值,即

$$A_u = \frac{\dot{U}_o}{\dot{U}_i}$$

在图 5-11 中

$$A_u = \frac{\dot{U}_o}{\dot{U}_i} = -\frac{\dot{I}_C(R_C//R_L)}{\dot{I}_b r_{be}} = -\frac{\beta \dot{I}_b(R_C//R_L)}{\dot{I}_b r_{be}} = -\beta \frac{R'_L}{r_{be}} \tag{5-12}$$

式(5-12)中电压、电流各量均为有效值相量,负号表示输出电压 $\dot{U}_o$ 和输入电压 $\dot{U}_i$ 反相,$R'_L = R_C//R_L$,称为放大电路的交流等效负载电阻。

当放大电路输出端开路($R_L \to \infty$)时,电压放大倍数为

$$A_{uo} = -\beta \frac{R_C}{r_{be}} \tag{5-13}$$

可以看出,接入负载使放大电路的放大倍数下降,放大电路的负载电阻 R_L 越小,放大倍数越低。

输出电压与信号源电压之比称为源电压放大倍数,即

$$A_{us} = \frac{\dot{U}_o}{\dot{U}_s}$$

由于

$$\dot{U}_i = \frac{r_i}{R_s + r_i} \dot{U}_s$$

可得

$$A_{us} = \frac{\dot{U}_o}{\dot{U}_s} = \frac{\dot{U}_o}{\frac{R_s + r_i}{r_i}\dot{U}_i} = \frac{r_i}{R_s + r_i} A_u \tag{5-14}$$

2)输入电阻 r_i:放大电路对信号源而言相当于一个负载电阻,称为放大电路的输入电阻 r_i,它等于输入电压 $\dot{U}_i$ 和输入电流 $\dot{I}_i$ 之比,即

$$r_i = \frac{\dot{U}_i}{\dot{I}_i}$$

由图 6-11 可知

$$\dot{I}_i = \dot{I}_{RB} + \dot{I}_b = \frac{\dot{U}_i}{R_B} + \frac{\dot{U}_i}{r_{be}}$$

故

$$r_i = \frac{\dot{U}_i}{\dot{I}_i} = R_B // r_{be} \approx r_{be} \tag{5-15}$$

式中 $R_B \gg r_{be}$，R_B 可忽略不计。

r_i 的大小反映了放大电路的交流输入阻抗。较小的 r_i 将从信号源取用较大的电流，增加了信号源的负担；同时由于信号源内阻 R_s 的影响，较小的 r_i 会使输入到放大电路的电压 $\dot{U}_i$ 减小。因此，通常希望放大电路的输入电阻 r_i 大一些好。

3) 输出电阻 r_o：放大电路对负载而言相当于一个信号源，其内阻就是放大电路的输出电阻 r_o。计算方法是：将信号源短路（$\dot{U}_s=0$，但要保留信号源内阻 R_s），去掉负载，在输出端加电压 $\dot{U}_o$，$\dot{U}_o$ 和它产生的电流 $\dot{I}_o$ 的比值即为放大电路的输出电阻 r_o。对图 5-11 所示电路的输出电阻 r_o，可由图 5-12 所示电路来计算，由于输入端短路，$\dot{U}_s=0$，则 $\dot{I}_b=0$，$\beta\dot{I}_b=0$，故

$$r_o = \frac{\dot{U}_o}{\dot{I}_o} = R_C \tag{5-16}$$

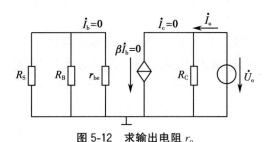

图 5-12 求输出电阻 r_o

一般情况下，r_o 的数值越小，放大电路的输出电压受负载的影响越小，放大电路的带负载能力越强。因此，通常希望放大电路的输出电阻 r_o 小一些好。

【例 5-2】 放大电路如图 5-13（a）所示，已知 $U_{CC}=12V$，$R_B=280k\Omega$，$R_C=3k\Omega$，$R_L=3k\Omega$，$R_s=500\Omega$，$\beta=70$，三极管为硅管。试求：

(1) 放大电路的静态工作点。

(2) 画微变等效电路。

(3) 放大电路的输入电阻 r_i。

(4) 放大电路的输入电阻 r_o。

(5) 电压放大倍数 A_u。

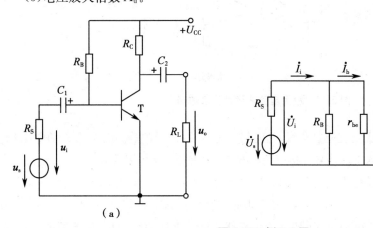

（a） （b）

图 5-13 例 5-2 图

解：(1) 由式（5-6）、式（5-7）和式（5-8）可得

$$I_B = \frac{U_{CC}-U_{BE}}{R_B} = \frac{12-0.7}{280\times10^{-3}}A \approx 40\mu A$$

$$I_C \approx \beta I_B = 70\times40\mu A = 2.8mA$$

$$U_{CE} = U_{CC}-I_C R_C = 12-2.8\times10^{-3}\times3\times10^3 = 3.6V$$

(2) 如图 5-13（b）所示。

（3）由式（5-11）和式（5-15）可得

$$r_{be}=300(\Omega)+(1+\beta)\frac{26(mV)}{I_E(mA)}(\Omega)=(300+71\times\frac{26}{2.8})\Omega\approx0.96k\Omega$$

$$r_i=\frac{U_i}{I_i}=R_B//r_{be}=(280//0.96)\approx0.96k\Omega$$

（4）由式（5-16）可得

$$r_o=R_C=3k\Omega$$

（5）由式（5-12）可得

$$A_u=-\beta\frac{R'_L}{r_{be}}=-70\times\frac{3//3}{0.96}\approx-109$$

由上分析可以看出，共射极放大电路的优点是放大倍数高，缺点是输入电阻较小，输出电阻较大。

2. 放大电路的非线性失真 放大电路的输出波形如果与输入波形有偏差，这种现象称为失真（distortion）。如图 5-14 所示，放大电路除了要有足够的放大倍数外，还要保证输出信号不失真，即输出信号的波形尽可能与输入信号波形一致。利用图解法可以了解放大电路中电压、电流的变化及失真情况。

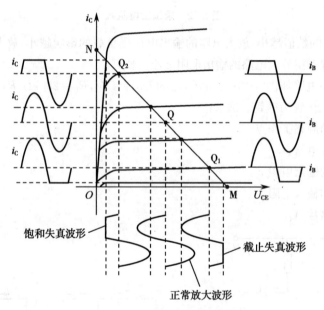

图 5-14 放大电路非线性失真波形

在静态分析的图解法中提到直流负载线，它的斜率为 $-1/R_C$，反映静态时电流 I_C 和电压 U_{CE} 的变化关系。当放大电路输入交流信号并接有负载 R_L 时，其交流负载电阻为 $R'_L=R_C//R_L$。由交流负载电阻 R'_L 决定的负载线称为交流负载线，其斜率为 $-1/R'_L$。它反映动态时电流 i_c 和电压 u_{ce} 的变化关系，即 $i_c=-u_{ce}/R'_L$。当 $u_i=0$ 时，放大电路工作在静态工作点 Q，又因为 $R'_L<R_C$，所以交流负载线是一条通过静态工作点 Q，比直流负载线更陡一些的直线，如图 5-15 所示。R'_L 越小，交流负载线越陡。在放大电路动态工作时，电压、电流各量的变化均沿交流负载线进行。如果静态工作点 Q 设置不当，将导致输出信号的波形与输入信号的波形不再相似，即引起失真。因信号进入三极管的非线性区引起的失真称为非线性失真（non-linear distortion），包括截止失真和饱和失真。

（1）截止失真 当静态工作点设置得太低，接近三极管的截止区，而输入信号 u_i 的幅度又相对比较大时，u_i 会在负半周里进入到三极管输入特性曲线的死区电压部分，如图 5-16（a）所示，使 i_b、i_c 的变化也进入到三极管的截止区，使 i_c 的负半周和 u_{ce} 的正半周波形产生了畸变，出现了输出电压波形顶部被削的现象,如图 5-15(b)所示。这种因信号进入三极管的截止区引起的失真称为截止失真。

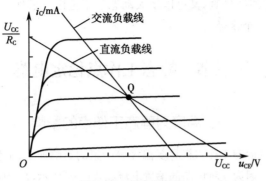

图 5-15　交流负载线

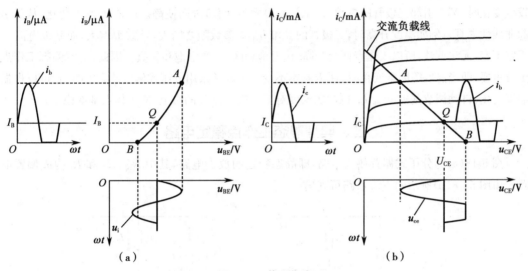

（a）　　　　　　　　　　　（b）

图 5-16　截止失真

（2）饱和失真　　当静态工作点设置得太高,接近三极管的饱和区,而输入信号 u_i 的幅度又相对比较大时,在 u_i 的正半周,i_b、i_c 的变化将进入到三极管的饱和区,使 i_c 的正半周和 u_{ce} 的负半周波形产生了畸变,出现了输出电压波形底部被削的现象,如图 5-17 所示。这种因信号进入三极管的饱和区引起的失真称为饱和失真。

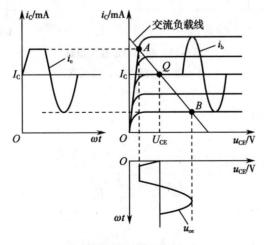

图 5-17　饱和失真

若虽然 Q 点设置合适,但输入信号 u_i 的幅度过大,超出了三极管的放大区域,将同时产生饱和失真和截止失真,称之为双向失真。

为了避免非线性失真,必须要有一个合适的静态工作点,通常将工作点 Q 选在交流负载线的中央,这样既能避免非线性失真,又可以增大动态输出范围。另外,限制输入信号 u_i 的大小,也是避免非线性失真的一个途径。

第三节　静态工作点稳定电路

一、温度对静态工作点的影响

基本交流放大电路的静态工作点极易受温度等因素的影响而上、下移动,造成输出动态范围减小或引起非线性失真。因为这种电路的偏置电流如式(5-6)所示,$I_B = (U_{CC} - U_{BE})/R_B \approx U_{CC}/R_B$,当 R_B 一经选定后,I_B 也就固定不变。所以称此种电路为固定偏置放大电路。当更换三极管或温度发生变化时,都会引起三极管的参数(I_{CBO}、U_{BE}、β)发生变化,进而使静态电流 I_C 发生变化,从而引起非线性失真。例如温度升高时,三极管的 β 和 I_{CBO} 等参数随之增大,导致 I_C 增大,而基极电流 I_B 固定不变,无法调整,所以工作点便会升高,接近饱和区,易产生饱和失真。因此,稳定静态工作点十分重要,即当温度等因素变化时,使 I_C 基本不变。为此常采用分压式偏置放大电路,它可以根据温度变化,自动调节基极电流 I_B,以削弱温度对集电极电流 I_C 的影响,使工作点基本稳定。

二、典型静态工作点稳定电路

图 5-18(a)为分压式偏置放大电路,即静态稳定的放大电路,其中 R_{B1}、R_{B2} 和 R_E 构成偏置电路。由图 5-18(b)所示的直流通路可列出

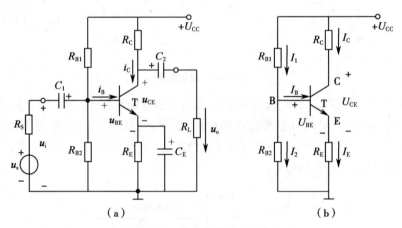

图 5-18　静态稳定放大电路
(a)放大电路;(b)直流通路

$$I_1 = I_2 + I_B$$

适当选择 R_{B1} 和 R_{B2},使

$$I_2 \gg I_B, \tag{5-17}$$

则

$$I_1 \approx I_2 = \frac{U_{CC}}{R_{B1} + R_{B2}}$$

基极电位

$$V_B = I_2 R_{B2} \approx \frac{R_{B2}}{R_{B1} + R_{B2}} U_{CC} \tag{5-18}$$

V_B 由 R_{B1} 和 R_{B2} 的分压电路所决定,而与温度无关。
如果使

$$V_B \gg U_{BE} \tag{5-19}$$

则有

$$I_C \approx I_E = \frac{V_E}{R_E} = \frac{V_B - U_{BE}}{R_E} \approx \frac{V_B}{R_E} \tag{5-20}$$

因此,只要满足式(5-17)和式(5-19)两个条件,V_B 和 I_C 就与三极管的参数几乎无关,不受温度变化的影响,从而使静态工作点得以基本稳定。

对于硅管而言,在估算时一般取 $I_2 = (5\sim10)I_B$,$V_B = 3\sim5V$;对于锗管而言,$I_2 = (10\sim20)I_B$,$V_B = 1\sim3V$。

分压式偏置电路稳定静态工作点的过程可表示为

温度 $t\uparrow \rightarrow I_C\uparrow \rightarrow I_E\uparrow \rightarrow V_E(I_E R_E)\uparrow \rightarrow U_{BE}\downarrow \rightarrow I_B\downarrow$ ——

$I_C\downarrow \leftarrow$ ————————————

即当温度升高时,I_C 和 I_E 增大,使发射极电位 $V_E = I_E R_E$ 也增大。但基极电位 V_B 基本恒定,使 $U_{BE} = V_B - V_E$ 减小,从而导致 I_B 减小,这就牵制了 I_C 的增加,使 I_C 基本恒定。

从以上分析知,调节过程与射极电阻 R_E 有关,R_E 越大,稳定性越好。但 R_E 的存在会对变化的交流信号产生影响,使放大倍数下降。为此,可在 R_E 两端并联电容 C_E,只要 C_E 的容量足够大,对交流分量便可视为短路,对直流分量也无影响。这样,在电阻 R_E 上不产生交流压降,避免了放大倍数的下降。C_E 称为旁路电容。

【例 5-3】 在图 5-18(a)所示电路中,已知 $U_{CC} = 12V$,$R_{B1} = 20k\Omega$,$R_{B2} = 10k\Omega$,$R_C = 2k\Omega$,$R_L = 6k\Omega$,$R_E = 2k\Omega$,$U_{BE} = 0.7V$,$\beta = 50$。试求:(1)静态工作点;(2)画微变等效电路;(3)计算电路的 A_u、r_i、r_o;(4)断开旁路电容 C_E 时,计算 A_u、r_i、r_o。

解:(1)估算静态工作点

$$V_B \approx \frac{R_{B2}}{R_{B1} + R_{B2}} U_{CC} = \frac{10 \times 10^3}{(20+10) \times 10^3} \times 12 = 4V$$

$$I_C \approx I_E = \frac{V_B - U_{BE}}{R_E} = \frac{4 - 0.7}{2 \times 10^3} = 1.65 \times 10^{-3}A = 1.65mA$$

$$I_B = \frac{I_C}{\beta} = \frac{1.65}{50} = 33 \times 10^{-3}mA = 33\mu A$$

$$U_{CE} = U_{CC} - I_C(R_C + R_E) = 12 - 1.65 \times 10^{-3} \times (2+2) \times 10^3 = 5.4V$$

(2)画微变等效电路如图 5-19 所示。

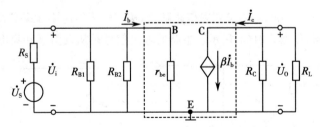

图 5-19　图 5-18 电路微变等效电路

(3)计算 A_u、r_i、r_o

$$r_{be} = 300(\Omega) + (1+\beta)\frac{26(mV)}{I_E(mA)}(\Omega) = 300 + 51 \times \frac{26}{1.65} \approx 1.1k\Omega$$

$$A_u = -\beta \frac{R'_L}{r_{be}} = -50 \times \frac{2//6}{1.1} \approx -68.2$$

$$r_i = R_{B1} // R_{B2} // r_{be} = (20 // 10 // 1.1) \approx 0.94k\Omega$$

$$r_o = R_C = 2k\Omega$$

(4)断开旁路电容 C_E 时,计算 A_u、r_i、r_o。

画出图 5-18(a)断开电容 C_E 时的微变等效电路,如图 5-20 所示。

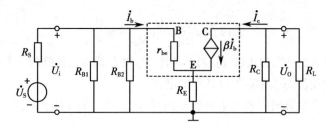

图 5-20 图 5-18 电路断开 C_E 时的微变等效电路

由图可得

$$\dot{U}_i = \dot{I}_b r_{be} + \dot{I}_e R_E \doteq \dot{I}_b [r_{be} + (1+\beta)R_E]$$

$$\dot{U}_o = -\beta \dot{I}_b (R_C // R_L)$$

则

$$A_u = \frac{\dot{U}_o}{\dot{U}_i} = -\frac{\beta(R_C // R_L)}{r_{be} + (1+\beta)R_E} \tag{5-21}$$

代入数值得

$$A_u = -50 \times \frac{2//6}{1.1 + (1+50) \times 2} = -0.73$$

可见,电压放大倍数大大降低,由此可看出旁路电容 C_E 的作用。

由图可得

$$r_i = R_{B1} // R_{B2} // [r_{be} + (1+\beta)R_E] \tag{5-22}$$

代入数值得

$$r_i = 20 // 10 // [1.1 + (1+50)2] \approx 6.26\text{k}\Omega$$

可见,输入电阻值增大。

$$r_o \approx R_C = 2\text{k}\Omega$$

输出电阻值基本保持不变。

第四节　射极输出器

射极输出器(emitter follower)又叫射极跟随器,从三极管的连接方式来看,它实际上就是一个共集电极放大电路,如图 5-21(a)所示。电路的输出信号是从发射极和集电极两端取出的,所

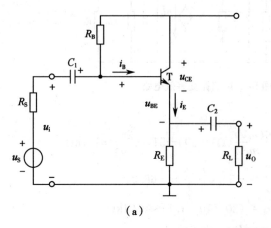
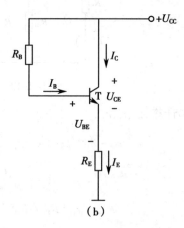

图 5-21 射极输出器

(a)射极输出器;(b)直流通路

以集电极是输入、输出电路的共同端点,因为信号是从发射极输出的,所以把这种共集电极电路称为"射极输出器"。本节首先对射极输出器的静态及动态进行分析,之后介绍射极输出器的应用。

一、射极输出器的工作状态

1. 静态分析 利用图 5-21(b)所示的射极输出器直流通路可确定静态工作点。其中在共发射极放大电路中的静态值 I_C,在这里应该用 I_E 代替。

$$I_E = I_B + I_C = I_B + \beta I_B = (1+\beta)I_B \tag{5-23}$$

$$I_B = \frac{U_{CC} - U_{BE}}{R_B + (1+\beta)R_E} \tag{5-24}$$

$$U_{CE} = U_{CC} - R_E I_E \tag{5-25}$$

2. 动态分析 利用图 5-22 所示的微变等效电路可求出射极输出器的电压放大倍数、输入及输出电阻等动态值。

(1)电压放大倍数:由微变等效电路得:

$$u_o = R'_L i_e = (1+\beta)R'_L i_b$$

$$R'_L = R_E // R_L$$

$$u_i = r_{be} i_b + R'_L i_e = r_{be} i_b + (1+\beta)R'_L i_b$$

$$A_u = \frac{u_o}{u_i} = \frac{(1+\beta)R'_L i_b}{r_{be} i_b + (1+\beta)R'_L i_b} \tag{5-26}$$

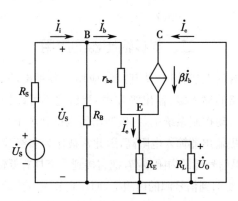

图 5-22 射极输出器微变等效电路

由式(5-26)可以看出:①电压放大倍数接近 1,且略小 1。原因是 $r_{be} \ll (1+\beta)R'_L$,则 $u_o \approx u_i$,且 u_o 略小 u_i。说明射极输出器并没有电压放大作用,但由于 $i_e = (1+\beta)i_b$,因此电路有电流放大和功率放大的作用。②输出电压和输入电压同相位,具有跟随作用。由于 i_e 与 i_b 同相位,导致 u_o 与 u_i 也同相位,且两者大小也基本相同,所以可以看成输出电压紧紧跟随输入电压的变化而变化,故射极输出器又称射极跟随器,简称"射跟器"。

(2)输入电阻:射极输出器的输入电阻 r_i 也可以利用图 5-22 的微变等效电路求得。

$$r_i = R_B // [r_{be} + (1+\beta)R'_L] \tag{5-27}$$

可见是 r_i 由基极电阻 R_B 和电阻 $r_{be} + (1+\beta)R'_L$ 并联而成的。R_B 阻值很大,$r_{be} + (1+\beta)R'_L$ 也比共发射极放大电路的输入电阻($i_i \approx i_{be}$)大很多。因此射极输出器大大提高了自身的输入电阻。

(3)输出电阻:射极输出器的输出电阻 r_o 亦可由图 5-22 的微变等效电路求得。为了更方便求得输出电阻,可将该图改成图 5-23。输入端等效电阻可视为信号源内阻 R_S 和 R_B 并联,记做 R'_S。将输出电阻 R_L 去掉,在原处加一个交流电压 u_o,产生电流 i_o。

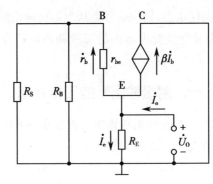

图 5-23　计算输出电阻的射极输出器等效电路

$$i_o = i_b + \beta i_b + i_e = \frac{u_o}{r_{be} + R'_S} + \beta \frac{u_o}{r_{be} + R'_S} + \frac{u_o}{R_E}$$

$$r_o = \frac{u_o}{i_o} = \frac{1}{\dfrac{(1+\beta)}{r_{be} + R'_S} + \dfrac{1}{R_E}} = \frac{R_E(r_{be} + R'_S)}{(1+\beta)R_E + (r_{be} + R'_S)}$$

通常　　　　　　　　　　　$(1+\beta)R_E \gg (r_{be} + R'_S)$，且 $\beta \gg 1$

因此　　　　　　　　　　　$r_o \approx \dfrac{r_{be} + R'_S}{\beta}$　　　　　　　　　　　　(5-28)

可见,射极输出器的输出电阻很低,说明它具有输出的特性,可做恒压源。

通过上述对射极输出器的动态分析可以看出,其电路的电压放大倍数接近1,且具有高输入电阻和低输出电阻的特性。

二、射极输出器的应用

由于射极输出器所具有的上述特性,使其广泛应用于各种电路。在多级放大电路中,常常把射极输出器用作放大电路的输入级、输出级和中间级,这样可以提高多级放大电路的整体性能。此外在影像设备以及自动控制系统中,射极输出器也得到了十分广泛的应用。

1. 作输入级　由于射极输出器输入电阻高,因此常被作为多级放大电路的输入级,这对高内阻的信号源更有意义。如果信号源的内阻较高,把它接到一个具有低输入电阻的共发射极放大电路中,这就会使信号电压主要加到信号源的内阻上,而加到放大电路的输入端电压很小,不利于信号传输和放大。如果输入级采用高输入电阻的射极输出器,则可使信号源内阻上的电压降相对变小。因此,可以得到较高的输入电压,同时减小信号源提供的信号电流,从而减轻了信号源的负担。这样不仅提高了整个放大电路的放大倍数,而且减小了放大电路的接入对信号源的影响。在电子测量仪器中,利用射极输出器的这一特点,减小对被测电路的影响,提高了测量精度。

2. 作输出级　如果放大电路的输出电阻较低,接入负载或负载增大时,输出电压的下降就较小,说明电路带负载的能力较强,或者说电路具有较强的驱动能力。所以,射极输出器也常用做多级放大电路的输出级。

3. 作中间级　在多级放大电路中,有时将射极输出器接在两级共发射极放大电路之间。利用其输入电阻高的特点,以提高前一级的电压放大倍数;再利用其输出电阻低的特点,以减小后一级信号源内阻,从而提高了后一级的电压放大倍数,隔离了级间的相互影响,这就是射极输出器的电阻变换作用。因此射极输出器有时也称电阻转换器。这一级射极输出器称为缓冲级或中间隔离级。

第五节　多级放大电路

前面分析的放大电路都是由一只三极管组成的单级放大电路,其电压放大倍数很小。在信号非常微小时,为得到较大的输出信号电压,必须将若干个单级放大电路连接起来,组成多级放大电路。对信号进行多级放大,以得到所需要的放大倍数。

多级放大电路的基本组成如图 5-24 所示。输入级和中间级主要起电压放大作用,习惯上称为前置放大级,输出级的作用是使电路获得足够的功率推动负载,习惯上称为功率放大级。

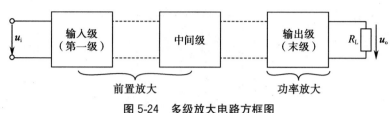

图 5-24　多级放大电路方框图

一、级间耦合方式

多级放大电路中级与级之间的连接方式称为耦合方式。多级放大电路对级间耦合方式的基本要求主要有以下三点:

(1)保证各级电路具有合适的静态工作点。

(2)不引起信号失真。

(3)尽量减少信号在耦合电路上的损失。

常用的耦合方式有以下几种

1. 阻容耦合　阻容耦合是指级与级之间通过耦合电容和下一级的输入电阻连接起来的方式,图 5-25 所示为两级阻容耦合放大电路。图中以三极管 T_1 和 T_2 为核心的两极电路之间通过电容 C_2 相连接。耦合电容 C_2 的作用,一方面是将前级三极管的集电极交流电压送到后级三极管的输入端基极;另一方面,前级的集电极直流电流因 C_2 的隔直作用,不能流入后级。这样,前后两级的静态工作点互不影响,仅由它们的偏置电路决定。所以,阻容耦合电路的特点是:各级的静态工作点彼此独立、互不影响;只能放大交流信号,不能放大缓慢变化的直流信号。多级分立元件交流放大电路普遍使用阻容耦合方式。

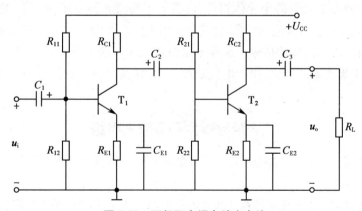

图 5-25　两级阻容耦合放大电路

2. 直接耦合　直接耦合是指把前级的输出端直接和后一级的输入端连接起来的方式,如图 5-26 所示。其特点是:各级静态工作点互相影响;既能放大缓慢变化的直流信号,又能放大交流信号。直接耦合电路中去掉了不易集成制造的电容元件,所以集成电路中普遍采用直接耦合方式。但是,直接耦合电路中各级的静态工作点容易互相影响。

3. 变压器耦合　变压器耦合是指级与级之间用变压器连接起来的方式。图 5-27 所示为变压器耦合放大电路。变压器的初级绕组接在前级的集电极,作前级的负载。次级绕组上感应的

交流电压送到 T_2 的基极,作为后级的输入信号。因次级绕组直流短路,所以 R_{21} 和 R_{22} 仍然可以为 T_2 提供分压偏置。变压器耦合的特点是:各级的静态工作点彼此独立、互不影响;在传递信号的同时能起到变换阻抗的作用,使前后级信号源内阻与负载的阻抗达到最佳匹配,获得最佳的传输效果。功率放大电路常采用变压器耦合方式。

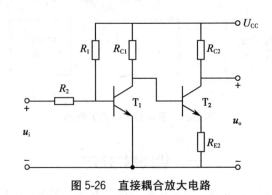

图 5-26　直接耦合放大电路

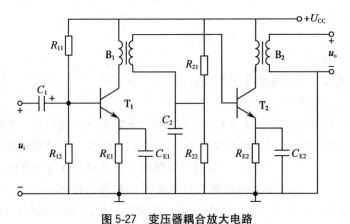

图 5-27　变压器耦合放大电路

4. 光电耦合　光电耦合是指多级放大电路之间通过光电耦合器连接的一种耦合方式。光电耦合器是一种光电结合的半导体器件,由发光器和受光器组成的一个"电-光-电"器件。当输入端有电信号输入时,发光器发光,受光器受到光照后产生电流,输出端就有电信号输出,实现了以光为媒介的电信号的传输。这种电路使输入端与输出端之间没有电信号的直接联系,有优良的抗干扰性能,广泛应用于电气隔离、电平转换、级间耦合、开关电路、脉冲耦合等电路。

二、阻容耦合多级放大电路

1. 静态工作点　由于各级静态工作点相互独立,所以,可按照基本交流放大电路的计算方法,分别计算各级的静态工作点。

2. 电压放大倍数　在多级阻容耦合放大电路中,前级输出信号经耦合电容加到后级输入端作为后级的输入信号。所以,总的电压放大倍数为各级电压放大倍数的乘积,即

$$\dot{A}_u = \dot{A}_{u1} \times \dot{A}_{u2} \times \cdots \times \dot{A}_{un} \tag{5-29}$$

式中 n 为多级放大电路的级数。需要指出,在计算每一级电压放大倍数时,要把后一级的输入电阻作为它的负载电阻。

3. 输入电阻和输出电阻　多级放大电路的输入电阻就是从输入端看进去的等效电阻,一般是输入级的输入电阻;多级放大电路的输出电阻就是从输出端看进去的等效电阻,一般是输出级的输出电阻。

三、多级放大电路的频率特性

基本交流放大电路的幅频特性曲线如图5-5所示。在频率的底端和高端,电压放大倍数均有所下降。频率较低时,由于耦合电容的存在,容抗变大,传输时信号损失增加,所以电压放大倍数减小;频率较高时,由于三极管存在结电容,其容抗变小,分流效应增加,造成信号损失。此外,三极管的 β 值也随频率升高到一定程度而明显下降。这些都是电压放大倍数在高端频率下降的主要原因。

在多级放大电路中,由于三极管的结电容和耦合电容都增加了,在高、低端频率上对电压放大倍数的影响会更加明显,导致通频带要比单级放大电路更窄。所以多级放大电路的电压放大倍数虽然提高了,但是通频带却变窄了。

第六节　场效应管放大电路

场效应管(field effect transistor,FET)是电压控制器件,它的输出电流取决于输入电压,基本上不需要信号源供给电流,所以它的输入电阻很高,在栅－源之间电阻可达 $10^6 \sim 10^{12}\,\Omega$,则在输入回路基本上不消耗功率,信号源内阻上也不损耗信号电压,从而减轻了前级信号源的负载,因而耦合方便,电路简单,因此常作为高输入阻抗放大器的输入级。此外,场效应管还具有噪声低、热稳定性好、抗辐射能力强、制作工艺简单、成本低、耗电省等优点,因此得到了广泛的应用,特别是应用于大规模集成电路中。

一、共源极分压偏置电路

场效应管的源极、栅极和漏极与三极三极管的发射极、基极和集电极相对应,因此在组成放大电路时也有三种接法,即共源放大电路、共漏放大电路和共栅放大电路。本节只介绍 N 沟道绝缘栅型场效应管组成的放大电路,即共源极分压偏置电路。

场效应管通过栅源电压 u_{GS} 来控制漏极电流 i_D,所以它和三极管一样可以实现能量的控制,构成放大电路。

图5-28为共源极分压式偏置放大电路,它和共射极放大电路相似,图中各元件的作用如下:

R_S 为源极电阻,稳定工作点。

C_S 为交流旁路电容,消除源极电阻 R_S 对交流信号的影响。

R_{G1}、R_{G2} 为分压电阻,与源极电阻 R_S 配合获得合适的偏压 U_{GS}。

R_D 为漏极电阻,它使放大电路具有电压放大功能。

C_1、C_2 分别为输入、输出电路的耦合电容,起隔直流通交流的作用。

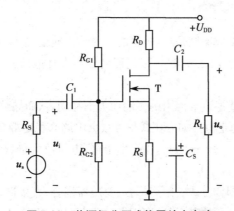

图5-28　共源极分压式偏置放大电路

113

二、场效应管放大电路分析

1. 静态工作点　场效应管是电压控制元件,当电源电压 U_{DD}、漏极电阻 R_D 和源极电阻 R_S 确定后,静态工作点由栅－源电压 U_{GS} 决定。

即
$$U_{GS} = \frac{R_{G2}}{R_{G1}+R_{G2}} U_{DD} - R_S I_D \tag{5-30}$$

$$U_{DS} = U_{DD} - I_D(R_D+R_S) \tag{5-31}$$

2. 电压放大倍数　电压放大倍数与跨导和交流负载线电阻的乘积成正比,输出电压和输入电压反相,即

$$A_u = -R'_L g_m \tag{5-32}$$

式中 $R'_L = R_L // R_D$。

3. 输入电阻

$$r_i = R_{G1} // R_{G2} \tag{5-33}$$

4. 输出电阻

$$r_o = R_D \tag{5-34}$$

由于场效应三极管具有很高的输入电阻,它适用于作为放大电路的输入级,尤其对高内阻信号源,采用场效应管放大电路才能有效地放大。

【例 5-4】　在图 5-28 所示电路中,已知 $U_{DD}=20V$,$R_D=5k\Omega$,$R_s=1.5k\Omega$,$R_{G1}=100k\Omega$,$R_{G2}=47k\Omega$,$R_L=10k\Omega$,$g_m=2mA/V$,$I_D=1.5mA$。

试求:(1)静态值;

(2)电压放大倍数;

(3)输入电阻 r_i;

(4)输出电阻 r_o。

解:$(1)\ U_{GS} = \frac{R_{G2}}{R_{G1}+R_{G2}} U_{DD} - R_S I_D = \frac{47}{100+47} \times 20 - 1.5 \times 1.5 = 4.14$

$U_{DS} = U_{DD} - I_D(R_D+R_S) = [20 - 1.5 \times (5+1.5)]V = 10.25V$

$(2)\ A_u = -g_m R_L' = -2 \times \frac{5 \times 10}{5+10} = -6.67$

$(3)\ r_i = R_{G1} // R_{G2} = \frac{100 \times 47}{100+47} \approx 32k\Omega$

$(4)\ r_o = R_D = 5k\Omega$

本章小结

1. 基本放大电路的组成原则是:三极管的发射结正向偏置,集电结反向偏置;设置合适的静态工作点,使三极管工作在放大区,以保证信号不失真地被放大,分析方法有图解法和微变等效电路法。

2. 静态工作点极易受温度等因素的影响而上下移动,从而导致输出信号产生非线性失真。为此常采用工作点稳定电路如分压式偏置放大电路来稳定静态工作。

3. 射极输出器特点是输入电阻高,输出电阻低,电压放大倍数略小于1,且输入输出电压同相位。

4. 多级放大电路的耦合方式有阻容耦合、变压器耦合、直接耦合和光电耦合等四种。

5. 场效应管是一种电压控制元件,即用栅－源电压 U_{GS} 控制漏极电流 I_D。具有输入电阻高、噪声低、热稳定性好、耗电省等优点。

习题五

5-1　试判断题图 5-1 中各放大电路对正弦波信号有无放大作用？为什么？

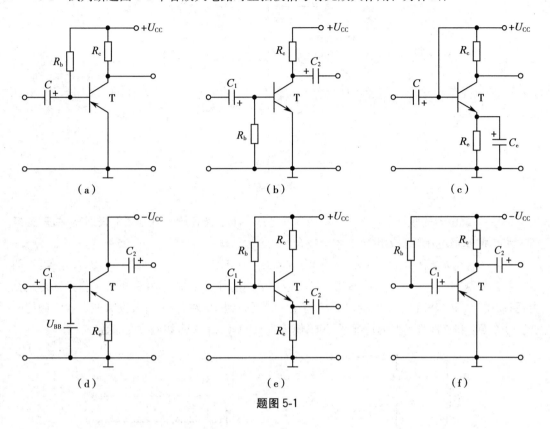

题图 5-1

5-2　三极管电压放大器设置静态工作点的目的是_____。

5-3　三极管放大电路如习题图 5-2 所示,已知 $U_{CC}=12V$,$R_C=4k\Omega$,$R_B=300k\Omega$,$\beta=37.5$,试用估算法求静态工作点(I_B、I_C、U_{CE})。

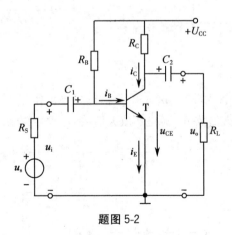

题图 5-2

5-4　基本交流放大电路如题图 5-2 所示,如果增大负载电阻 R_L,则放大电路的直流负载线的斜率将_____,电压放大倍数将_____,输入电阻将_____,输出电阻将_____。

5-5　为调整放大器的静态工作点,使之上移,应该使 R_B 电阻值_____。

5-6　如果静态工作点设置不当,则可能引起_____。

5-7　交流负载线是一条通过静态工作点 Q,比直流负载线更_____一些的直线,R'_L 越小,交流负载线越_____。

5-8　放大电路如习题图 5-3 所示,三极管为 3AX21,它的 $\beta=40$。①求静态工作点处的 I_B、

I_C 和 U_{CE}；②若电路中的三极管损坏，换上一只 $\beta = 80$ 的三极管，问电路能否正常放大，为什么？

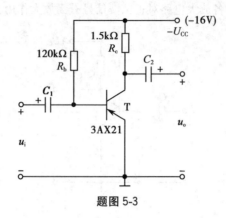

题图 5-3

5-9　某继电器的吸动电流为 6mA，将该继电器接于三极管放大电路集电极回路中，若三极管 $\beta = 50$，问基极电流要多大继电器才会吸合？

5-10　电路如题图 5-4(a) 所示，$R_B = 510 K\Omega$，$R_C = 10 K\Omega$，$R_L = 1.5 K\Omega$，$V_{CC} = 10V$。三极管的输出特性如题图 6-4(b) 所示。①试用图解法求出电路的静态工作点，并分析该工作点选得是否合适；②在 U_{CC} 和三极管不变的情况下，为了把 U_{CE} 提高到 5V 左右，可以改变哪些参数？如何改变？③在 U_{CC} 和三极管不变的情况下，为了使 $I_C = 2mA$，$U_{CE} = 2V$，如何改变参数？

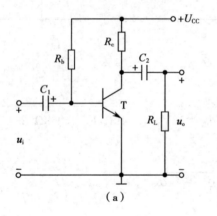

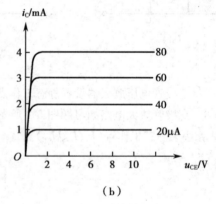

（a）　　　　　　　　　　　　　（b）

题图 5-4

设题图 5-5 电路中三极管为硅管，$\beta = 80$。①估算静态工作点；②求 r_{be}；③画出放大电路的交流等效电路；④求电压放大倍数 A_u，源电压放大倍数 A_{us}，输入电阻 R_i 和输出电阻 R_o。

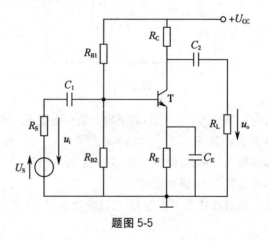

题图 5-5

5-11 三极管放大电路如题图 5-6 所示,已知 $U_{CC}=12\text{V}$,$R_{B1}=33\text{k}\Omega$,$R_{B2}=10\text{k}\Omega$,$R_C=R_L=R_E=R_S=3\text{k}\Omega$,$U_{BE}=0.7\text{V}$,$\beta=50$。①试求静态值 I_B、I_C 和 U_{CE};②画出微变等效电路;③计算放大电路的输入电阻 r_i 和输出电阻 r_o;④计算电压放大倍数 A_u。

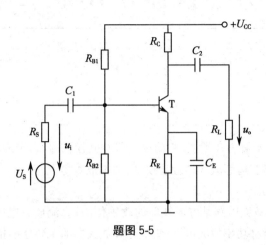

题图 5-5

5-12 多级放大电路常用的耦合方式有哪几种?各有什么特点?其中哪种方式既能放大缓慢变化的直流信号,又能放大交流信号?

5-13 射极输出器的电路特点:①具有输入电阻_____、输出电阻_____;②电压放大倍数_____;③无电压放大作用,但仍具有_____放大作用。

5-14 场效应管放大电路与三极管放大电路比较有什么特点?

第六章 医学仪器常用放大电路

学习目标

1. 掌握反馈的基本概念及类型；差动放大器对共模信号与差模信号的放大特性；功率放大电路的特点与应用；运算放大器理想模型、基本放大电路；集成运算放大器应用电路的分析方法。

2. 熟悉负反馈对放大电路某方面性能的改善作用；直流放大电路的零点漂移；典型差动放大器特点；互补对称功率放大电路；集成运算放大器的主要性能指标；电压比较器。

3. 了解生物电信号的基本特性；生物医学放大电路的基本要求；典型负反馈放大电路的分析方法；集成功率放大电路的主要性能指标和应用电路。

第一节 生物电信号的特点

携带生物信息的信号称为生物信号，生物电信号（bio-electrical signal）是人体内各种组织和细胞自发地或在各种刺激下产生和传递的电脉冲，如心电、脑电、肌电等。非生物电信号是人体各种非电活动产生的信号，例如心音，脉搏，呼吸，体温等。医学中还经常通过在人体上施加一些物理因素的方法来获得生物信号，例如各种阻抗图，它以数十千赫微弱交流电通过在人体的一定部位，获得人体心、肺等器官的阻抗或变化的波形图。又如超声波诊断仪器，其原理是向人体发射脉冲式的超声波，经过人体的一定部位，通过回波方式获得生物信号。其次还有通过体外检测人体样品的仪器、生理参数遥测仪器和放射性探测仪器等获得生物信号，总之，生物医学信号是多种多样的。为了更好设计和正确使用医学仪器，下面首先对生物信号的基本特征性以及对电放大器的要求作一介绍。

一、生物电信号的基本特性

生物电信号是由复杂的生命体发出的不稳定的自然信号，从信号本身特征、检测方式到处理技术，都不同于一般信号。在常用生理参数的测量范围方面，生物信号的频带主要是在低频和超低频范围内，各种生物电中包含了频率很低的成分。在前面章节中所介绍的阻容耦合多级放大器很难通过这种频率的信号。由此可见，医学仪器所要测量的生物信号与工业上的非医学参数相比，具有以下基本特征：

1. 频率特性 绝大多数生物电信号处于低频段，例如脑电信号的频带在 $0.5\sim100\,\mathrm{Hz}$ 范围；心电信号的频带在 $0.05\sim100\,\mathrm{Hz}$ 范围（能量集中在 $0.05\sim44\,\mathrm{Hz}$）；肌电信号的频带为 $10\sim2000\,\mathrm{Hz}$。

2. 幅值特性 绝大多数生物电信号幅值非常低，如听觉诱发电位，其最大幅值仅 $0.3\,\mu\mathrm{V}$。随着人的年龄、人体部位的不同，相应的幅度变化也较大，如脑电信号在几微伏到几百微伏变化，肌电信号在几微伏到几千微伏变化

3. 噪声强　由于人体自身信号弱,加之人体又是一个复杂的整体,因此信号易受噪声的干扰。如胎儿心电信号混有很强噪声,它一方面来自肌电、工频等干扰,另一方面母体心电信号变成了胎儿心电中的噪声。

二、生物医学放大电路的基本要求

根据生物信号的特点,生物医学信号放大器必须满足以下基本要求:

1. 高放大倍数　生物电信号的特征之一就是信号幅度很小,为了满足后续电路处理的需要,要求放大器具有较高的放大倍数。

2. 高输入阻抗　生物信号源本身是高内阻的微弱信号源,这意味着生物信号源不仅输出电压幅度低,而且提供电流的能力也很差,因此要求生物信号放大器的输入级必须具有很高的输入阻抗,以防止生物电信号的衰减和失真。

3. 低噪声　由于生物电信号都是幅度微弱的信号,为了防止噪声将有用的生物电信号淹没,必须要有足够高的信噪比,这就要求生物信号放大器具有较低的噪声。

4. 高共模抑制比　生物电信号一般都用两个电极引入,而两个电极对地是对称的,常会有超过生物电信号幅值的干扰电压(如50Hz工频干扰),为了减小干扰的影响,要求生物信号放大器有足够大的共模抑制比。

此外还要求生物信号放大器具有较低的漂移、适当的频率响应等特点。总之,为了适应生物电信号特点及放大处理的需要,必须选用低噪声、高输入阻抗和放大倍数高且稳定的低频直流放大器。

第二节　负反馈放大电路

反馈在电子技术中有着广泛的应用。在实际电路应用中,几乎都要引入这样或那样的反馈,以改善放大电路某些方面的性能。因此,掌握反馈的基本概念是研究实用电路的基础。

一、反馈的基本概念及类型

1. 反馈的基本概念　所谓反馈,就是将放大电路的输出端信号(电压或电流)的一部分或全部通过某种电路(反馈电路)返送回输入端,来影响其输入量的过程。

若返送的反馈信号与输入信号比较使净输入信号减小,因而输出信号也减小的,则称这种反馈为负反馈(negative feedback)。若反馈信号使净输入信号增大,因而输出信号也增大的,则称这种反馈为正反馈(positive feedback)。可见电路中引入负反馈后,其放大倍数要降低;反之,电路中引入正反馈后,其放大倍数会升高,但正反馈却造成放大电路的不稳定性,因此在放大电路中很少用,只是用于某些振荡器中;负反馈虽然降低放大倍数,但有效改善放大器的性能,因而应用非常广泛,本章只讨论负反馈放大电路。

反馈放大电路(feedback amplifiers)由两部分组成,按照反馈放大电路各部分电路的主要功能可将其分为基本放大电路 A 和反馈电路 F 两部分,如图6-1所示。其中基本放大电路指未加反馈的单级、多级放大电路,或者是集成运算放大器,主要功能是放大信号;反馈电路是联系放大电路输出电路和输入电路的环节,多由电阻、电容或半导体器件等元件构成,主要功能是传输反馈信号。

在正弦信号的作用下,图中 $\dot{X}_i$、$\dot{X}_f$、$\dot{X}'_i$ 和 $\dot{X}_o$ 分别表示负反馈放大电路中的输入信号、反馈信号、净输入信号和输出信号等,它们代

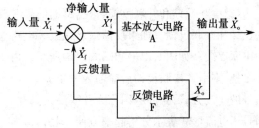

图6-1　负反馈放大电路原理方框图

表电压或电流。基本放大电路的输入信号称为净输入量，它不但取决于输入信号(输入量)，还与反馈信号(反馈量)有关。信号的传递方向如图6-1中箭头所示，符号$\otimes$表示$\dot{X}_i$、$\dot{X}_f$在此合成。引入负反馈时的放大倍数为：

$$A_F=\frac{\dot{X}_o}{\dot{X}_i}=\frac{\dot{X}_o}{\dot{X}_f+\dot{X}'_i}=\frac{A_o}{1+A_oF}$$

其中：A_o为基本放大电路的放大倍数，F为反馈电路的反馈系数。

负反馈可以分为直流负反馈和交流负反馈。若负反馈信号中只有直流成分，则称为直流负反馈。若负反馈中只有交流成分，则称为交流负反馈。放大电路中经常是直流负反馈和交流负反馈并存，直流负反馈可以稳定静态工作点，交流负反馈能改善放大电路的诸多性能。

2. 负反馈的四种类型　在负反馈放大电路中，为了达到不同的目的，可以在输出回路和输入回路中采用不同的连接方式，形成不同类型的负反馈放大电路。图6-2中给出了负反馈放大电路四种基本类型的框图。下面首先介绍这些反馈类型判别的基本原则。具体如下：

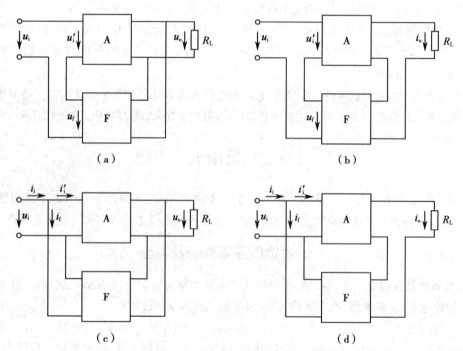

图6-2　四种类型负反馈电路框图
(a)电压串联负反馈；(b)电流串联负反馈；(c)电压并联负反馈；(d)电流并联负反馈

(1)电压反馈和电流反馈：根据反馈信号在放大电路输出端的采样方式不同，反馈可分为电压反馈和电流反馈。如果反馈信号取自输出电压，或从电路连接上看，反馈电路的输入端与放大电路的输出端并联，则称为电压反馈。如图6-2(a)和图6-2(c)所示。

如果反馈信号取自输出电流，或从电路连接上看，反馈电路的输入端串联在放大电路的输出端，则称为电流反馈，如图6-2(b)和图6-2(d)所示。

(2)串联反馈和并联反馈：根据反馈信号在放大电路输入端的连接方式不同，反馈可分为串联反馈和并联反馈。如果反馈信号在放大电路输入回路与原输入信号的连接方式为串联，则称为串联反馈。如图6-2(a)和图6-2(b)所示。由于是串联连接，反馈信号用电压形式表示分析起来方便，则引入串联反馈后净输入电压$u'_i=u_i-u_f$；如果反馈信号在放大电路输入回路与原输入信号的连接方式为并联，则称为并联反馈，如图6-2(c)和图6-2(d)所示。由于是并联连接，反馈信号用电流形式表示分析起来方便，则引入并联反馈后净输入电流$i'_i=i_i-i_f$。

由上述四种反馈形式，可组合成下列四种类型的负反馈电路：电压串联负反馈、电流串联负反馈、电压并联负反馈、电流并联负反馈,分别如图 6-2(a)、(b)、(c)、(d)所示。

二、典型电路举例

1. 分压式偏置电路 图 6-3 是静态工作点稳定的放大电路,即分压式偏置电路。电路中发射极电阻 R_E 既在输出回路中,又在输入回路中,故为反馈元件。因接有射极旁路电容 C_E,该电路只有直流反馈,没有交流反馈。前面已经阐述了它的稳定静态工作点的过程,其实就是一个负反馈的过程。由于反馈电阻 R_E 串接在输出回路,反馈信号取自输出电流;同时,R_E 也串接在输入回路,所以,该电路的反馈类型是电流串联负反馈。

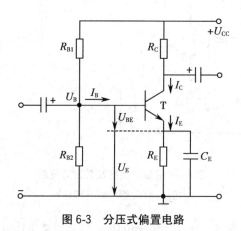

图 6-3　分压式偏置电路

若将图 6-3 电路中的射极旁路电容 C_E 去掉,如图 6-4(a)所示,则输出回路中的交流分量 i_c 将同时通过 R_E,产生交流电压降 u_e,并且串联在输入回路中。这样,电路便在原有直流反馈的基础上又有了交流反馈,如图 6-4(b)所示。从图 6-4 电路中可以看出,输入信号 u_i、反馈信号 u_f 及净输入信号 u'_i 的关系是 $u'_i = u_i - u_f$,净输入信号 u'_i 小于 u_i,所以是负反馈。反馈类型仍为电流串联负反馈。其反馈过程为:

$$i_c \uparrow \rightarrow i_e \uparrow \rightarrow u_e \uparrow \rightarrow u_{be}(=u_i-u_e) \downarrow \rightarrow i_b \downarrow$$
$$i_c \downarrow$$

稳定了输出回路的电流 i_c,同时也降低了电压放大倍数。

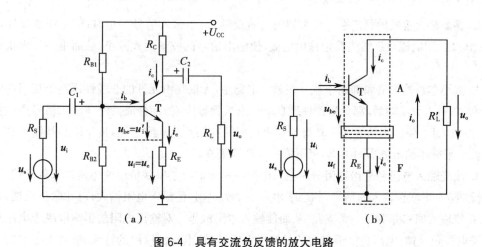

图 6-4　具有交流负反馈的放大电路

(a)放大电路;(b)交流通路

2. 射极输出器电路 射极输出器的电路如图 6-5(a)所示,射极电阻 R_E 是联系放大电路的输出回路和输入回路的一个反馈电阻。它把输出端信号电压引回输入回路,从而使输入端的净

121

输入信号减少,即 $u'_i = u_i - u_f$。所以,射极输出器是负反馈放大电路。因电路中交直流信号都流经反馈电阻 R_E,故该电路既有直流负反馈也有交流负反馈。从图 6-5(b)射极输出器的直流通路中分析可知,其直流负反馈的过程是:

$$I_E(I_C)\uparrow \to U_E(I_E R_E)\uparrow \to U_{BE}\downarrow \to I_B\downarrow$$
$$I_E(I_C)\leftarrow$$

因而此电路可以稳定静态工作点。

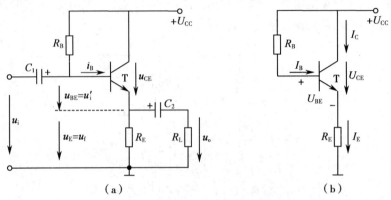

图 6-5 射极输出器及其直流通路

(a)射极输出器;(b)直流通路

从图 6-5(a)可以看出,射极输出器的输出电压 u_o 就是反馈电压 u_f,并且 u_f 与输入回路相串联,所以,射极输出器的反馈类型是电压串联负反馈。

三、负反馈对放大电路性能的影响

放大电路中引入交流负反馈后,其性能会得到很多方面的改善,下面将一一加以说明。

1. 降低放大倍数 放大电路引入负反馈后,其放大倍数为:

$$A_F = \frac{\dot{X}_o}{\dot{X}_f + \dot{X}'_i} = \frac{A_o}{1 + A_o F}$$

由此可见,引入负反馈后,A_F 仅为 A_o 的 $\dfrac{1}{1 + A_o F}$,即放大倍数降低到了原来的 $\dfrac{1}{1 + A_o F}$ 倍。

2. 提高放大倍数的稳定性 放大器引入负反馈后,当输入信号一定时,用电压负反馈能稳定输出电压,用电流负反馈能稳定输出电流,使输出信号的波动大大减小,从而维持放大倍数基本不变。

3. 减小非线性失真和抑制干扰 在放大电路中,无论是由元件的非线性还是干扰引起的波形失真,在引入负反馈后,都会将这种失真信号返送到输入端,经合成后使净输入信号产生相应失真,经放大后,使输出信号的失真得到一定程度的补偿。从本质上说,负反馈是利用失真了的输入波形来减小输出波形的失真,但不能完全消除失真。

4. 改变输入电阻和输出电阻 对输入电阻的影响取决于串联负反馈还是并联负反馈:对串联负反馈,U_f 串联在输入回路中,相当于串入一个大电阻,使输入电阻增大;对并联负反馈,反馈电流 I_f 使输入回路并联了一条支路,从而使输入电阻减小。对输出电阻的影响取决于电压负反馈还是电流负反馈:电压负反馈稳定的是输出电压,即输出有恒压源的特性,故放大电路的输出电阻降低(很小);电流负反馈稳定的是输出电流,即输出有恒流源的特性,故放大电路的输出电阻增大(很大)。

5. 展宽通频带 放大电路的通频带,因中频段放大倍数较大,低频段和高频段的放大倍数下降,所以引入负反馈后,中频段的反馈信号较大,使反馈后的放大倍数降低较多,而低频段和高频段的反馈信号较小,反馈后的放大倍数降低也较少。所以,经过负反馈后,放大电路的通频带展宽了。

第三节　直流放大电路

各种生物电信号中包含了许多频率很低的成分,尤其在胃液压力的测量中会遇到一些变化很慢的信号。它们需要通过不同类型的传感器将相应的物理量变换成电信号,再经过放大去推动执行机构。转换后的电信号往往是随时间变化极为缓慢的,通常把这类电信号称为直流信号。由于电容具有"隔直通交"的作用,这些直流或接近直流的缓慢变化的信号不能采用阻容耦合放大器进行放大。因此,要放大直流信号,只能采用级间直接耦合的方式。这种直接耦合的放大器就称为直接耦合放大器(direct coupling amplifier)或称为直流放大器。

一、直流放大电路的零点漂移

直流放大器最主要的问题就是在放大电路中存在零点漂移现象,由于生物电信号十分微弱,信号频率又低,所以对医学仪器漂移特性的要求也很严格,需要引起特别注意。

如图 6-6(a)所示直接耦合放大器中,如果将输入端短路,即输入电压为零,用灵敏的直流电压表测量其输出端的电压时,输出电压理应保持不变,但实际输出电压并不保持恒定值,而是在 u_o 值的基础上发生上下缓慢的、无规则的变化,如图 6-6(b)所示。这种输入电压为零,而输出电压缓慢变化的现象,称为零点漂移(zero drift),简称零漂。

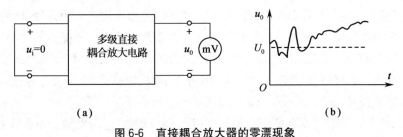

（a）　　　　　　　　　　（b）

图 6-6　直接耦合放大器的零漂现象

(a)原理测量图;(b)输出电压漂移波形

引起零点漂移的原因很多,如三极管的参数(I_{CEO}、U_{BE}、β)随温度的变化而变化以及电源电压的波动等,都将使输出电压产生漂移。其中以温度变化的影响最为严重,它会引起电路中静态工作点的变化,所以零点漂移也称温漂。在多级直接耦合放大电路的各级漂移中,又以第一级的漂移影响最为严重,它会被逐级进行放大,以致在输出端难于区别有用的放大信号还是漂移信号,从而使放大电路无法正常工作。因此如何减小输入级的零点漂移是多级放大电路关键的问题。解决零点漂移办法有多种,其中最有效的方法就是采用差动放大电路,下节来分析差动放大电路的组成和基本工作原理。

二、基本差动放大电路

1. 零点漂移的抑制　差动放大电路又称差分放大电路,图 6-7 所示是用两个晶体三极管组成的最基本的差动放大电路。其主要特点是电路的结构对称,T_1、T_2 管的特性和参数相同,具有相同的温度特性和静态工作点。

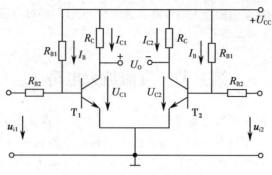

图 6-7　基本差动放大电路

　　输入信号 u_{i1}、u_{i2} 由两管的基极输入,输出信号取自两管的集电极。静态时,输入信号等于零,由于电路完全对称,$I_{C1}=I_{C2}$、$U_{C1}=U_{C2}$,故输出电压 $U_o=U_{C1}-U_{C2}=0$,即静态时输出电压为零。当温度变化或电源电压波动时,两管都产生零点漂移,引起电流与电压相同的变化,即 $\Delta I_{C1}=\Delta I_{C2}$。

　　$\Delta U_{C1}=\Delta U_{C2}$,所以输出电压 $U_o=\Delta U_{C1}-\Delta U_{C2}=0$。可见对称差动放大器对由温度或电源电压变化引起的零点漂移进行了有效的抑制。

　　2. 差动放大器对信号的放大作用　在有信号输入时,对称差动放大器的工作情况可以分为下面两种输入方式来分析。

　　(1)共模输入:如果两管基极输入的信号大小相等,极性相同,即 $u_{i1}=u_{i2}$,这样的输入称为共模输入,共模信号(common-mode signal)$u_c=u_{i1}=u_{i2}$。

　　在共模输入方式下,如果两管完全对称,显然两管的集电极电位变化相同,因而输出电压等于零,所以差动放大器没有放大作用,即放大倍数为零。实际上,温度和电源电压变化所引起的零点漂移和其他干扰信号都可以视为共模信号。共模信号用来描述无用信号,即外界因素(如电源电压、环境温度变化等)对电路的影响。差动放大器抑制共模信号能力的大小也反映出它对零点漂移的抑制水平,所以在高质量的直流放大器中第一级总是采用差动放大器。

　　(2)差模输入:如果两管基极输入的信号大小相等,而极性相反,即 $u_{i1}=-u_{i2}$,这样的输入称为差模输入,差模信号(differential-mode signal)$u_d=u_{i1}-u_{i2}$。

　　差模输入使两管的集电极电流变化相反(一增一减),相应的两管的集电极电位相反变化(一减一增),即:

$$\Delta I_{C1}=-\Delta I_{C2}$$
$$\Delta U_{C1}=-\Delta U_{C2}$$
$$U_o=\Delta U_{c1}-\Delta U_{c2}=2\Delta U_{c1}=-2\Delta U_{c2}$$

　　可见,在差模输入方式下,差动放大器的输出电压为两管各自输出电压变化量的两倍,实际上,差模输入也就是真正要放大的输入信号。

三、典型差动放大电路

　　前面分析的差动放大电路所以能抑制零点漂移,是利用电路的对称性。实际上完全对称的理想情况并不存在,所以单靠电路的对称性来抑制零点漂移是有限的。另外,每个三极管的集电极电位的零点漂移并未受到抑制,若采用从每个管子集电极输出信号,漂移根本无法抑制。因此必须改进电路,使每个三极管的漂移都得到有效抑制。

　　图 6-8 是典型差动放大电路,与图 6-7 相比,两个三极管的发射极通过电阻器 R_P 后连接公共电阻 R_E,电路中有两个电源 $+V_{CC}$ 和 $-V_{EE}$。R_E 的主要作用是稳定电路的静态工作点,从而限制每只三极管的漂移范围,进一步减小零点漂移,由于电阻 R_E 接在两管的发射极上,这种电路又称为长尾式差分放大电路。R_P 是调零电阻器,因为电路不会完全对称,当输入电压为零时,输出

电压也不一定为零,但可以通过调节 R_P 来改变两管的初始工作状态,从而使输出电压为零。

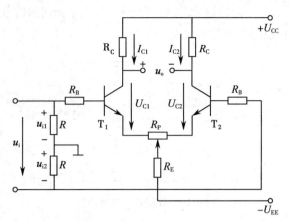

图 6-8　典型差动放大器

1. 静态分析　当电路无输入电压信号时,即 $u_{i1} = u_{i2} = 0$。由于电路完全对称,有 $R_{C1} I_{C1} = R_{C2} I_{C2}$。所以 $U_{C1} = U_{C2}$,从而有 $U_O = \Delta U_{C1} - \Delta U_{C2} = 0$。图 6-9 为其中一只单管的直流通路,静态工作点计算如下:

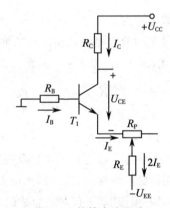

图 6-9　单管直流通路

$$I_B R_B + U_{BE} + I_E \frac{R_P}{2} + 2 I_E R_E = U_{EE} \tag{6-1}$$

$$I_B = \frac{U_{EE} - U_{BE}}{R_B + (1+\beta)(R_P/2 + 2R_E)} \approx \frac{U_{EE} - U_{BE}}{2(1+\beta)R_E} \tag{6-2}$$

$$I_C \approx I_E \approx \frac{U_{EE} - U_{BE}}{2R_E} \tag{6-3}$$

$$U_{CE} \approx U_{CC} + U_{EE} - I_C R_C - 2 I_E R_E \tag{6-4}$$

以上计算时,忽略了 R_P、R_B 对电路的影响。

2. 动态分析　(1)差模信号输入:T_1、T_2 两管输入端输入大小相等、极性相反的信号电压,即 $u_{i1} = -u_{i2}$。此时两管发射极电流,一管(如 T_1 管)电流增加,另一管(如 T_2 管)电流却减小。因为电路的对称性,有 $\Delta I_{E1} = -\Delta I_{E2}$,这样发射极电阻 R_E 两端的电压将保持不变,即 R_E 对差模信号不起作用,单管差模信号通路如图 6-10 所示。

双端输入双端输出差动放大器的差模电压放大倍数

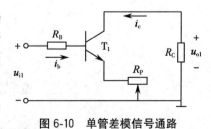

图 6-10　单管差模信号通路

$$A_d = \frac{u_o}{u_d} = A_{d1} = A_{d2} \tag{6-5}$$

由此可见,其电压放大倍数与共射单管放大器相等。

(2)共模信号输入:T_1、T_2 两管输入端输入大小相等、极性相同的信号电压,即 $u_c = u_{i1} = u_{i2}$。此时两管发射极电流变化相同,同时增加或减小。

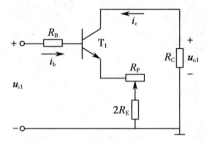

图 6-11　单管共模信号通路

因为电路的对称性,有 $\Delta I_{E1} = \Delta I_{E2}$,这样发射极电阻 R_E 两端的电压变化是单管的两倍,即 R_E 对单管电路而言相当于两倍电阻,单管共模信号通路如图 6-11 所示。双端输出共模电压放大倍数

$$A_c = \frac{u_o}{u_c} = 0 \tag{6-6}$$

双端输出时共模电压放大倍数为零。

(3)共模抑制比:为了全面衡量差动放大器对共模信号的抑制能力和对差模信号的放大能力,特引入一个参数,即共模抑制比,用 K_{CMRR} 来表示。其定义为放大电路对差模信号的放大倍数 A_d 与对共模信号放大倍数 A_c 之比,即 $K_{CMRR} = \left| \dfrac{A_d}{A_c} \right|$ 或用对数形式表示为 $K_{CMRR} = 20 \lg \left| \dfrac{A_d}{A_c} \right|$(dB)。

显然,K_{CMRR} 越大,说明电路抑制零漂能力越好。理想双端输入双端输出的差动放大器的 K_{CMRR} 为无穷大,而实际上电路不可能完全对称,共模抑制比也不可能趋于无穷大。通常方法是采用"恒流源"代替发射极电阻 R_E,因"恒流源"不仅具有合适的电流,保证电路有合适的静态工作点,而且具有"无穷大"动态电阻,可使共模放大倍数变得很小。具有"恒流源"的差动放大器如图 6-12 所示。

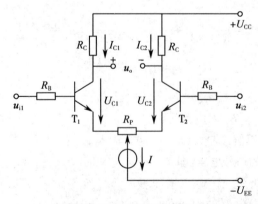

图 6-12　恒流源差动放大器简图

四、差动放大电路的输入输出方式

差动放大电路有两个输入端和两个输出端,因此电路的输入输出方式共有四种,即双端输入－双端输出、双端输入－单端输出、单端输入－双端输出与单端输入－单端输出,四种接法示

意图如图 6-13 所示。由于接法不同,对应的差动放大电路的性能指标也有所不同,可以证明,电压放大倍数仅与输出方式有关,单端输出的电压放大倍数是双端输出的一半。

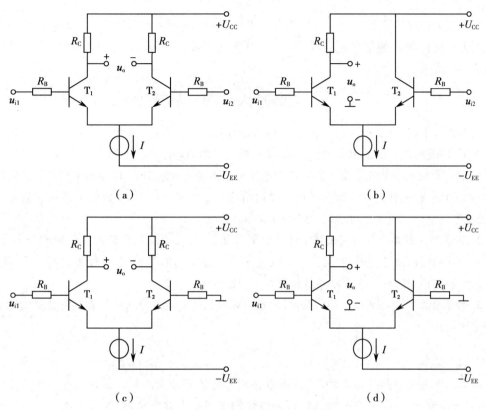

图 6-13　差动放大器的四种接法

由于四种接法不同,对应的差分放大电路的性能指标也有所不同,现将电路的各种形式和性能指标的比较列在表 6-1 中,以供参考。

表 6-1　差分放大器四种输入－输出方式的性能比较

输入输出方式	双端输入双端输出	双端输入单端输出	单端输入双端输出	单端输入单端输出
A_d	$-\dfrac{\beta(R_c//\dfrac{R_L}{2})}{R+r_{be}}$	$-\dfrac{1}{2}\dfrac{\beta(R_c//R_L)}{R+r_{be}}$	$-\dfrac{\beta(R_c//\dfrac{R_L}{2})}{R+r_{be}}$	$-\dfrac{1}{2}\dfrac{\beta(R_c//R_L)}{R+r_{be}}$
K_{CMR}	很高	较高	很高	较高
r_i	$2(R+r_{be})$	$2(R+r_{be})$	$2(R+r_{be})$	$2(R+r_{be})$
r_o	$2R_C$	R_C	$2R_C$	R_C
特点	1.A_d 与单管放大电路基本相同。 2. 在理想情况下,$K_{CMR}\rightarrow\infty$。 3. 适用于输入信号及负载的两端均不接地的情况。	1.A_d 约为双端输出时的一半。 2. 由于引入共模负反馈,仍有较高的 K_{CMR}。 3. 适用于将双端输入转换为单端输出。	1.A_d 与单管放大电路基本相同。 2. 理想情况下,$K_{CMR}\rightarrow\infty$。 3. 适用于将单端输入转换为双端输出。	1.A_d 约为双端输出时的一半。 2. 与单管放大电路相比具有较强的抑制零漂的能力。 3. 适用于输入、输出均要求接地的情况。

127

第四节 功率放大电路

多级放大电路的末级一般为功率放大电路(power amplifiers)。功率放大电路的作用是将电压放大电路传送来的信号进行功率放大,以驱动诸如扬声器、继电器、电动机等各种负载工作。

一、功率放大电路的特点

功率放大电路的任务是向负载提供足够大的功率,这就要求功率放大电路不仅要有较高的输出电压,还要有较大的输出电流。因此,功率放大电路与电压放大电路不同,有如下特点:

1. 要有足够大的输出功率 功率放大电路要输出足够大的功率,即要求输出足够大的电压和足够大的电流,也就是说三极管是在极限运用状态下工作。因此,三极管通常在大信号下工作,微变等效电路分析法不再适用,必须采用图解法。

2. 非线性失真要小 当三极管工作在大信号状态下时,电压和电流的变化幅度较大,可能超出其特性曲线的线性范围,容易产生非线性失真。输出功率越大,非线性失真越严重,所以,功率放大器要使非线性失真限制在负载所容许的范围内。

3. 效率要高 所谓效率(efficiency),就是负载得到的交流信号功率与直流电源供给的直流功率的比值。

$$\eta = \frac{P_\circ}{P_E} \times 100\%$$

因为功率放大电路的输出功率大,所以必须考虑信号放大的工作效率问题。如果效率太低,电源能量利用率低,浪费严重;同时,三极管的管耗增大并发热,将导致电路工作稳定性变差。所以,在电路结构的设计上应该考虑提高效率,同时也要考虑三极管的散热问题。

功率放大电路有三种工作状态,如图6-14所示。图6-14(a)称为甲类工作状态,该状态的静态工作点设置在交流负载线的中间部分。在工作过程中,三极管始终处于导通状态,信号波形失真小,但由于静态工作点较高,管子的静态功耗较大,所以电路效率低。图6-14(b)称为乙类工作状态,该状态的静态工作点设置在交流负载线的截止点,三极管仅在输入信号的半个周期内导通,静态功耗最小,所以效率最高,但信号只有半个周期被正常放大,另半个周期由于三极管截止而无输出信号,使波形严重失真。图6-14(c)称为甲乙类工作状态,该状态的静态工作点比乙类工作点略高,三极管在输入信号的半个多周期内导通,其失真情况仍较严重,效率比乙类工作状态要低。

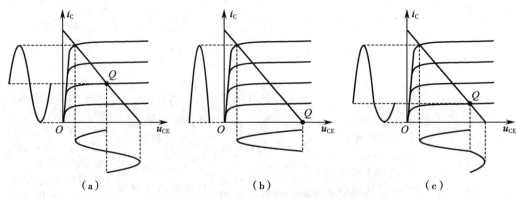

图6-14 功率放大电路的三种工作状态
(a)甲类;(b)乙类;(c)甲乙类

为了既能提高效率又能减小信号波形的失真,常采用两个三极管,使之工作在乙类放大状态,一个在正半周工作,另一个在负半周工作,使两个管子的输出波形都加到负载上,从而在负载上得到一个完整的波形,解决了效率与失真的矛盾。这就是互补对称式功率放大电路。

二、互补对称功率放大电路

互补对称功率放大电路结构不一,主要工作原理大致相同。我们以双电源互补对称功率放大电路为例介绍电路组成和工作原理。这种电路输出端不是通过电容耦合,故也称为无输出电容(output capacitorless,OCL)的功率放大器,简称为 OCL 互补对称功放。

1. 电路组成 双电源互补对称功率放大电路如图 6-15(a)所示,T_1 为 NPN 型管,T_2 为 PNP 型管,要求两个三极管特性对称,称为互补管。

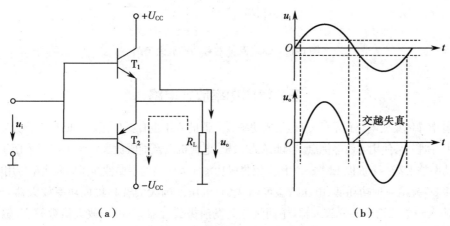

图 6-15 OCL 原理电路及其交越失真

(a)原理电路图;(b)交越失真

它们的基极和发射极分别连接在一起,信号从基极输入,从发射极输出,集电极是输入输出信号公共端,R_L 为公共负载,输入、输出信号采用直接耦合,电路由正负两个电源供电。

2. 工作原理 当输入电压 $u_i = 0$,即静态时,由于两管均无偏置,故两管的基极电流均为零,两管均截止,电路工作在乙类状态,此时输出电压 $u_o = 0$。当接入输入信号时,在输入信号的正半周,输入端上正下负,两管基极电压升高,NPN 管发射结因正向偏置而导通,PNP 管发射结因反向偏置而截止。T_1 的发射极电流经过 R_L,在 R_L 上获得正半周交流电压,如图 6-15(a)中实线所示。负半周时,T_1 截止,T_2 导通。T_2 的发射极电流经过 R_L,在 R_L 上获得负半周交流电压,如图 6-15(a)中虚线所示。在输入信号 u_i 的一周内,T_1 放大 u_i 的正半周,T_2 放大 u_i 的负半周,两管轮流导通,在负载上得到一个完整的正弦波输出电压。该电路由两个三极管交替工作,性能对称,互相补充,故称互补对称放大电路。

在上述基本电路中,T_1 和 T_2 两管都没有加偏置,因而两管的静态基极电流均为零,当正负半周合成时,在交界处会产生失真,称为交越失真,如图 6-15(b)所示。这是因为 T_1、T_2 工作在乙类状态,三极管输入端的开启电压不为零造成的。为克服这一弊端,需要对电路进行完善。

3. 电路的改善 为了消除交越失真,需给两个三极管设置一定的静态偏压,即在静态时让 T_1 和 T_2 均处于微导通状态。电路如图 6-16 所示,在电路中串联两个二极管,给 T_1、T_2 发射结加适当的正向偏压,使 T_1、T_2 导通时间稍微超过半个周期,让三极管工作在甲乙类工作状态。

静态时,从正电源 $+U_{CC}$ 经 R_{B1}、R'_B、D_1、D_2、R_{B2} 到负电源 $-U_{CC}$ 形成一个直流通路,使 D_1、D_2 导通,其导通电压分别为 T_1 和 T_2 两管提供静态临界导通状态,$u_i = 0$ 时,仍存在 $u_o = 0$。

动态时,由于电阻 R'_B 和二极管的交流电阻都很小,可以认为两个二极管对交流而言相当于短路,故两管的基极动态电位近似相等。输入电压 u_i 的正半周,T_1 导通,T_2 截止,有电流从上至下流过负载 R_L;在 u_i 的负半周,T_2 导通,T_1 截止,有电流从下向上流过负载 R_L,形成完整的正弦波,在正负半周的交接处不再发生交越失真。

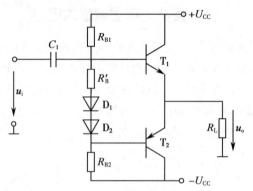

图 6-16　OCL 互补对称功率放大电路

三、集成功率放大电路

随着半导体集成电路技术的发展,集成功率放大器的应用也日益广泛。集成功率放大器具有输出功率大、体积小、使用方便等优点。因此在收录机、电视机以及伺服放大系统中广泛采用了各种专用集成功率放大器。下面以 LM386 为例介绍集成功率放大电路的主要性能指标和典型应用电路。

LM386 就是一种功耗低、电压增益可调、电源电压范围大的音频集成功率放大器。输入级是双端输入－单端输出差分放大器,中间级是共发射极放大器,其电压放大倍数较高,输出级是 OTL 互补对称功率放大器,为单电源供电。输出耦合电容需外接。

LM386 的外形和引脚的排列如图 6-17(a)所示,引脚 3 为同相输入端,引脚 2 为反相输入端;引脚 5 为输出端;引脚 6 和 4 分别接电源和地;引脚 1 和 8 为电压增益设定端;使用时在引脚 7 和地之间接入旁路电容。

典型应用电路如图 6-17(b)所示,其输出端应通过耦合电容接负载;引脚 1 和 8 之间开路时,$A_u = 20$;$R_w = 0$ 时,$A_u = 200$;改变 R_w 阻值可获得不同的 A_u。

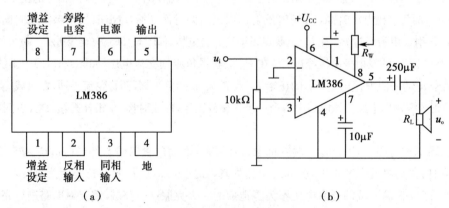

图 6-17　LM386 集成功率放大电路

(a)外形和引脚;(b)典型应用电路

第五节　集成运算放大器

运算放大器是一种具有高放大倍数的直接耦合放大电路。它首先应用于电子模拟计算机上,作为基本运算单元完成加、减、乘、除、积分和微分等数学运算,故称为运算放大器,简称运放。若将整个运算放大器制作在面积很小的硅片上,就构成集成运算放大器(integrated operational amplifier)。由于集成运放具有性能稳定、可靠性高、寿命长、体积小、重量轻、耗电量小等优点,因而在电子技术中得到广泛的应用。

一、集成运算放大器的组成

集成运算放大器是一种高电压放大倍数、高输入电阻和低输出电阻的多级直接耦合放大电路,简称集成运放,其基本组成方框图如 6-18(a)所示。集成运放通常由输入级、中间级、输出级及偏置电路等四部分组成,输入级一般采用差动放大电路,要求其输入电阻高、零点漂移小、抗共模干扰能力强;中间级一般由共发射级放大电路组成,主要利用其较高的电压放大能力;输出级与负载相连接,一般由互补对称功放电路组成,要求其输出电阻低、带负载能力强,能够输出足够大的电压和电流;偏置电路一般由各种恒流源电路构成,它的作用是给上述各级电路提供稳定和合适的偏置电流,决定各级的静态工作点。

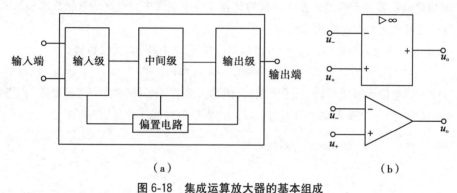

图 6-18　集成运算放大器的基本组成

(a)方框图;(b)图形符号

图 6-18(b)是集成运算放大器的图形符号。它有两个输入端和一个输出端,反相输入端标"—"号,同相输入端标"＋"号。输出电压与反相输入端电压相位相反,与同相输入端电压相位相同。此外还有两个端子分别接正、负电源,有些集成运放还有调零端和相位补偿端等(图中未画出)。从使用者的角度看,我们感兴趣的只是集成运算放大器的参数和特性指标,而对内部线路与其他端子无需进行深入的了解。

二、集成运算放大器的主要性能指标

为了正确使用集成运算放大器,下面简略介绍集成运算放大器的主要性能指标。

1. 输入失调电压 U_{IO}　对于理想集成运算放大器,当输入电压为零时,输出电压应该为零。但由于制造工艺等原因,实际的集成运算放大器在输入电压为零时,输出电压常不为零。为了使输出电压为零,需在输入端加一适当的直流补偿电压,这个输入电压叫做输入失调电压 U_{IO},其值等于输入为零时,输出的电压折算到输入端的等效电压值。U_{IO} 一般为毫伏级,它的大小反映了差分输入级的对称程度,失调电压越大,集成运算放大器的对称性越差。

2. 输入失调电流 I_{IO}　I_{IO} 是输入信号为零时,为使输出电压为零,两个输入端静态电流 I_+ 与 I_- 之差,即 $I_{IO} = I_+ - I_-$,一般为输入静态偏置电流的十分之一左右。I_{IO} 是由差分输入级两个三极管 β 值不一致所引起的。

3. 开环电压增益 A_{od}　是指集成运算放大器在无外接反馈电路时的差模电压放大倍数,也可用 A_{od} 的对数表示,即 $20\lg|A_{od}|$(dB)。一般运算放大器的电压增益都很大,其值为 60～100dB。

4. 差模输入阻抗 r_{id}　是集成运算放大器在输入差模信号时,从两个输入端之间看进去的等效电阻，r_{id}越大越好。

5. 开环输出阻抗 r_{o}　是指集成运算放大器开环工作时从输出端对地之间看进去的等效电阻，r_{o}越小越好。

6. 共模抑制比 K_{CMRR}　是指集成运算放大器开环运用时，差模电压增益 A_{od} 与共模电压增益 A_{od} 之比的绝对值，其值越大越好。

三、集成运算放大器的理想模型

1. 理想集成运算放大器的特点　具有理想参数的运算放大器称为理想集成运算放大器。集成运算放大器理想化的主要条件：

开环电压增益 $A_{\text{od}}\rightarrow\infty$；

差模输入电阻 $r_{\text{id}}\rightarrow\infty$；

开环输出电阻 $r_{\text{o}}\rightarrow 0$；

共模抑制比 $K_{\text{CMRR}}\rightarrow\infty$。

2. 理想集成运算放大器工作在线性区的特点　对于工作于线性区的理想运算放大器，根据理想化条件可得出两个重要结论，即：

(1)由于 $u_{\text{o}}=A_{\text{od}}(u_{+}-u_{-})$，$A_{\text{od}}\rightarrow\infty$，而输出电压 u_{o} 是有限值，所以可得

$$u_{+}-u_{-}\approx 0 \quad 即 \quad u_{+}\approx u_{-} \tag{6-7}$$

即两输入端电位近似相等，相当于短路，但内部并未真正短路，故称为"虚短路"。当其中一个输入端接地时，另一个输入端也为零电位，称为"虚地"，意即并非真正"接地"。

(2)由于 $i=\dfrac{u_{+}-u_{-}}{r_{\text{id}}}$，而 $r_{\text{id}}\rightarrow\infty$，因此可得

$$i=i_{+}=i_{-}=0 \tag{6-8}$$

两个输入端输入电流近似为零，就如同两个输入端断路一样，但内部并未真正断路，故称为"虚断路"。

这两条重要结论，与第一章的基尔霍夫定理一起，将是分析各种运算放大器应用电路的基础。

第六节　集成运算放大器的应用

本节主要讨论比例运算放大器、加法、减法、积分、微分运算放大器和电压比较器。

一、比例运算放大器

1. 反相比例放大器　电路如图 6-19 所示。

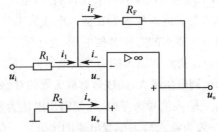

图 6-19　反相比例放大器

输入电压 u_{i} 经电阻 R_1 由反相输入端输入，输出端与反相输入端之间接反馈电阻 R_{F}，同相输入端与地之间接平衡电阻 R_2，且 $R_2=R_1//R_{\text{F}}$，以保证运算放大器输入端的对称。反相比例放大器是一种电压并联负反馈放大器。

根据电路基本定理,由图 6-19 可得

$$i_1 = \frac{u_i - u_-}{R_1} \qquad i_F = \frac{u_- - u_o}{R_F} \qquad i_1 = i_F - i_-$$

根据公式(6-8)可得 $u_+ = -i_+ R_2 = 0$,$i_1 = i_F$,又根据公式(6-7)可得 $u_+ = u_- = 0$,所以可得

$$\frac{u_i}{R_1} = \frac{0 - u_o}{R_F}$$

反相比例放大器的闭环电压增益 A_{uF} 为

$$A_{uF} = \frac{u_o}{u_i} = -\frac{R_F}{R_1} \tag{6-9}$$

式(6-9)表明,反相比例放大器的闭环电压增益只与外接电阻 R_1、R_F 有关,而与集成运算放大器本身参数无关。式中负号表示 u_o 与 u_i 相位相反,且输出与输入信号比值为常数,故称反相比例放大器。

【例 6-1】　电路如图 6-19 所示,已知 $R_1 = 20\text{k}\Omega$,$R_F = 100\text{k}\Omega$,求反相比例电路的闭环放大倍数 A_{uF};如果 $u_i = -0.3\text{V}$,求 u_o 为多少? R_2 应取多大阻值?

解:由式(6-9)可得

$$A_{uF} = \frac{u_o}{u_i} = -\frac{R_F}{R_1} = -\frac{100}{20} = -5$$

所以输出电压 $u_o = A_{uF} u_i = -5 \times (-0.3) = 1.5\text{V}$

平衡电阻 $R_2 = R_1 // R_F = \frac{20 \times 100}{20 + 100} = 16.7\text{k}\Omega$

2. 同相比例放大器　电路如图 6-20 所示,

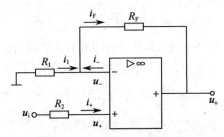

图 6-20　同相比例放大器

输入电压 u_i 经电阻 R_2 由同相输入端输入,输出端与反相输入端之间接反馈电阻 R_F。同相比例放大器是一种电压串联负反馈放大器,具有高输入阻抗、低输出阻抗的特点。

根据电路基本定理、公式,由图 6-20 可得

$$i_1 = \frac{0 - u_-}{R_1}, \quad i_F = \frac{u_- - u_o}{R_F}, \quad i_1 = i_F - i_-$$

$$-\frac{u_i}{R_1} = \frac{u_i - u_o}{R_F}$$

$$A_{uF} = \frac{u_o}{u_i} = 1 + \frac{R_F}{R_1} \tag{6-10}$$

式(6-10)表明,同相比例放大器的闭环电压增益 A_{uF} 为正,且始终大于或等于 1,也与集成运算放大器本身参数无关。若 $R_F = 0$,$R_1 \to \infty$,则 $A_{uF} = 1$,图 6-20 的电路就成为电压跟随器。电压跟随器具有输入阻抗高、输出阻抗低的特点,广泛应用于电路的输入级与输出级。

二、加法运算放大器

1. 反相加法运算电路　当多个信号同时输入反相放大器,便组成反相加法运算电路,也称反相加法器,电路如图 6-21(a)所示。

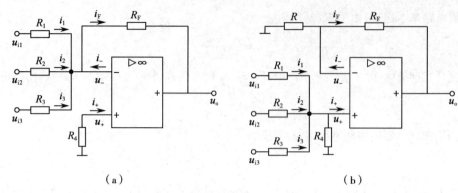

（a）   （b）

图 6-21 加法运算电路

（a）反相加法；（b）同相加法

根据电路基本定理与公式,可得 $i_1+i_2+i_3=i_F$ $u_-=u_+=0$。

进一步可得

$$\frac{u_{i1}}{R_1}+\frac{u_{i2}}{R_2}+\frac{u_{i3}}{R_3}=\frac{0-u_o}{R_F}$$

$$u_o=-R_F\left(\frac{u_{i1}}{R_1}+\frac{u_{i2}}{R_2}+\frac{u_{i3}}{R_3}\right) \tag{6-11}$$

公式(6-11)表明输出电压等于各输入电压按不同比例反相相加之和。

如果 $R_1=R_2=R_3=R$,则 $u_o=-\frac{R_F}{R}(u_{i1}+u_{i2}+u_{i3})$;

若 $R_F=R$,则 $u_o=-(u_{i1}+u_{i2}+u_{i3})$。

为保证电路的对称性,图 6-21(a)中,$R_4=R_1//R_2//R_3//R_F$。

2. 同相加法运算电路 若多个输入信号加在运算放大器同相输入端,则可组成同相加法运算电路,如图 6-21(b)。根据式(6-8),在同相端与反相端分别有下列等式成立。

$$\frac{u_+}{R_4}=\frac{u_{i1}-u_+}{R_1}+\frac{u_{i2}-u_+}{R_2}+\frac{u_{i3}-u_+}{R_3}   \frac{u_-}{R}=\frac{u_o-u_-}{R_F}$$

公式变换后可得 $u_+=\dfrac{\dfrac{u_{i1}}{R_1}+\dfrac{u_{i2}}{R_2}+\dfrac{u_{i3}}{R_3}}{\dfrac{1}{R_1}+\dfrac{1}{R_2}+\dfrac{1}{R_3}+\dfrac{1}{R_4}}$ $u_-=R\dfrac{u_o}{R_F+R}$

再根据式(6-7),可得

$$\frac{\dfrac{u_{i1}}{R_1}+\dfrac{u_{i2}}{R_2}+\dfrac{u_{i3}}{R_3}}{\dfrac{1}{R_1}+\dfrac{1}{R_2}+\dfrac{1}{R_3}+\dfrac{1}{R_4}}=R\dfrac{u_o}{R_F+R}$$

进一步变换后可得

$$u_o=\frac{\dfrac{u_{i1}}{R_1}+\dfrac{u_{i2}}{R_2}+\dfrac{u_{i3}}{R_3}}{\dfrac{1}{R_1}+\dfrac{1}{R_2}+\dfrac{1}{R_3}+\dfrac{1}{R_4}}\frac{R_F+R}{R}=R_F\left(\frac{1}{R}+\frac{1}{R_F}\right)\frac{\dfrac{u_{i1}}{R_1}+\dfrac{u_{i2}}{R_2}+\dfrac{u_{i3}}{R_3}}{\dfrac{1}{R_1}+\dfrac{1}{R_2}+\dfrac{1}{R_3}+\dfrac{1}{R_4}}$$

实际上电路应具有一定的对称性,即满足等式 $R//R_F=R_1//R_2//R_3//R_4$。所以同相加法运算电路输出

$$u_o=R_F\left(\frac{u_{i1}}{R_1}+\frac{u_{i2}}{R_2}+\frac{u_{i3}}{R_3}\right) \tag{6-12}$$

若把输入信号分别加在运算放大器的反相输入端与同相输入端,便可组成减法器,可自行推导分析,这里不再展开讨论。

三、微分、积分运算电路

1. 微分运算电路 图 6-22 是微分运算电路。信号 u_i 通过电容器 C 输入运放反相输入端，由于 $i_1 = i_F, u_- = u_+ = 0$，所以

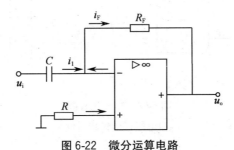

图 6-22 微分运算电路

$$i_1 = C\frac{\mathrm{d}u_i}{\mathrm{d}t} \qquad i_F = -\frac{u_o}{R_F}$$

由上式可以得出

$$u_o = -R_F C\frac{\mathrm{d}u_i}{\mathrm{d}t} \tag{6-13}$$

即输出电压与输入电压的微分成正比，实现了微分运算。需要指出的是微分运算电路的输入信号不能太大，否则将使运算放大器进入饱和状态，甚至可能损坏运算放大器。

2. 积分运算电路 若将图 6-22 中的电容 C 与反馈电阻 R_F 对调，则组成了积分运算电路，如图 6-23 所示。

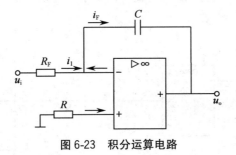

图 6-23 积分运算电路

由于 $i_1 = i_F, u_- = u_+ = 0$，经过分析可得

$$i_F = -C\frac{\mathrm{d}u_o}{\mathrm{d}t} \qquad i_1 = \frac{u_i}{R_F}$$

$$-C\frac{\mathrm{d}u_o}{\mathrm{d}t} = \frac{u_i}{R_F}$$

经数学变换后，可得

$$u_o = -\frac{1}{R_F C}\int u_i\,\mathrm{d}t \tag{6-14}$$

即输出电压与输入电压的积分成正比，电路实现了对输入信号的积分运算。

四、电压比较器

运算放大器除了能对输入信号进行运算外，还能对输入信号进行处理，如进行信号幅度比较的电压比较器（Voltage comparators），进行有源滤波的有源滤波器等。电压比较器的作用就是对两个输入信号进行比较，来判别输入信号的大小和极性。通常用于自动控制、数字仪表、波形变换、模数转换等电路中。

1. 电压比较器　图 6-24(a)是一种电压比较器电路。

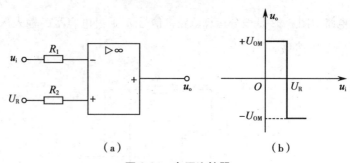

图 6-24　电压比较器

(a)电路；(b)传输特性

图中 U_R 是参考电压,加在同相输入端,输入电压 u_i 加在反相输入端,运算放大器工作于开环状态。由于集成运算放大器的开环电压增益很高,即使输入端加一个非常微小的差模信号,也会使集成运算放大器工作于饱和区,输出电压达到饱和电压值,接近集成运算放大器的电源电压。

当 $u_i < U_R$ 时,$u_- < u_+$,运放输出正饱和电压值 $+U_{OM}$;

当 $u_i > U_R$ 时,$u_- > u_+$,运放输出负饱和电压值 $-U_{OM}$。

图 6-24(b)是运算放大器工作在开环状态时电压比较器的传输特性,可见比较器输入端进行的是模拟信号大小的比较,而输出端只有高电平或低电平二种状态来反映其比较结果。

2. 过零比较器　当参考电压 $U_R = 0$ 时,即输入电压与零电平比较,称为过零比较器(Zero-crossing comparator),过零比较器电路与传输特性如图 6-25 所示。

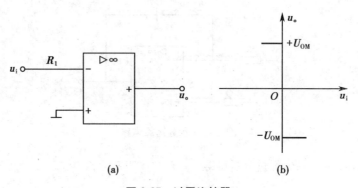

图 6-25　过零比较器

(a)电路；(b)传输特性

实际上,电压比较器的参考电压 U_R 也可接到运算放大器反相输入端,而输入信号电压 u_i 则接到同相输入端,其电压传输特性与上述电路刚好相反。

3. 滞回电压比较器　上述电压比较器在实际应用时,如果 u_i 恰好在 U_R 的幅度附近,则由于零点漂移的存在,输出电压 U_o 将不断从一个极限跳到另一个极限值。并且如果信号中夹杂着噪声时,输出状态可能随噪声而变化。为了改善输出特性,通常采用带有正反馈的滞回电压比较器电路,如图 6-26(a)所示。

图中 D_Z 是双向稳压管,用来使输出电压稳定在 $\pm U_Z$。R_4 是限流电阻,限制稳压管的电流。电路输出电压 U_o 经 R_2 和 R_3 分压后得到 U_B 并把它作为基准电压。U_B 的值是随着输出电压而改变,当运算放大器输出为 $+U_{OM}$ 时,$U_o = +U_Z$,$U_{B1} = \dfrac{U_Z R_2}{R_2 + R_3}$;当运算放大器输出为 $-U_{OM}$ 时,

$U_o = -U_Z, U_{B2} = \dfrac{-U_Z R_2}{R_2 + R_3}$。假设开始时 U_o 为正，u_i 由负向正变化，这时必须 $u_i > U_{B1}$，才能由正转换成负；而后当 u_i 由正向负变化时，因为 U_o 原来为负，必须 $u_i < U_{B2}$ 时，才能使 U_o 由负转换为正。于是产生图 6-26(b)所示的滞回特性。U_{B1}、U_{B2} 为门限电压。

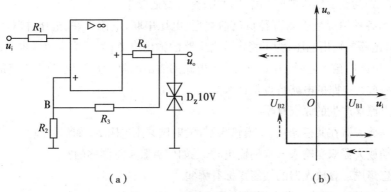

（a） （b）

图 6-26 滞回电压比较器

(a)电路；(b)传输特性

 本章小结

1. 一般来说生物电信号都是微弱信号，信噪比较低，信号频率处于低频率段、变化较慢甚至近似于直流信号。此外生物体作为一个信号源，其输出阻抗很高。为了适应生物电信号特点及放大处理的需要，必须选用低噪声、高输入阻抗和放大倍数高且稳定的低频直流放大器。

2. 在放大电路中引入负反馈，虽然降低了放大倍数，但是，能使放大电路的许多性能获得改善，如稳定放大倍数、减小非线性失真、改变输入和输出电阻等。按反馈电路与基本放大电路的连接方式不同，有四种负反馈类型：电压串联、电流串联、电压并联和电流并联，其中电压负反馈能稳定输出电压，使输出电阻减小；电流负反馈能稳定输出电流，使输出电阻增大；串联负反馈使输入电阻增大；并联负反馈使输入电阻减小。

3. 功率放大电路具有较大的输出功率，三极管工作在大信号极限状态，为减小三极管的功耗和提高电源的效率，通常工作在乙类和甲乙类状态。

4. 直接耦合放大电路具有电路结构简单、信号传输效率高以及能放大缓慢变化信号等优点，但存在零点漂移和级间静态工作点的相互影响。

5. 当输入电压为零，输出电压发生缓慢变化的现象称为零点漂移。引起零点漂移的原因很多，如三极管的参数(I_{CBO}、U_{BE}、β)随温度的变化而变化、电源电压的波动等都将使输出电压产生漂移，其中以温度变化的影响最为严重。差动放大电路具有对称性，具有相同的温度特性和静态工作点。对共模信号没有放大作用，而对差模信号具有放大能力。

6. 典型差动放大电路分析:静态工作点的分析与计算;动态分析又分为差模信号输入与共模信号输入分析。

7. 差动放大器有双端输入－单端输出、双端输入－单端输出、单端输入－双端输出与单端输入－单端输出四种方式。

8. 集成运算放大器的理想模型:开环电压增益 $A_{od} \to \infty$;差模输入电阻 $r_{id} \to \infty$;开环输出电阻 $r_o \to 0$;共模抑制比 $K_{CMRR} \to \infty$。可以推得两个重要结论:"虚短"$u_+ \approx u_-$、"虚断"$i_+ = i_- = 0$。

9. 反相比例放大器、同相比例放大器是运算放大器组成的基本电路。

10. 加法电路、微分与积分电路、电压比较器电路是运算放大器的应用电路。

习题六

6-1 直流负反馈的作用是( )。

6-2 反馈量与放大器的输入量极性相反,因而使( )减小的反馈,称为( )。

6-3 以下哪种情况应引入直流负反馈,哪种情况应引入交流负反馈?为稳定静态工作点;为稳定放大倍数;为改变输入电阻和输出电阻;为展宽通频带。

6-4 以下各种情况应引入哪种负反馈类型(电压串联、电流串联、电压并联和电流并联)?为了稳定放大电路的输出电压;为了稳定放大电路的输出电流;为了增大放大电路的输入电阻;为了减小放大电路的输入电阻;为了增大放大电路的输出电阻;为了减小放大电路的输出电阻。

6-5 功率放大电路的电路特点是什么?

6-6 零点漂移产生的原因有哪些?

6-7 差动放大器在共模输入、差模输入下,发射极共用电阻 R_E 如何处理?

6-8 差动放大器双端输入−双端输出时,是如何克服零点漂移的?

6-9 理想集成运算放大器的性能指标有哪些?

6-10 如何利用运算放大器实现减法器?

6-11 简述电压比较器的作用及应用。

6-12 生物医学信号放大器必须满足哪些基本要求?

6-13 在题图 6-1 中,若输入电压为 u_i,试推导出输出电压 u_o 表达式?

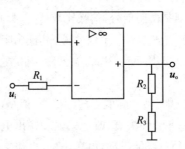

题图 6-1

6-14 某差动放大器两个输入端的电压信号分别为 $u_{i1}=3.12V$,$u_{i2}=3.08V$,试计算两管之间输入的差模信号 u_d 与共模信号 u_c 大小。

第七章 直流电源

 学习目标

　　1. 掌握直流稳压电源的组成及各部分的作用、串联稳压电源的稳压原理、集成三端稳压电源的命名及应用、可控硅整流电路的工作原理。

　　2. 熟悉单相半波、全波和桥式整流电路的结构、工作原理，并能估算直流输出电压的大小，滤波电路的工作原理。

　　3. 了解开关稳压电源的结构和原理、单结晶体管的结构及工作原理。

　　前面分析的各种放大电路及电子设备中，通常都需要电压稳定的直流电源来供电。虽然直流电源可以由直流发电机和各种电池提供，但大多数情况是利用电网提供的交流电源经过转换而得到直流电源。特别在医学影像设备中所用的直流电源，基本上都是由交流电转换实现。这种变化方式不但能提供多种输出电压和较大的输出功率，而且经济实用。直流稳压电源是将交流电转变成直流电的一种装置。它一般由四个部分组成：电源变压器、整流电路、滤波电路和稳压电路，原理框图如图 7-1 所示，各部分的作用如下。

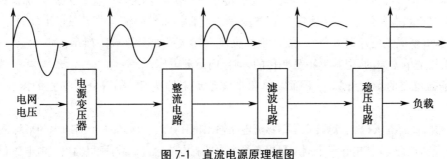

图 7-1　直流电源原理框图

　　1. 电源变压器　利用变压器的电压变换功能将电网电压转换成整流电路所需电压的大小。

　　2. 整流电路　利用二极管的单向导电性将电源变压器副边的交流电转换成单向脉动电压，交流电转变成直流电。

　　3. 滤波电路　滤掉整流电路输出电压中的交流成分，减小直流电压中包含的谐波分量，降低直流电源电压的脉动成分。

　　4. 稳压电路　在电网电压发生波动或负载发生变化时，使直流电源的输出电压能够保持稳定。

第一节　整流电路

　　整流电路(rectifier circuit)是利用二极管的单向导电性，把交流电转换成单方向脉动直流电的过程。应用较多的整流电路有半波、全波、桥式和倍压整流电路。由于全波整流电路的分析方法和半波、桥式类似，所以本节不作介绍。

为简化起见,在分析整流电路时,均把二极管当作理想元件来处理,即认为它的正向导通电阻为零,而反向电阻为无穷大。

一、单相半波整流电路

1. 电路组成及工作原理　单相半波整流电路(single-phase half-wave rectifier)如图 7-2 所示。它是最简单的整流电路,由电源变压器 Tr、整流二极管 D 和负载电阻 R_L 组成。

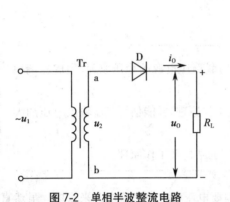

图 7-2　单相半波整流电路　　　　　图 7-3　单相半波整流电路电压电流波形

设电源变压器副边输出的交流电压为

$$u_2 = \sqrt{2}U_2 \sin\omega t \tag{7-1}$$

其波形如图 7-3(a)所示。当 u_2 为正半周时,其极性 a 端为正、b 端为负,二极管 D 承受正向电压,因而处于导通状态。电流 i 从 a 端流出,经过二极管 D 和负载电阻 R_L 流入 b 端。二极管的管压降忽略不计,所以 $u_o = u_2$。当 u_2 为负半周时,b 端为正,a 端为负,二极管 D 加反向电压,因而处于截止状态。负载 R_L 上无电流通过,$u_o = 0$。可见,半波整流电路只在正半周时才有电流通过负载,负半周无电流通过负载,故称半波整流。其波形如图 7-3(b)所示。负载上得到的整流电压虽然是单方向的,但其大小是变化的,即单向脉动电压。

2. 整流电路的参数计算　下面以单相半波整流电路为例,介绍主要参数的意义及计算方法。

(1)输出直流电压 U_o 的计算:它是指整流电路输出电压瞬时值 u_o 在一个周期内的平均值。对于单相半波整流电路,交流电在一个周期里只有半个周期有电流通过负载,所以输出直流电压 U_o 为

$$\begin{aligned}
U_O &= \frac{1}{2\pi}\int_0^{2\pi} u_o d(\omega t) \\
&= \frac{1}{2\pi}\int_0^{\pi} \sqrt{2}U_2 \sin\omega t\, d(\omega t) \\
&= \frac{\sqrt{2}U_2}{\pi} \approx 0.45U_2
\end{aligned} \tag{7-2}$$

(2)输出电流的平均值 I_o

$$I_o = \frac{0.45U_2}{R_L} \tag{7-3}$$

(3)二极管电流平均值 I_D

$$I_D = \frac{0.45U_2}{R_L} \tag{7-4}$$

(4)二极管承受的最高反向电压 U_{DRM}:在单相半波整流电路中,二极管不导通时承受的最高反向电压就是变压器副边电压 u_2 的最大值,即

$$U_{DRM} = \sqrt{2} U_2 \tag{7-5}$$

【例7-1】 有一单相半波整流电路如图7-2所示,已知负载电阻 $R_L = 50\Omega$,电源变压器副边电压 $U_2 = 19V$,试求 U_o、I_o 及 U_{DRM}。

解:
$$U_o = 0.45U_2 = 0.45 \times 19V = 8.55V$$

$$I_o = \frac{U_o}{R_L} = \frac{8.55}{50}A = 0.171A = 171mA$$

$$U_{DRM} = \sqrt{2} U_2 = \sqrt{2} \times 19V \approx 27V$$

上面计算出二极管所承受的最大反向电压为27V,但为了使用安全,在选用二极管时,二极管最高反向电压要选得比27V大一倍左右。

单相半波整流电路的特点是元器件少、电路简单。主要缺点是输出直流电压平均值低、输出波形脉动大、效率低。目前使用最为广泛的是单相桥式整流电路。

二、单相桥式整流电路

1. 电路组成和工作原理　前面所讲半波整流电路只利用了电源的半个周期,而且整流电压的脉动较大,为了克服这些缺点,常采用全波整流电路。其中最常用的是单相桥式整流电路 (single-phase bridge type rectifier)。单相桥式整流电路如图7-4所示。图7-4(a)由四个二极管接成电桥形式,故称桥式整流。图7-4(b)为其简化画法。

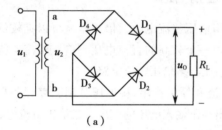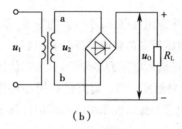

（a）　　　　　　　　　　　（b）

图7-4　单相桥式整流电路

在图7-4(a)中,设电源变压器副边电压 $u_2 = \sqrt{2} U_2 \sin\omega t$,在 u_2 的正半周,其极性为上正下负,即 a 端电位高于 b 端,二极管 D_1 和 D_3 因承受正向电压而导通,二极管 D_2 和 D_4 因承受反向电压而截止,电流 i_1 的通路是 $a \rightarrow D_1 \rightarrow R_L \rightarrow D_3 \rightarrow b$。负载电阻 R_L 得到一个半波电压,如图7-5(b)中的 $o \sim \pi$ 段所示波形。

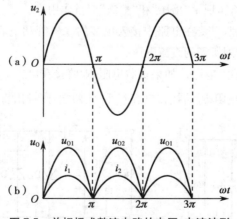

图7-5　单相桥式整流电路的电压、电流波形

在 u_2 的负半周,其极性为上负下正,即 b 端电位高于 a 端电位。因此,D_1 和 D_3 承受反向电压截止，D_2 和 D_4 因承受正向电压而导通，电流 i_2 的通路是 $b \rightarrow D_2 \rightarrow R_L \rightarrow D_4 \rightarrow a$。同样负载电阻得到一个半波电压，如图 7-5(b) 中 $\pi \sim 2\pi$ 段波形。

由此可见，在交流电压 u_2 的一个周期内，二极管 $D_1 D_3$ 和 $D_2 D_4$ 轮流导通和截止，电流都以相同的方向通过负载电阻 R_L，所以在 R_L 上得到单方向脉动的直流电压和电流，波形如图 7-5(b) 所示。

2. 主要参数的计算

（1）输出直流电压

$$
\begin{aligned}
U_o &= \frac{1}{2\pi} \int_0^{2\pi} u_2 d(\omega t) \\
&= \frac{1}{2\pi} \int_0^{2\pi} \sqrt{2} U_2 \sin d(\omega t) \\
&\approx 0.9 U_2
\end{aligned}
\tag{7-6}
$$

（2）输出电流的平均值

$$
I_o = \frac{U_o}{R_L} \approx \frac{0.9 U_2}{R_L}
\tag{7-7}
$$

每个二极管所承受的最大反向电压为 $\sqrt{2} U_2$。通过的电流为负载电流 I_o 的一半。

由此看出，单向桥式整流电路的输出直流电压高，波形脉动小，适用于小功率且对电压要求较高的场合。

三、倍压整流电路

在一些需用高电压、小电流的地方，常常使用倍压整流电路。倍压整流可以把较低的交流电压，用耐压较高的整流二极管和电容器，"整"出一个较高的直流电压。倍压整流电路一般按输出电压是输入电压的多少倍，分为二倍压、三倍压与多倍压整流电路。

1. 电路组成 倍压整流是利用二极管的整流和导引作用，将电压分别贮存到各自的电容上，然后把它们按极性相加的原理串接起来，输出高于输入电压的电压。二倍压整流电路（Voltage doubler rectifer）如图 7-6 所示。

2. 工作原理 当变压器副边电压 u_2 为正半周时，其极性上正下负，二极管 D_1 导通，D_2 截止。电流通路是 $a \rightarrow C_1 \rightarrow D_1 \rightarrow b$，这个电流对电容 C_1 充电。在理想情况下，电容 C_1 被充电至 u_2 的峰值，即 $U_{C1} = \sqrt{2} U_2$。当变压器副边电压 u_2 为负半周时，其极性上负下正，电容 C_1 上的电压和变压器副边电压相加，组成了一个新的"电源"，其电压是 $(U_{C1} + u_2)$，这个"电源"通过二极管 D_2 给电容 C_2 充电，可使电容 C_2 的电压充电至 $2\sqrt{2} U_2$。负载电阻 R_L 和电容 C_2 并联，所以 R_L 两端的电压也是 $U_o = 2\sqrt{2} U_2$。因此电路实现了"倍压"和"整流"双重作用。

根据二倍压的工作原理，只要在电路中接入更多的二极管和电容，并将各个电容按电压相加的原则串联起来，即可得到所需的直流电压。

图 7-7 是一个多倍压整流电路。如果负载电阻 R_L 跨接在电容 C_2 和 C_4 两端，则输出直流电压 $U_o = 4\sqrt{2} U_2$。如果负载电阻 R_L 跨接在电容 C_2 和 C_6 两端，则输出直流电压 $U_o = 6\sqrt{2} U_2$。

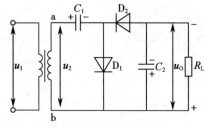

图 7-6 二倍压整流电路

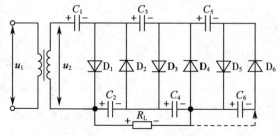

图 7-7 多倍压整流电路

用于倍压整流电路的二极管,其最高反向电压应大于 $2\sqrt{2}U_2$,可用高压硅整流堆,其系列型号为 2DL。如 2DL2/0.2,表示最高反向电压为 2 千伏,整流电流平均值为 200 毫安。倍压整流电路使用的电容器 C_1 的耐压值大于或等于 $\sqrt{2}U_2$,其余电容的耐压值大于或等于 $2\sqrt{2}U_2$,在使用上才安全可靠。倍压整流电路仅适用于负载电流较小的场合。

第二节 滤 波 电 路

前面分析的整流电路虽然把交流电转换为直流电,但所得到的输出电压是单相脉动电压,其中既有直流成分又有交流成分,对于电源质量要求不高的电子设备是允许的。但对医学影像设备电路而言,整流电路之后都需要加滤波(filter)电路,用来滤掉脉动电压中的交流成分,以改善输出电压的脉动程度。下面介绍几种常见的滤波电路。

一、电容滤波电路

电容滤波电路(capacitor filter)如图 7-8 所示,在桥式整流电路的输出端负载 R_L 并联一个电容器 C,利用电容器的充放电特性,滤掉输出电压中的交流成分,保留其直流成分,达到平滑输出电压波形的目的。

下面定性分析滤波电路的工作原理。u_2 在正半周时,二极管 D_1 和 D_3 导通,电源给负载 R_L 供电,同时又给电容器 C 充电,如果忽略二极管的管压降,则充电电压 u_C 与上升的变压器副边电压 u_2 相等,如图 7-9 中的 om 段波形所示。电源变压器副边电压 u_2 在 m 点处达到最大值,u_C 也达到最大值。然后 u_2 和 u_C 都开始下降,u_2 按正弦规律迅速下降,而 u_C 则按指数规律缓慢下降,在 n 点之后,$u_2 < u_C$,二极管 D_1 和 D_3 承受反向电压而截止,电容对负载电阻 R_L 放电,u_C 按放电曲线 nh 下降,直到 u_2 的负半周 $|u_2| > u_C$ 时,二极管 D_2 和 D_4 导通,电容器再次被充电。

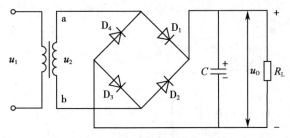

图 7-8 桥式整流电容滤波电路

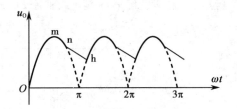

图 7-9 电容滤波电路的波形

由以上分析可知,电容滤波电路有如下特点:

1. 减小了输出电压的脉动成分 整流电路加上滤波电容后,当二极管导通时,滤波电容将能量储存在电场中,然后在二极管截止期间将储存的能量释放出来,使流过负载电阻的电流没有因 u_2 的迅速下降而变小,因而负载上的电流和电压的波形比较平滑,减小了输出电压脉动成分。

2. 增大了输出电压 从图 7-9 可见,输出电压曲线包围的面积比没有滤波电容时的曲线所包围的面积大了,说明输出电压的平均值增大了。输出电压平均值 U_o 与时间常数 R_LC 有关,R_LC 愈大,电容器放电愈慢,U_o 平均值也愈大。

当满足 $R_LC \geq (3\sim5)T/2$ 时,桥式整流电容滤波电路输出电压平均值通常用下式近似估算:

$$U_o \approx 1.2U_2 \tag{7-8}$$

电容滤波电路结构简单,输出电压较高,脉动也较小,但电路的带负载能力差,因此,电容滤波通常适合负载电流较小且变化不大的场合。

二、电感滤波电路

电感滤波电路如图 7-10 所示。在整流电路和负载电阻 R_L 之间串入一个电感（inductance），就构成了电感滤波电路（inductance filter）。

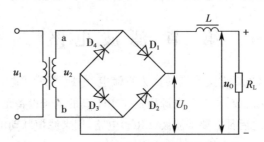

图 7-10　桥式整流电感滤波电路

其工作原理可以这样分析。电感对直流电流呈现的电阻很小，而对交流电流呈现的阻抗大，因此串联电感器后，整流后脉动电压的直流分量基本没有衰减，而交流分量绝大部分降在电感 L 上，这样就滤掉负载电阻的交流分量，降低了输出电压的脉动成分。且电感 L 的值越大，交流频率越高，其交流阻抗越大，滤波效果越好。

当忽略电感线圈的直流电阻时，则电感滤波电路输出电压的平均值

$$U_O = 0.9U_2 \tag{7-9}$$

电感滤波电路的缺点是由于电感铁心的存在，不但加大了电路的体积和重量，也易引起电磁干扰。电感滤波一般只适用于低电压；大电流场合。

三、π 型滤波电路

为进一步改善滤波特性，降低脉动成分，可将上述滤波电路组合起来使用。较为常见的有 LC 滤波、LC-π 型滤波和 RC-π 型滤波电路。下面以 LC-π 型滤波电路（LC pi type filter）为例分析其工作原理。图 7-11 是桥式整流 LC-π 型滤波电路。

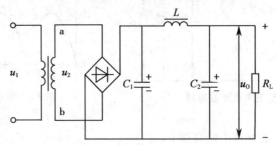

图 7-11　LC-π 型滤波电路

其滤波原理可以这样来分析。整流后的输出脉动电压先通过第一级电容 C_1 滤波后，然后再经 LC_2 组成的第二级滤波电路进行滤波。电感在电路中的感抗为 $X_L = \omega L = 2\pi f L$，对于直流分量，由于频率 $f=0$，所以感抗 $X_L=0$，可视为短路，也就是直流分量通过电感 L 几乎没有损失，全部送至输出端；而对交流分量，电感 L 所呈现的阻抗较大，交流分量绝大部分降在电感 L 上，减小了输出的交流分量，使负载电阻 R_L 上的交流成分变小。经电感 L 滤波之后，利用电容 C_2 再一次滤掉交流脉动分量，这样可得到更为平直的直流输出电压。

在实际应用中，由于电感线圈体积大、成本高，可用电阻 R 代替电感 L，构成了 RC-π 型滤波电路，如图 7-12 所示。对于其滤波原理与 LC 型类似，只区别于直流分量在电阻 R 有一定的分压作用，损失了部分直流电压，这种滤波电路主要适用于负载电流较小而又要求输出电压交流

分量很小的场合。

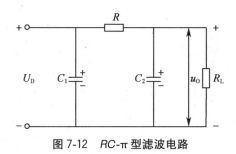

图 7-12 RC-π 型滤波电路

π 型滤波电路的输出电压平均值 U_{o} 的估算与电容滤波电路相同,即

$$U_{\mathrm{o}} \approx 1.2 U_2 \tag{7-10}$$

第三节 稳 压 电 路

交流电压经整流滤波后可得到平滑的直流电压,但这种电压往往会随着交流电网电压的波动或负载的变化而变化,这种不稳定的直流输出电压会导致设备无法正常工作。特别在医学影像设备电路中,对电源电压的稳定性要求非常严格,电压的稳定性直接影响医学图像的质量。影响直流电源输出稳定的因素主要有两方面:一方面是电网电压的波动,会使输出电压发生变化;另一方面是当负载电流变化时,在直流电源内阻上产生压降也会随着变化,使输出电压发生变化。因此要采取稳压措施。为了得到稳定的输出直流电压,必须在整流滤波电路之后加上稳压电路(regulation circuit),使输出电压维持相对稳定。稳压电路种类很多,下面主要讨论稳压管稳压电路和串联型稳压电路。

一、稳压管稳压电路

稳压管稳压(zener voltage regulator)电路如图 7-13 所示。限流电阻 R 和硅稳压管 D_{Z} 组成的稳压电路接于滤波电容与负载电阻之间。在此电路中,由于起稳压作用的稳压管和负载 R_{L} 并联,稳压管稳压电路又称为并联型稳压电路。

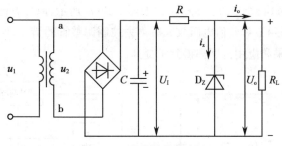

图 7-13 稳压管稳压电路

前面章节已介绍了硅稳压管的特性,在稳压管的反向击穿区,流过稳压管的电流在一定范围内变化时,稳压管两端的电压几乎不变,稳压电路就利用了这一特性。交流电源电压的波动和负载的变化是引起输出电压不稳定的两个主要因素,下面针对这两种情况定性分析电路的稳压过程。

1. 电网电压波动、负载电阻不变的情况 当电网电压波动造成稳压电路的输入电压 U_{I} 升高时,输出电压 U_{o} 将会上升,引起稳压管 D_{Z} 两端的电压 U_{Z} 升高。由稳压管的伏安特性可知,稳压管两端电压 U_{Z} 的增大将使电流 I_{Z} 急剧增大,通过限流电阻 R 上的电流增加,同时电阻 R 两端的电压 U_{R} 也增加

$$U_R = (I_z + I_o)R \qquad (7-11)$$

必将使输出电压 U_o 降低

$$U_o = U_1 - U_R \qquad (7-12)$$

输入电压 U_1 的增量绝大部分降落在限流电阻 R 上,使输出电压基本稳定不变。其稳压过程可描述如下

$$U_1 \uparrow \rightarrow U_o(U_z) \uparrow \rightarrow I_z \uparrow \rightarrow I_R \uparrow \rightarrow U_R \uparrow \quad\rule{0pt}{1em}$$
$$U_o \downarrow \qquad\qquad\qquad\qquad\qquad\qquad$$

反之,当 U_1 下降,各量的变化和上述过程刚好相反,也能维持输出电压 U_o 基本不变。

2. 电网电压保持不变、负载电阻变化时的情况　假设负载电阻 R_L 减小,使输出电流 I_o 增大,限流电阻上的电流 I_R 也增大,造成输出电压 $U_o(U_z)$ 下降。根据稳压管的反向伏安特性,U_z 下降将使 I_z 急剧减小,使限流电阻 R 上的电压 U_R 降低

$$U_R = (I_z + I_o)R \qquad (7-13)$$

必将使输出电压 U_o 增加

$$U_O = U_1 - U_R \qquad (7-14)$$

即 U_R 的减小补偿了由负载波动造成的输出电压 U_o 降低,从而维持输出电压基本不变。其稳压过程可描述如下:

$$I_o \uparrow \rightarrow U_o(U_z) \downarrow \rightarrow I_z \downarrow \rightarrow I_R \downarrow \rightarrow U_R \downarrow \quad\rule{0pt}{1em}$$
$$U_o \uparrow \qquad\qquad\qquad\qquad\qquad\qquad$$

同理,当输入电压 U_1 不变、负载电阻增大,造成负载电流 I_o 减小时,其过程和上面变化刚好相反,不再叙述。

综上所述,这种稳压电路稳压的实质是利用稳压管 D_z 两端电压的微小变化引起较大电流的变化,再通过限流电阻 R 的电压调节作用,两者相互配合使输出电压基本不变。

稳压管稳压电路是比较简单的一种稳压电路,应用也很广泛,有时也作为基准电压源使用。但由于其输出电压不可调节,输出电流较小,稳压精度也不高,所以常用在稳压要求不高及负载电流较小的电路中。

二、串联型稳压电路

串联型稳压电路(series voltage regulator)如图 7-14(a)所示,原理方框图如图 7-14(b)所示。由于串联型稳压电路采用了对差值电压放大后再去控制调整管的措施,所以克服了稳压管稳压电路的不足,使稳压效果和应用范围都得到了提高。

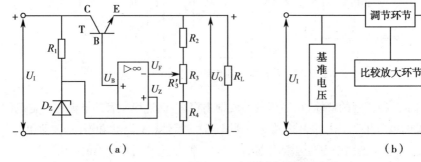

图 7-14　串联型直流稳压电路

1. 电路组成　串联型稳压电路包含四个组成部分,即采样环节、放大环节、基准环节和调整环节。

（1）采样环节：由电阻 R_2、R_4 和电位器 R_3 组成。反馈电压 U_F 取自输出电压的一部分，U_F 对输出电压 U_o 的变化进行采样后送到放大环节。其计算公式如下

$$U_F = \frac{R_4 + R'_3}{R_2 + R_3 + R_4} U_o \tag{7-15}$$

R'_3 是指电位器 R_3 中心抽头以下部分的电阻值。

（2）基准环节：是由稳压管 D_z 和限流电阻 R_1 组成。该环节的作用是提供一个基准电压 U_z，以便同采样电路得到的反馈电压 U_F 进行比较。

（3）放大环节：由集成运算放大器组成。放大器将采得到的反馈电压 U_F 与基准电压 U_z 进行比较，再将差值电压（$U_z - U_F$）进行放大，传送给调整环节。

（4）调整环节：由调整管 T 组成，工作在线性放大区，其基极电压受运算放大器输出电压的控制，使稳压电路的输出电压基本稳定。

2. 稳压原理　当输入电压 U_I 升高（或负载电流 I_o 减小）时，导致输出电压 U_o 增加，取样电压 U_F 随之增大，U_F 反馈到运算放大器的反相输入端，反馈电压 U_F 与同相输入端的固定基准电压 U_z 相比较，得到差值电压（$U_z - U_F$）将下降，经运算放大器放大后得到的输出电压 U_B 也下降，使调整管的 U_{BE} 下降，基极电流 I_B 和集电极电流 I_C 也减小，于是调整管的 U_{CE} 增大，从而使输出电压 $U_o = U_I - U_{CE}$ 减小，从而维持 U_o 基本不变。上述稳压过程可表示如下

$$U_o \uparrow \rightarrow U_F \uparrow \rightarrow (U_z - U_F) \downarrow \rightarrow U_B \downarrow \rightarrow U_{CE} \uparrow$$
$$U_o \downarrow \leftarrow$$

同理，当输入电压 U_I 减小（或负载电流增加）时，电路变化与上述过程相反，也能使输出电压保持不变。

由此可见，该电流稳压的过程是经运算放大器放大后调整晶体管的管压降 U_{CE}，来达到稳定输出电压的目的。整个过程是通过负反馈使输出电压保持基本不变的，反馈电压 U_F 取自于输出电压 U_o，U_F 和基准电压 U_z 又分别加在运算放大器的两个输入端，所以引入的是串联电压负反馈，故图 7-14 所示电路为串联型稳压电路。

如果将电位器 R_3 的滑动端向上移动，则采样电压 U_F 将增大，相当于上面分析的输出电压 U_o 升高的情况，反之，如果将电位器 R_3 的滑动端向下移动，则采样电压 U_F 将减小，相当于上面分析的输出电压 U_o 降低的情况，可见，改变电位器 R_3 的滑动端，可以在一定的范围内调节输出电压 U_o 的大小。

串联型反馈稳压电路克服了并联型稳压电路输出电流小、输出电压不能调节的缺点，因而在各种电子设备中得到广泛的应用。同时这种稳压电路也是集成稳压电路的基本组成。

三、集成稳压器

近年来，随着集成工艺的日臻完善，集成稳压器（integrated regulator）得到了广泛应用，它具有体积小、可靠性高、性能指标好、便于安装和价格低等优点。下面介绍三端固定集成稳压器和三端可调集成稳压器。

1. 三端固定集成稳压器　三端固定稳压器的外形和图形符号如图 7-15 所示。

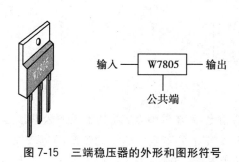

图 7-15　三端稳压器的外形和图形符号

这种稳压器只有输入端、输出端和公共端三个引出端,所以称为三端集成稳压器。其内部也是串联型稳压电路,同时将过载保护电路和启动电路集成在同一芯片上。

在三端集成稳压器中,W7800 和 W7900 两种系列最常见,W7800 系列输出正电压,W7900系列输出负电压。型号的最后两位数字表示稳压器的输出电压值,例如:W7805 的输出电压为5V,W7912 的输出电压为−12V。W7800 系列三端集成稳压器的输出电压如表 7-1 所示。

表 7-1　W7800 系列三端集成稳压器的输出电压

型号	W7805	W7806	W7808	W7812	W7815	W7818	W7824
U_o(V)	5	6	8	12	15	18	24

W7900 系列三端集成稳压器的输出电压如表 7-2 所示。

表 7-2　W7900 系列三端集成稳压器的输出电压

型号	W7905	W7906	W7908	W7912	W7915	W7918	W7924
U_o(V)	−5	−6	−8	−12	−15	−18	−24

图 7-16 所示是三端集成稳压器的应用电路。图中电源变压器有两组输出,分别经桥式整流电路供给三端集成稳压器 W7815 和 W7915,使 W7815 输出＋15V、W7915 输出−15V。图中的电容 C_1、C_2、C_3 和 C_4 为滤波电容,用来改善稳压器输出电压的纹波电压。

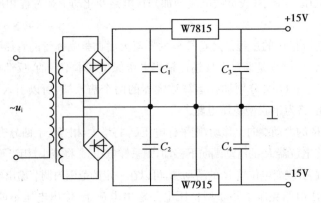

图 7-16　正、负电压输出电路

2. 三端可调集成稳压器　三端可调集成稳压电路如图 7-17 所示。

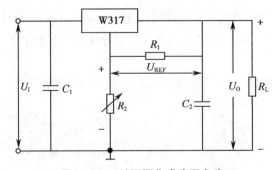

图 7-17　三端可调集成稳压电路

与三端固定集成稳压器相比,三端可调集成稳压器没有公共接地端,只有输入、输出和调整三个端子,并设有保护电路,工作十分安全。电压调整范围也较宽,例如 W317 输出电压可在1.2~40V 之间连续可调,输出电流在 0.5~1.5A 之间,输出电压为

$$U_O = \left(1 + \frac{R_2}{R_1}\right) \cdot U_{REF} \tag{7-16}$$

式中 U_{REF} 为基准电压,其典型值为 1.25V, R_2 用于调节输出电压。

第四节　开关型稳压电路

一、开关型稳压电路的特点

前面介绍的各种稳压电路中,无论分立元件组成的串联型直流稳压电路以及集成稳压器,其调整管总是工作在线性放大区,均属于线性稳压电路。它具有电路简单、输出电压可调、稳定性能好、输出脉动小等优点,但是这种稳压电路的缺点是效率低,一般只在 20%～40% 左右。由于调整管消耗的功率大,为解决调整管散热问题,还需安装较大散热器,致使稳压电路的重量和体积增大。近年来,在各种电子线路中采用开关型稳压电源(switching mode regulation circuit)解决了上述存在问题,特别在医学影像检查设备中,这种稳压电路的使用比例更高。

开关型稳压电路中的调整管工作在开关状态,即管子交替工作在饱和与截止两种状态下,开关转换时间比较短,因而开关型稳压电路具有功耗小、效率高、体积小、重量轻等特点,其效率可达 85% 以上,所以得到了迅速的发展。它适用于大功率且负载固定、输出电压调节范围不大、负载对输出纹波要求不高的场合。目前开关型电源应用很广泛,有许多不同种类的开关稳压电源,下面介绍其中一种典型的串联开关型稳压电路。

二、串联开关型稳压电路

串联开关型稳压电路与线性串联调整型稳压电路在组成上相比,除含有相同的取样环节、基准电压环节、比较放大环节外,还必须有开关控制环节、振荡器、开关调整管和续流滤波等部分。

串联开关型稳压电路框图如图 7-18 所示。它由调整管、滤波电路、比较器、三角波发生器、比较放大器和基准源等部分构成。图中 U_I 是经整流滤波之后的输出电压,T 是调整管,它工作在开关状态,u_B 是比较器 B 的输出电压,用于控制调整管 T 的状态,使调整管 T 在饱和与截止之间进行转换。u_B 的值由比较放大器 B 的两个输入端 u_A 和 u_T 决定。u_T 是三角波发生器提供的三角波电压,u_A 是比较放大器 A 的输出电压,由基准电压 U_{REF} 和 u_F 决定,u_F 是取样电路 R_1R_2 分压输出,反映负载电压的变化。

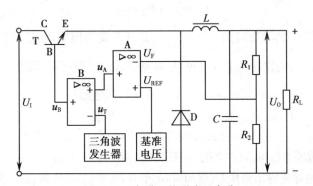

图 7-18　串联开关型稳压电路

当 $u_A > u_T$ 时,u_B 为高电平,调整管 T 饱和导通,调整管发射极电压 $u_E = U_I$,电源通过调整管 T 向负载供电和给电容 C 充电,同时电感 L 储存能量,二极管 D 承受反向电压而截止。

当 $u_A < u_T$ 时,u_B 为低电平,调整管 T 由导通变为截止,电感中储存的能量通过 D 向负载 R_L 释放,使负载 R_L 在调整管 T 截止时仍然有电流通过,因此称二极管 D 为续流二极管。开关型稳

149

压电路的电压和电流波形如图 7-19 所示。

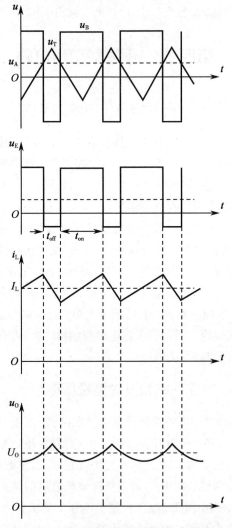

图 7-19　开关型稳压电源的电压、电流波形

设图 7-18 中的元件没有能量损耗,根据能量守恒原理,输出电压 U_o 与输入电压 U_I 的关系是

$$U_o \approx \frac{t_{on}}{T} \cdot U_I = qU_I \tag{7-17}$$

上式中的 t_{on} 是调整管 T 的导通时间,$T = t_{on} + t_{off}$ 是开关转换周期,t_{off} 是调整管 T 的截止时间,$q = \frac{t_{on}}{T}$ 称为脉冲波形的占空比。从上式可见,通过调节占空比即可调节输出电压 U_o。图 7-18 电路是脉宽调制(pulse width modulation,PWM)式开关稳压电源。

正常工作状态时,取样电路的输出的反馈电压 u_F 和基准电压 U_{REF} 相等,即 $u_F = U_{REF}$,比较放大器 A 的输出电压 $u_A = 0$。这样使比较放大器 B 的输出只与三角波发生器产生的三角波有关,即放大器 B 的输出脉冲电压 u_B 的占空比 $q = 50\%$,如图 7-20(a)所示。

当输入电压 U_I 增加使输出电压 U_o 增加时,u_F 上升,$u_F > U_{REF}$,比较放大器 A 输出负电压,u_A 再与三角波电压 u_T 比较,得到 u_B 的波形,如图 7-20(b)所示。比较放大器 B 的输出电压波形 u_B 的占空比 $q < 50\%$,T 的导通时间变短了,使输出电压下降,达到了稳压目的。上述的变化过程可简述如下

$$U_o \uparrow \rightarrow u_F \uparrow \rightarrow u_F > U_{REF} \rightarrow u_A \downarrow \rightarrow q \downarrow$$
$$U_o \downarrow \leftarrow$$

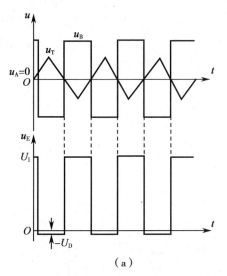
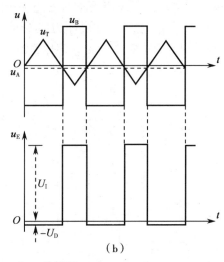

图 7-20 稳压过程中 u_B 和 u_T 的波形

同理,当输入电压 U_1 下降使输出电压 U_o 下降时,u_F 下降,使 $u_F < U_{REF}$,比较放大器 A 输出正电压,u_B 的占空比 $q > 50\%$,T 的导通时间变长,截止时间变短了,使输出电压升高,达到了稳压的目的。

以上介绍了串联开关型稳压电路的基本原理。随着集成工艺的发展以及大规模集成技术不断完善,近年来已生产出开关电源专用的集成控制器及单片集成开关稳压电源,这对提高开关电源的性能、降低成本、便于维护等方面起到了明显的效果,因此集成开关稳压器的应用越来越广泛。

第五节 可控硅整流电路

前面介绍的几种整流电路其输出电压是一个固定值,但在一些医学电子仪器中,还需一种不但有整流功能,而且整流后的输出电压在一定范围内连续可调的整流电路,下面将介绍的可控整流电路就是其中一种。

一、可控硅的结构与导通条件

可控硅也称晶闸管(thyristor)。它不但具有单向导电性,而且具有反应快、体积小等特点,所以多用于可控整流、逆变、调压等电路中,并且日益广泛应用于医学影像设备。可控硅的种类很多,有普通型、双向型和可关断型等。本节只介绍普通型可控硅。

1. 可控硅的结构 图 7-21 所示是可控硅的结构示意图和图形符号。它由四层半导体材料组成,形成三个 PN 结,分别是 J_1、J_2 和 J_3。P_1 层的引线为阳极 A,N_2 层的引线为阴极 K,P_2 层的引线为控制极 G。

2. 可控硅的导通条件 为了说明可控硅的导通条件,常把可控硅等效为 PNP 型和 NPN 型两个三极管,如图7-22 (a)所示。

当可控硅的阳极 A 和阴极 K 之间加正向电压而控制极不加电压时,PN 结 J_2 处于反向偏置,可控硅不能导通,称为正向阻断状态,即截止状态。当可控硅的阳极 A 和阴极 K 之间加正向电压,同时控制极和阴极之间也加正向电压时,如图 7-22(b)所示,产生了晶体管 T_2 的基极电流 I_{B2},则

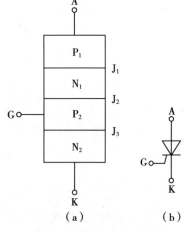

图 7-21 可控硅结构和符号

T_2的集电极电流为$\beta_2 I_{B2}$，T_1管的基极电流I_{B1}等于T_2管的集电极电流$\beta_2 I_{B2}$，因而T_1管的集电极电流I_{C1}为$\beta_1 \beta_2 I_{B2}$，这个电流又作为T_2管的基极电流，再一次进行上述放大过程。这样循环下去，形成了强烈的正反馈，使两个晶体管很快达到饱和状态，即可控硅导通。

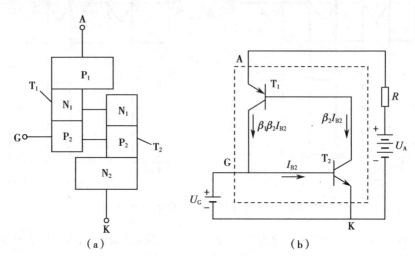

（a）　　　　　　　　　　　　　（b）

图 7-22　可控硅等效电路

综上所述，可控硅具有导通和截止两种工作状态。它相当于一个可控的单向开关，其导通必须同时具备两个条件：

（1）阳极和阴极之间加适当的正向电压U_{AK}。

（2）控制极和阴极之间加适当的正向触发电压U_G。

可控硅导通之后，控制极的触发电压就失去控制作用，即使断开触发电压U_G，可控硅仍然处于导通状态。

要想关断可控硅，必须将阳极电流减小到维持电流I_H以下，使之不能维持正反馈过程。如果在可控硅的阳极和阴极之间加一个反向电压，同样会关断可控硅，这种关断称为反向阻断。

3. 可控硅的伏安特性　可控硅的伏安特性是阳极和阴极之间的电压U_{AK}与阳极电流I_A的关系曲线，如图 7-23 所示。

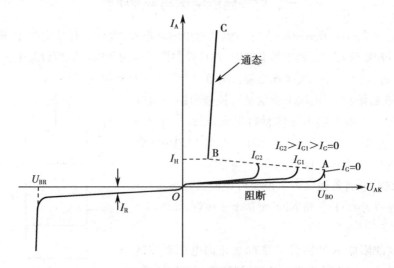

图 7-23　可控硅伏安特性曲线

从伏安特性曲线可见，当$I_G=0$时，U_{AK}逐渐增大，由于 PN 结J_2处于反向偏置，可控硅只有一个很小的漏电流，当U_{AK}增大到一定值U_{BO}时，PN 结J_2被击穿，可控硅中的电流I_A突然增大，从 A 点经 B 点跳到 C 点,而 U_{AK} 反而迅速下降,可控硅转入导通状态。电压 U_{BO} 称正向转折电压,导通时电流 I_A 的大小由可控硅所在回路的电阻和电源电压决定。

上面所述的情况($I_G = 0$ 导通)实际上是应当避免的现象。正常工作时 I_G 大于零,而且 I_G 越大,对应的转折电压越小。可控硅导通后的电压 U_{AK} 约 1V 左右。

可控硅伏安特性曲线的反向特性与二极管反向特性相似,由于 PN 结 J_1 和 J_3 处于反向偏置,因而只有很小的反向电流 I_R。当反向电压增大到一定数值时,电流突然增大,PN 结 J_1 和 J_3 被击穿导通,此时电压称反向转折电压 U_{BR}。实际应用中可控硅反向击穿导通同样是不允许的。

二、单结晶体管及触发电路

前面讲述的可控硅导通条件,需要有正向触发电压。产生触发电压的电路种类很多,下面将介绍常用的单结晶体管(unijunction transistor)触发电路。

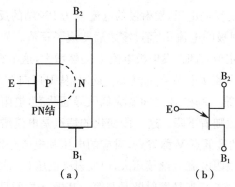

图 7-24　单结晶体管的结构和符号

1. 单结晶体管　单结晶体管的结构及符号如图 7-24 所示,它的内部结构是一个 PN 结,外部有三个电极,即发射极 E、第一基极 B_1 和第二基极 B_2。因为有两个基极,故又称双基极二极管。

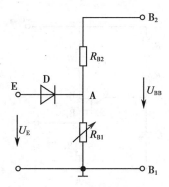

图 7-25　单结晶体管的等效电路

单结晶体管的等效电路如图 7-25 所示。如果在两个基极之间加上电压 U_{BB},则 R_{B1} 上的电压

$$U_{B1} = \frac{U_{BB}}{R_{B1} + R_{B2}} \cdot R_{B1} = \eta \cdot U_{BB} \tag{7-18}$$

式中 $\eta = \dfrac{R_{B1}}{R_{B1} + R_{B2}}$ 称为分压比,其值与单结晶体管的结构有关,一般在 0.5~0.9 之间。

2. 单结晶体管的伏安特性曲线　如果在单结晶体管的两个基极间加上电压 U_{bb},而在发射极 E 和第一基极 B_1 之间加上电压 U_E,当改变 U_E 大小时,则可得到发射极电流 I_E 与发射极电压

U_E之间的关系曲线,即单结晶体管伏安特性曲线,如图7-26所示。

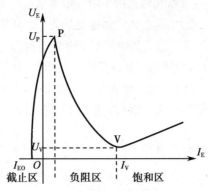

图7-26 单结晶体管伏安特性曲线

当$U_E=0$时,PN结承受反向电压,发射极的电流I_E为PN结的反向电流I_{EO}。随着U_E的提高,反向电流逐渐变小,发射极的电流I_E经过零之后变成了正值。如果继续增大U_E,反向电流I_{EO}逐渐减小。当增大到一定值U_P时,发射极电流I_E突然增大,这个突变点P称峰点,对应P点的电压U_E称峰点电压U_P、电流I_E称峰点电流I_P。此时,从P区向N区发射大量空穴型载流子,I_E的增长很快,发射极E和第一基极B_1之间变成低阻导通状态,电阻R_{B1}迅速减小,而发射极E和第一基极B_1之间的电压也随着下降。这一段变化的特点是电流增大时,电压反而在下降,这一特性称负阻性。曲线中的最低点V称谷点,对应的电压和电流分别称谷点电压U_V和谷点电流I_V,此后曲线略有上升,说明电流I_E继续增大,但发射极电压U_E变化不大。

综上所述,P点左侧曲线的特点是发射极E与第一基极B_1之间呈现很大电阻,故称截止区。峰点P到谷点V之间的曲线称负阻区,即发射极电流变大,而发射极电压减小。谷点V右边的曲线称饱和区,电流增大时,电压略有上升。

3. 单结晶体管振荡电路 单结管组成的振荡电路如图7-27所示。该电路可产生锯齿波和尖脉冲,其中尖脉冲常用于可控硅的触发脉冲。下面分析这两个脉冲波形形成过程。

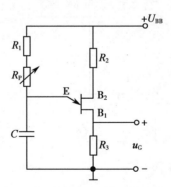

图7-27 单结晶体管振荡电路

接通电源U_{BB}后,经R_P和R_1向电容器C充电,电容两端的电压u_C随时间按指数规律上升,单结晶体管的发射极E和第一基极B_1之间的电压U_{EB1}同时升高。当u_E增大到峰点电压U_P后,单结晶体管由截止转变为导通状态,等效电阻R_{B1}急剧减小,电容C向电阻R_3放电,由于放电时间常数$\tau=R_3C$很小,放电时间很短,I_E随之迅速减小,当U_{EB1}减小到谷点电压U_V后,电流I_E小于谷点电流I_V,于是单结晶体管截止,电容又开始充电。上述过程循环往复,电路就发生了振荡。在电容两端可输出连续的锯齿波电压u_C,在电阻R_3两端可输出连续的尖脉冲电压u_{R3},可作为可控硅的触发脉冲电压u_G,电压波形如图7-28所示。

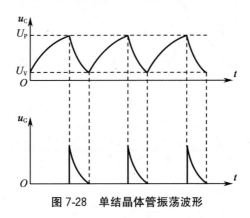

图 7-28　单结晶体管振荡波形

由图 7-27 所示电路知,当改变充电回路的电阻 R_P 时,可以改变电容 C 的充电快慢,即可改变脉冲电压 u_C 和 u_G 的频率。

三、单相桥式可控整流电路

单相桥式可控整流电路如图 7-29 所示,该电路也称为单相半控桥式整流电路。

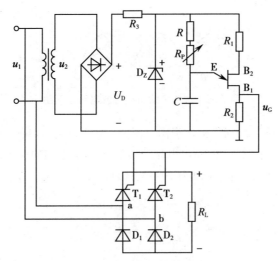

图 7-29　单相桥式可控整流电路

图中上半部分为单结晶体管触发电路,触发脉冲 u_G 取自电阻 R_2 两端。图中的下半部分是主回路,元件的排列与之前讲过的单相桥式整流电路相似,只不过已由两个可控硅替换了原来的两个二极管,构成了单相半控桥式整流电路。

当电源电压 u_1 正半周时,可控硅 T_1 和二极管 D_2 承受正向电压。如果在 $\omega t = \alpha$ 时,触发电路将触发脉冲 u_G 同时送到可控硅 T_1 和 T_2 的控制极,可控硅 T_1 满足导通条件,T_1 将由截止变为导通。电流经 T_1、R_L 和 D_2 构成回路。由于可控硅 T_1 和二极管 D_2 导通时的管压降很小,因此负载上的输出电压 $u_o \approx u_1$。这时虽然触发脉冲也加到了另一个可控硅 T_2 的控制极上,但由于 T_2 和 D_1 承受反向电压而截止。在 $\omega t = \pi$ 时,u_1 的值降为零,可控硅 T_1 中的电流小于其正反馈的维持电流,所以可控硅 T_1 由导通变为截止。

当电源电压 u_1 负半周时,T_2 和 D_1 承受正向电压,如果在 $\omega t = \pi + \alpha$ 时,触发电路将触发脉冲 u_G 送到可控硅 T_1 和 T_2 控制极,可控硅 T_2 将由截止变为导通,电流经 T_2、R_L 和 D_1 构成回路,$u_o \approx u_1$。此时 T_1 和 D_2 承受反向电压而截止。可以看出,电源正、负半周电流通过负载电阻 R_L 的方向是一致的,具有整流功能。

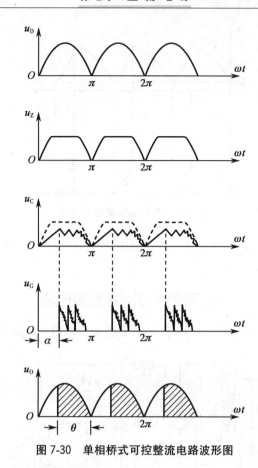

图 7-30　单相桥式可控整流电路波形图

上面的分析可得出图 7-30 所示的波形图。图中 α 称为控制角,其变化范围称为移相范围,θ 称为导通角,且 $\alpha+\theta=\pi$。由图可知,输出电压 u_o 在正负两个半周的波形相同,所以计算半个周期输出电压的平均值就是该电路输出电压的平均值,即

$$U_O = \frac{1}{\pi}\int_\alpha^\pi \sqrt{2}U_1 \sin\omega t\, d(\omega t)$$

$$= 0.9U_1 \cdot \frac{1+\cos\alpha}{2} \tag{7-19}$$

由上式可以看出,当 $\alpha=0$(即导通角 $\theta=180°$时),$U_o=0.9U_1$,输出电压最高。当 $\alpha=180°$时,$U_o=0$,输出电压最低。所以通过改变第一个脉冲加到可控硅控制极的时间(控制角 α),就可以改变输出电压 U_o 的大小,所以该电路具有输出电压可调的功能。

单相桥式可控整流电路输出电流的平均值为

$$I_O = \frac{U_O}{R_L} = 0.9\frac{U_1}{R_L} \cdot \frac{1+\cos\alpha}{2} \tag{7-20}$$

上面分析了该电路的基本原理,还要注意下面几个问题:

(1)在单相桥式可控整流电路中,触发电路加到可控硅上的触发脉冲必须与交流电源的电压同步,即交流电压每次过零后,送到可控硅第一个触发脉冲的时间应该相同,否则输出电压的平均值就会忽大忽小,得不到稳定的输出电压。所以将触发电路与主电路接在同一交流电源上。在主电路的交流电源电压过零时,单结晶体管的电压 U_{BB} 也为零,电容上剩余的电荷全部通过 R_2 放掉,下半周到来时,电容需从零开始充电,使每个半周产生的第一个触发脉冲时间一致,实现了触发电路与主电路同步的目的。

实际上在每个半周期里会产生多个脉冲,根据可控硅导通的特点只有第一个脉冲起到触发可控硅的作用,后面的脉冲不再起作用。

(2)在脉冲发生电路中,加入了稳压二极管 D_Z 和电阻 R_3,构成了硅稳压管稳压电路。其作

用是将整流后的电压变成梯形波,即所谓削波,将电压稳定在某个值,使单结晶体管输出的脉冲幅度和第一个脉冲的形成时间不受电源电压波动的影响。

(3)改变电位器 R_P 的值可以改变电容器 C 的充电快慢,即可改变第一个脉冲形成时间(控制角 α),达到改变输出电压的目的。

上面分析的单相桥式可控整流电路其负载是纯电阻,实际上还有电感性负载和反电动势负载,本书不作介绍。

本章小结

1. 直流稳压电源是把交流电变为直流电压输出的电路,其组成主要包括四个部分,即变压(一般为降压变压器)、整流、滤波、稳压。

2. 整流电路的功能是利用二极管的单向导电性将正弦交流电压转换成单向脉动电压。整流电路有单相整流和三相整流,常见的小功率整流电路有单相半波、全波、桥式和倍压整流等。

半波整流:$U_o = 0.45U_2$,$I_o = \dfrac{U_o}{R_L} = 0.45\dfrac{U_2}{R_L}$,$I_D = I_O$,$U_{DRM} = \sqrt{2}U_2$

桥式整流:$U_o = 0.9U_2$,$I_o = \dfrac{U_o}{R_L} = 0.9\dfrac{U_2}{R_L}$,$I_D = \dfrac{1}{2}I_O$,$U_{DRM} = \sqrt{2}U_2$

3. 滤波电路的作用是滤除整流电压中的脉动成分,利用储能元件(电容的电压或电感的电流)不能跃变的特性,滤掉整流电路输出电压中的交流成分,保留其直流成分,达到平滑输出电压波形的目的。常用的滤波电路有电容滤波、电感滤波、复式滤波。

4. 稳压电路的作用是清除电网波动及负载变化的影响,保持输出电压的稳定。常用稳压电路有稳压管稳压电路、串联型稳压电路、集成稳压电路。

5. 开关型稳压电路中的调整管工作在开关状态,因而功耗小、效率高、体积小、重量轻。适用于大功率且负载固定、输出电压调节范围不大、负载对输出纹波要求不高的场合。

6. 可控硅导通必须具备两个条件:一是可控硅阳极与阴极间必须接正向电压,二是控制极与阴极之间也要接正向电压;可控硅一旦导通后,控制极即失去控制作用;导通后的可控硅要关断,必须减小其阳极电流,使其小于可控硅的维持电流。

7. 可控硅整流电路可以将交流电变换成可调的直流电。单相半控桥式整流电路的输出电压调节范围为 $0\sim0.9U_1$,改变控制角 α 可以调节输出直流电压大小。

8. 要使可控硅导通,除了阳极和阴极之间加正向电压外,控制极和阴极之间必须加正向触发电压,产生触发电压的电路称为可控硅触发电路,常用的有单结晶体管触发电路。

9. 单结晶体管具有负阻特性。利用负阻特性和 RC 电路的充放电特性组成单结晶体管振荡电路,为可控硅提供触发信号。

10. 可控整流电路中可控硅对触发信号有下列几点要求:

(1)触发电压必须在可控硅承受正向电压时加到它的控制极上;

(2)触发电压只需要短时间存在,因此常用脉冲电压;

(3)触发脉冲应有一定的幅值和功率,并有足够的移相范围;

(4)触发电路输出脉冲与整流主电路输出电压必须"同步"。

习题七

7-1 设电源变压器次级电压有效值为 U_2,在单相半波整流电路中,负载电阻 R_L 上的输出

电压平均值 U_0 为_____。

    A. $1.2U_2$ B. $0.9U_2$ C. $0.45U_2$ D. U_2

    7-2 设电源变压器次级电压有效值为 U_2，在单相桥式整流电路中，负载电阻 R_L 上的输出电压平均值 U_0 为_____。

    A. $1.2U_2$ B. $0.9U_2$ C. $0.45U_2$ D. U_2

    7-3 桥式整流电路中，电容滤波后，当满足 $R_L C \geqslant (3\sim5)T/2$ 时，负载电阻 R_L 上的平均电压 U_0 为_____。

    A. $1.4U_2$ B. $0.45U_2$ C. $0.9U_2$ D. $1.2U_2$

    7-4 当满足 $R_L C \geqslant (3\sim5)T/2$ 时，电容滤波电路常用在_____的场合。

    A. 平均电压低，负载电流小   B. 平均电压高，负载电流大

    C. 平均电压低，负载电流大   D. 平均电压高，负载电流小，负载变动小

    7-5 电感滤波电路常用在_____的场合。

    A. 平均电压低，负载电流大   B. 平均电压高，负载电流大

    C. 平均电压低，负载电流小   D. 平均电压高，负载电流小，负载变动小

    7-6 单相半波整流电路如题图 7-1 所示。已知变压器副边电压 $u_2 = 19\sqrt{2}\sin\omega t$(v)。求 ①负载 R_L 上直流电压平均值；②若负载 R_L 的变化范围为 $100\sim300\Omega$，计算整流二极管正向平均电流和反向耐压 U_{DRM}。

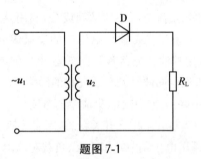

题图 7-1

    7-7 在题图 7-2 所示桥式整流电路中，已知变压器副边电压 $U_2 = 100V$，负载电阻 $R_L = 4k\Omega$，若二极管的正向管压降和反向电流忽略不计。试求①R_L 两端电压的平均值 U_o；②通过 R_L 电流的平均值 I_o 和通过每个二极管的电流 I_D；③每个二极管承受的最高反向电压 U_{DRM}。

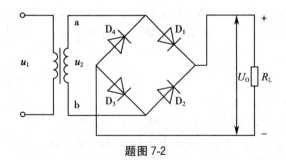

题图 7-2

    7-8 有一负载 R_L 需要 12V 直流电压和 60mA 的直流电源供电。如果采用单相半波整流电路和桥式整流电路供电，试分别求出电源变压器副边电压的有效值和整流二极管的平均电流。

    7-9 试分析题图 7-3 所示的电路为几倍压整流电路。估算电容两端的最大电压并标出电容的极性，设变压器副边电压为 U_2。

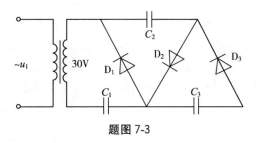

题图 7-3

7-10 单相桥式整流电容滤波电路如题图 7-4 所示,已知交流电源频率 50Hz,副边电压 U_2 有效值为 15V,$R_L = 50\Omega$,试估算

(1)输出电压 U_O 的平均值;

(2)流过二极管的平均电流;

(3)二极管承受的最高反向电压;

(4)滤波电容 C 容量的大小。

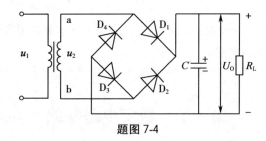

题图 7-4

7-11 RC-π 型滤波的整流电路如题图 7-5 所示。已知交流电源电压 $U_2 = 10V$,负载上的电压 $U_O = 10V$,负载输出电流 $I_O = 50mA$,试计算滤波电阻 R_o。

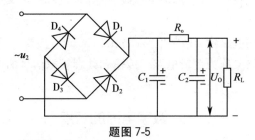

题图 7-5

7-12 单相桥式可控整流电路,负载电阻 $R_L = 20\Omega$,由 220V 交流电源供电,控制角 $\alpha = 60°$。试计算输出电压和输出电流的平均值。

7-13 开关型稳压电源与串联反馈型稳压电源的主要区别是什么? 各有什么优点?

7-14 可控硅导通及关断的工作条件是什么?

7-15 单结晶体管的特性曲线可以分为哪几段?

7-16 晶闸管触发的触发脉冲要满足哪几项基本要求?

第八章　门电路及其组合逻辑电路

 学习目标

　　1. 掌握逻辑代数的基本公式和定理；逻辑函数的化简方法；与、或、非三种基本的逻辑门电路。

　　2. 熟悉集成门电路的基本原理和特性；组合逻辑电路逻辑功能的分析方法和简单的逻辑电路设计。

　　3. 了解数字信号的概念和数字电路的特点；数制的概念和常用数制的计数规则及相互转换方法；常用的组合逻辑电路。

第一节　数字电路基础

　　电子技术中的工作信号一般分为模拟信号（analog signal）和数字信号（digital signal）两大类。模拟信号是指时间和数值上都是连续变化的信号，如人体体温信号、正弦交流电的电流或电压等。数字信号是指时间和数值上都是不连续变化的离散信号，又称脉冲信号，例如脉搏波的有和无、照明电路的开和关等。

　　传输、处理数字信号的电路称为数字电路（digital circuit），主要研究输出与输入信号之间的对应逻辑关系，故数字电路又称为逻辑电路。传输和处理模拟信号的电路称为模拟电路（前面章节已介绍）。

一、数字电路的特点

　　数字电路的工作信号是数字信号，在电路中，它往往表现为突变的电压或电流，并且只有两个可能的状态。数字电路利用晶体管的导通和截止两种不同的工作状态，分别代表不同的数字信息，完成信号的传递和处理。

　　数字电路采用二进制的 0 和 1 表示数字信号，这里的 0 和 1 不是十进制数中的数字，没有数值的大小，二进制数码 0 和 1 在此只代表两种不同的状态。例如，用 **1** 和 **0** 分别表示一件事的是与非、真与假，电压的高与低，一盏灯的亮与灭、一个开关的开通与断开等。因此，数字电路在结构、工作状态、研究内容和分析方法等方面都不同于模拟电路，具有以下特点：

　　1. 数字信号用二进制数表示，在时间上和数值上是离散的，每位数有两个数码，即 0 和 1。

　　2. 数字电路中，元器件工作在开关状态，即饱和或截止状态，基本单元是逻辑门和触发器。模拟电路器件经常工作在放大状态，基本单元是放大器。

　　3. 在数字电路中，重点研究的是输入信号和输出信号之间的逻辑关系，以反映电路的逻辑功能。而模拟电路研究的对象是电路对输入信号的放大和变换功能。

　　4. 数字电路的分析工具是逻辑代数，表达电路的功能主要用功能表、真值表、逻辑表达式、波形图和卡诺图等，而模拟电路采用的分析方法是图解法和微变等效电路法。

综上所述,数字电路具有抗干扰能力强、便于存储、加密处理及集成化等优点,数字电路已广泛地应用于各个领域。数字化技术的应用也推动了数字医学影像设备的快速发展。目前医学影像设备将采集的数据信息以数字信号的形式进行传输与存储,通过计算机进行处理和重建,可获得更多、更准确的医学影像信息,使医生的诊断水平得到较大提高,医学影像技术进入了全新的数字化影像时代。

二、数　制

1. 几种常用的数制　　所谓数制就是计数的方法。在日常生活中常用的数制是十进制,而在数字电路中多采用二进制,有时也采用八进制和十六进制。用数字量表示物理量的大小时,仅用一位数码往往不够用,经常用进位计数的方法组成多位数码使用,采用从低位到高位的进制规则。

(1)十进制:十进制是以 10 为基数的数制。在十进制中,每一位有 0、1、2、3、4、5、6、7、8、9 十个数码,它的进位规则是“逢十进一”,所以称为十进制。数制中各位计数符号为“1”时,相应的数值称为该数位的“权”。

在十进制中,数码所处的位置不同时,其所代表的数值是不同的,例如:

$$(314.17)_{10} = 3 \times 10^2 + 1 \times 10^1 + 4 \times 10^0 + 1 \times 10^{-1} + 7 \times 10^{-2}$$

式中整数部分从低位到高位每位的权依次为 10^0、10^1、10^2,即个位、十位、百位的权,小数部分从高位到低位每位的权依次为 10^{-1}、10^{-2},即小数部分十分位和百分位的权,它们都是基数 10 的幂,式中的 3×10^2、1×10^1、4×10^0、1×10^{-1}、7×10^{-2} 是数码与权的乘积,称为加权系数。因此,十进制数的数值为各位加权系数之和。

(2)二进制:是以 2 为基数的数制。在二进制中,每位只使用 0、1 两个数码表示,大于 1 的数都需要用多位数表示,它的进位规律是“逢二进一”,即 $0+1=1$、$1+1=10$、$10+1=11$、$11+1=100$、…。

例如:将二进制数 1101.01 按加权系数展开:

$$(1101.01)_2 = 1 \times 2^3 + 1 \times 2^2 + 0 \times 2^1 + 1 \times 2^0 + 0 \times 2^{-1} + 1 \times 2^{-2}$$

式中整数部分的权依次为 2^3、2^2、2^1、2^0,小数部分的权依次为 2^{-1}、2^{-2},它们都是基数 2 的幂。对应的加权系数分别为:1×2^3、1×2^2、0×2^1、1×2^0、0×2^{-1}、1×2^{-2},它们都是数码与权的乘积。

表 8-1 为几种常用计数进制对照表。

表 8-1　几种常用计数进制对照表

十进制	二进制	十六进制	十进制	二进制	十六进制
0	0000	0	8	1000	8
1	0001	1	9	1001	9
2	0010	2	10	1010	A
3	0011	3	11	1011	B
4	0100	4	12	1100	C
5	0101	5	13	1101	D
6	0110	6	14	1110	E
7	0111	7	15	1111	F

2. 不同数制间的转换

(1)二进制转换为十进制:只要将一个二进制数按每位的加权系数展开,然后把各项的数按十进制数相加,所得结果就是其对应的十进制数,例如:

$$(1101.01)_2 = 1 \times 2^3 + 1 \times 2^2 + 0 \times 2^1 + 1 \times 2^0 + 0 \times 2^{-1} + 1 \times 2^{-2}$$
$$= 8 + 4 + 0 + 1 + 0 + 0.25$$
$$= (13.25)_{10}$$

（2）十进制转换为二进制：将十进制数转换成二进制数时整数部分的转换方法与小数部分的转换方法是不同的。整数部分采用的是"除 2 取余法"，即用二进制的基数 2 去除十进制的整数，第一次除所得的余数为二进制数的最低位，把所得的商再除以 2，所得的余数为二进制数的次低位，以此类推，直到商为 0 时，所得的余数为二进制的最高位。例如把十进制数 26 转换成二进制数：

```
2 |_____26   ……余数 0………最低位
   2 |_____13   ……余数 1………次低位
      2 |_____6    ……余数 0
         2 |_____3    ……余数 1
            2 |____1    ……余数 1………最高位
                  0
```

所以，$(26)_{10} = (11010)_2$。

注意，书写时从下到上（高位到低位）。

小数部分采用的是"乘 2 取整法"，即用十进制的小数部分连续乘以二进制基数 2，取乘数的整数部分作为二进制的位数。例如把十进制数 0.625 转换成二进制数：

$0.625 \times 2 = 1.250$ 整数部分＝1………最高位

$0.250 \times 2 = 0.500$ 整数部分＝0

$0.500 \times 2 = 1.000$ 整数部分＝1………最低位

所以 $(0.625)_{10} = (0.101)_2$。

注意，书写时从上到下（高位到低位），十进制数 26.625 转换为二进制数则为 11010.101。

三、编 码

用预先规定的方法将文字、数字或其他对象编成代码的编制过程称为编码（coding）。数字电路中常用的二进制代码是指具有特定意义的二进制数码。

1. 二-十进制编码（BCD 码） 用一个四位二进制代码表示一位十进制数字的编码方法称为 BCD 码（binary coded decimal，BCD 码）。

BCD 码中的 8421 码是选取 0000～1001 表示十进制数 0～9。它是按自然顺序的二进制数表示所对应的十进制数字，是有权码，从高位到低位的权依次为 8、4、2、1，故称为 8421 码。在 8421 码中，1010～1111 等六种状态是不用的，称为禁用码。

十进制数可以转换成 8421BCD 码。例如十进制数 69.157 可写成（01101001 . 0001，01010111）$_{8421BCD}$。

BCD 码中还有 5421 码和余 3 码，表 8-2 为几种常用的 BCD 码。

表 8-2 几种常用的 BCD 码

十进制数字	8421 码	5421 码	余 3 码
0	0000	0000	0011
1	0001	0001	0100
2	0010	0010	0101
3	0011	0011	0110
4	0100	0100	0111

续表

十进制数字	8421 码	5421 码	余 3 码
5	0101	1000	1000
6	0110	1001	1001
7	0111	1010	1010
8	1000	1011	1011
9	1001	1100	1100

2. 其他常用代码 常用代码中的格雷码又称循环码,它具有任意两个相邻的数所对应的代码之间只有一位不同,其余位都相同的特点,如十进制数中的 2 与 3,对应四位循环码中的 0011 与 0010。循环码的这个特点使它在代码的形成与传输时引起的误差比较小。表 8-3 为四位循环码的编码表。

表 8-3 四位循环码的编码表

十进制数	循环码	十进制数	循环码
0	0000	8	1100
1	0001	9	1101
2	0011	10	1111
3	0010	11	1110
4	0110	12	1010
5	0111	13	1011
6	0101	14	1001
7	0100	15	1000

四、逻 辑 函 数

在数字电路中,我们可以用二进制数的 1 和 0 来表示电流的"有"和"无"、电位的"高"和"低"、开关的"接通"和"断开"等,这两个数字代表的是两种对立的条件状态,如果可以从条件状态推导出结果状态(如灯的亮或灭),则条件与结果的这种关系就称为逻辑关系。而这里所说的"逻辑"就是指事物的因果关系。当两个数字代表两个不同的逻辑状态时,可以按照它们存在的因果关系进行推理运算,我们把这种运算称为逻辑运算。逻辑运算的数学方法就是逻辑代数(algebra of logic),又叫布尔代数,它是英国数学家乔治布尔于 1848 年首先提出的。逻辑代数是分析和设计数字逻辑电路的主要数学工具。

逻辑代数中同样用字母表示变量,但变量的取值只有两个:0 和 1。这里的 0 和 1 不再具有数值的意义,只表示两种对立的状态。这种二值变量称作逻辑变量,一般用字母 A、B、C 等表示。

逻辑关系用数学表达式描述,称为逻辑函数(logic function)。将因果关系中的条件作为输入(自变量),用 A、B、C 等表示,结果作为输出(应变量),用 Y、F、L 等表示。当输入逻辑变量取值确定后,输出逻辑变量将被唯一确定,那么就称 Y 是 A、B、C 等的逻辑函数,可写作如下数学表达式:

$$Y = f(A、B、C…)$$

逻辑函数的表示方法有逻辑表达式、真值表、逻辑图、卡诺图和波形图等,在后续的内容中会详细介绍。

1. 三种基本逻辑关系 三种基本逻辑关系分别是与逻辑(AND logic)(逻辑乘)、或逻辑(OR logic)(逻辑加)、非逻辑(NOT logic)(逻辑非)。其他的逻辑关系均可由这三种基本逻辑关系组合而成。为了更好地理解与、或、非逻辑的含义，下面我们将对图 8-1 中的三个开关电路展开讨论。如果把开关接通作为条件，把灯亮作为结果，则三个电路代表了三种不同的因果关系，即逻辑关系。

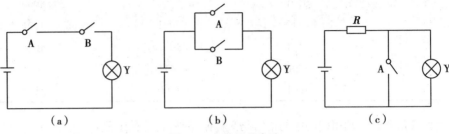

图 8-1　三种开关电路

（1）与逻辑关系（逻辑乘）：在图 8-1(a) 电路中，开关 A、B 的状态（闭合或断开）与灯 Y 的状态（亮或灭）之间存在着确定的因果关系。只有当两个开关同时接通时，灯才点亮。也就是说，只有当决定某件事件发生的所有条件都具备时，这一事件才会发生，这些条件与结果的关系为与逻辑关系。逻辑代数中，与逻辑关系用与运算描述，其运算符号用"·"来表示。当 A 和 B 作与运算得到 Y 时，与逻辑表达式为：

$$Y = A \cdot B \tag{8-1}$$

与运算和普通代数乘法只是形式上的相似，它们所代表的意义是截然不同的。式(8-1)说明 Y 是 A、B 的逻辑乘的结果，读作"Y 等于 A 与 B"或"Y 等于 A 乘 B"。与运算的运算规则是：

$$0 \cdot 0 = 0 \quad 1 \cdot 0 = 0$$
$$0 \cdot 1 = 0 \quad 1 \cdot 1 = 1$$

即：在所给各逻辑变量中，只有各个变量均为"1"时，它们的逻辑乘才等于"1"，否则为"0"。

实现与逻辑的电路称作与门，与门的逻辑符号如图 8-2 所示，符号"&"表示与逻辑运算。

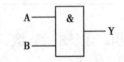

图 8-2　与逻辑的逻辑符号

与逻辑还可以用表 8-4 和与逻辑真值表 8-5 表示。

表 8-4　图 8-1(a) 电路功能表

开关 A	开关 B	灯 Y
断开	断开	灭
断开	闭合	灭
闭合	断开	灭
闭合	闭合	亮

表 8-5　与逻辑真值表

A	B	Y
0	0	0
0	1	0
1	0	0
1	1	1

表 8-5 为逻辑函数的真值表，它是根据所给出的逻辑关系，将输入变量的各种可能的取值组合和与之对应的输出函数值以表格的形式排列出来。n 个逻辑变量有 2^n 个取值组合，将它们按二进制的顺序排列起来，并在相应的位置写上输出变量的值，就可以得到逻辑函数的真值表。真值表具有唯一性，若两个逻辑函数的真值表相等，则这两个逻辑函数一定相等。

（2）或逻辑关系（逻辑加）：在图 8-1(b) 电路中，只要有任何一个开关接通，灯就会点亮。也就是说，决定某一事件发生的所有条件中，只要有一个或一个以上的条件具备，这一事件就会发生，这种因果关系称为或逻辑关系。逻辑代数中，或逻辑关系用或运算描述，其运算符号用"+"

表示。或逻辑表达式为：

$$Y=A+B \tag{8-2}$$

式中的"＋"号与普通代数中的加号不同，它代表"逻辑加"，读作"A 或 B"或"A 加 B"。或运算的运算规则是：

$$0+0=0 \quad 1+0=1$$
$$0+1=1 \quad 1+1=1$$

即：在所给各逻辑变量中，只要有一个变量为"1"，它们的逻辑加就等于"1"，否则为"0"。

实现或逻辑的电路称作或门，或门的逻辑符号如图 8-3 所示，符号"≥"表示或逻辑运算。

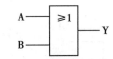

图 8-3　或逻辑的逻辑符号

或运算还可以用功能表 8-6 和或逻辑真值表 8-7 表示

表 8-6　电路功能表

开关 A	开关 B	灯 Y
断开	断开	灭
断开	闭合	亮
闭合	断开	亮
闭合	闭合	亮

表 8-7　或逻辑真值表

A	B	Y
0	0	0
0	1	1
1	0	1
1	1	1

（3）非逻辑关系（逻辑非）：在图 8-1(c) 电路中，开关接通时，灯不亮；开关断开时，灯才亮。即决定某一事件发生的条件具备了，结果却不会发生；当条件不具备时反而发生，这种因果关系为非逻辑关系。逻辑代数中，非逻辑关系用非运算描述，其运算符号常用在该变量的上面加符号"－"表示。如逻辑变量 A 的逻辑非为 $\overline{A}$，读作"A 非"或"A 反"。非逻辑表达式为

$$Y=\overline{A} \tag{8-3}$$

非运算的运算规律是

$$\overline{0}=1 \quad \overline{1}=0$$

实现非逻辑的电路称作非门，非门的逻辑符号如图 8-4 所示，逻辑符号中用小圆圈"。"表示非逻辑运算，符号中的"1"表示缓冲。

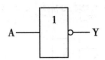

图 8-4　非逻辑的逻辑符号

非运算还可以用表 8-8 和非逻辑真值表 8-9 表示

表 8-8　图 8-1(c) 电路功能表

开关 A	灯 Y
闭合	灭
断开	亮

表 8-9　非逻辑真值表

A	Y
1	0
0	1

上面介绍的与、或、非三种逻辑关系是逻辑代数中最基本的逻辑关系,由这些基本逻辑关系可以S组合成各种复杂的逻辑关系,如:与非、或非、与或非、异或、同或等。

2. 逻辑函数表示法　如前所述,同一种逻辑关系可以有多种表达方式,它们各有特点,互有区别但又互相联系。下面以控制楼梯照明灯的电路为例,如图8-5所示,说明逻辑函数的真值表、逻辑函数表达式、逻辑图的表示方法。用卡诺图、波形图表示逻辑函数的方法将在后面的相关内容里做介绍。

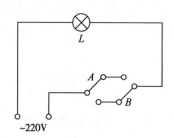

图8-5　控制楼梯照明灯的电路

控制楼梯照明灯电路的两个单刀双掷开关A和B分别装在楼上和楼下。无论在楼上还是在楼下都能单独控制开灯和关灯。

首先对控制楼梯照明灯电路进行逻辑赋值:设灯为L,L为1时表示灯亮,L为0时表示灯灭。对于开关A和B,用1表示开关向上扳,用0表示开关向下扳。

(1)真值表:根据上述逻辑赋值,可得到控制楼梯照明灯电路的真值表,如表8-10所示。

(2)逻辑表达式:由真值表可以方便地写出逻辑表达式。方法为:①找出使输出为1的输入变量取值组合;②变量组合中取值为1用原变量表示,取值为0的用反变量表示,则每组输出为1的变量组合可写成一个乘积项;③将乘积项相加即得:

表8-10　控制楼梯照明电路真值表

A	B	L
0	0	1
0	1	0
1	0	0
1	1	1

$$L=\overline{A}\,\overline{B}+AB$$

该逻辑函数变量取值相同时,函数值为1,变量取值不同时,函数值为0,我们称这种逻辑关系为"同或"。若逻辑函数变量取值相同时,函数值为0,变量取值不同时,函数值为1,我们称这种逻辑关系为"异或"。其逻辑表达式为:

$$L=\overline{A}B+A\overline{B}$$

(3)逻辑图:用相应的逻辑符号将逻辑表达式的逻辑运算关系表示出来,就可以画出逻辑函数的逻辑图。控制楼梯照明灯的电路的逻辑图如图8-6所示。

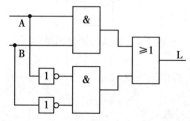

图8-6　控制楼梯照明灯电路的逻辑图

3. 逻辑函数基本定律　根据上述三种基本逻辑运算,则可推导出下列逻辑函数的基本定律:

(1) 0-1律　　　　　　$0 \cdot A=0$　　　　　　$1+A=1$　　　　　(8-4)

(2)自等律 $\qquad$ $1 \cdot A = A$ $\qquad$ $0 + A = A$ $\qquad$ (8-5)

(3)重叠律 $\qquad$ $A \cdot A = A$ $\qquad$ $A + A = A$ $\qquad$ (8-6)

(4)互补律 $\qquad$ $A \cdot \overline{A} = 0$ $\qquad$ $A + \overline{A} = 1$ $\qquad$ (8-7)

(5)交换律 $\qquad$ $A \cdot B = B \cdot A$ $\qquad$ $A + B = B + A$ $\qquad$ (8-8)

(6)结合律 $\qquad$ $A \cdot (B \cdot C) = (A \cdot B) \cdot C$

$A + (B + C) = (A + B) + C$ $\qquad$ (8-9)

(7)分配律 $\qquad$ $A \cdot (B + C) = A \cdot B + A \cdot C$

$A + B \cdot C = (A + B)(A + C)$ $\qquad$ (8-10)

(8)还原律 $\qquad$ $\overline{\overline{A}} = A$ $\qquad$ (8-11)

(9)反演律 $\qquad$ $\overline{A \cdot B \cdot C} = \overline{A} + \overline{B} + \overline{C}$

$\overline{A + B + C} = \overline{A} \cdot \overline{B} \cdot \overline{C}$ $\qquad$ (8-12)

式(8-12)是两个非常重要的公式,又称为德·摩根(De. Morgan)定理,在逻辑函数的化简和变换中经常会用到这两个公式。

4. 逻辑函数的常用公式

公式1: $\qquad$ $A + A \cdot B = A$

$A \cdot (A + B) = A$ $\qquad$ (8-13)

公式2: $\qquad$ $A + \overline{A} \cdot B = A + B$

$A(\overline{A} + B) = AB$ $\qquad$ (8-14)

公式3: $\qquad$ $A \cdot B + A \cdot \overline{B} = A$

$(A + B)(A + \overline{B}) = A$ $\qquad$ (8-15)

公式4: $\qquad$ $AB + \overline{A}C + BC = AB + \overline{A}C$ $\qquad$ (8-16)

公式4推广: $\qquad$ $AB + \overline{A}C + BCEFG = AB + \overline{A}C$

在复杂逻辑运算中,运算的优先顺序与普通代数相同,即先计算括号内的运算,再进行逻辑乘(与)运算,最后进行逻辑加(或)运算。

五、逻辑函数的化简

逻辑函数的表达式有多种形式,实现其逻辑功能的电路各不相同,在实际进行逻辑关系设计时则要求用最简的逻辑表达式,以便得到最简的逻辑电路,可以降低生产成本,提高电路的可靠性,因此对逻辑函数的化简是必要的。化简逻辑函数,经常用到的方法有两种:一种叫做公式化简法,就是用逻辑代数中的公式和定理进行化简;另一种为图形化简法,用来化简的工具是卡诺图。

1. 最简逻辑函数的概念 逻辑函数表达式多样,例如逻辑函数 $Y = AB + \overline{B}D$ 表现为与-或形式,也可以表现为 $Y = (A + \overline{B})(B + D)$ 或-与形式等,这些表示同一逻辑关系的逻辑函数式繁简程度相差很大,但大多都可以根据逻辑函数的公式和定律变换得到最简与-或式。最简与-或式的标准是:

(1)逻辑函数式中的乘积项(与项)的个数最少,这样可以保证所需门电路数目最少;

(2)每个乘积项中的变量数最少,这样可以保证每个门电路输入端的个数最少。

2. 逻辑函数的公式化简法 公式化简法就是利用逻辑函数的基本公式和定律消去逻辑函数表达式中多余的乘积项和每个乘积项中多余的变量,从而得到逻辑函数最简形式的方法。

【例8-1】 利用逻辑代数基本定律化简下列逻辑函数式:

$$Y = \overline{A}BCD + ABCD$$

$$Y = \overline{A}BCD + ABCD$$

解: $\qquad$

$$= BCD(\overline{A} + A)$$

$$= BCD$$

【例 8-2】 利用逻辑代数基本定律化简下列逻辑函数式：

$$Y = AB + \overline{B}C + \overline{A}C$$

解：
$$\begin{aligned}
Y &= AB + \overline{B}C + \overline{A}C \\
&= AB + (\overline{B} + \overline{A})C \\
&= AB + (\overline{A} + \overline{B})C \\
&= AB + \overline{AB}C = AB + C
\end{aligned}$$

【例 8-3】 利用逻辑代数基本定律化简下列逻辑函数式：

$$Y = AD + A\overline{D} + AB + \overline{A}C + BD + A\overline{B}EF + \overline{B}EF$$

解：
$$\begin{aligned}
Y &= AD + A\overline{D} + AB + \overline{A}C + BD + A\overline{B}EF + \overline{B}EF \\
&= A(D + \overline{D}) + AB + \overline{A}C + BD + (A + 1)\overline{B}EF \\
&= A + AB + \overline{A}C + BD + \overline{B}EF \\
&= A(1 + B) + \overline{A}C + BD + \overline{B}EF \\
&= A + \overline{A}C + BD + \overline{B}EF \\
&= A + C + BD + \overline{B}EF
\end{aligned}$$

公式法化简逻辑函数需要熟练掌握和灵活运用逻辑函数的基本公式和定律,还需要有一定的化简经验和技巧,其最终结果是否已达到逻辑函数的最简形式也不易确定。但这种方法适用于变量较多、较复杂的逻辑函数式化简。

3. 逻辑函数的卡诺图化简法 卡诺图化简法是逻辑函数的图形化简法。它具有确定的化简步骤,能方便地获得逻辑函数的最简与-或表达式。

(1)逻辑函数的最小项表达式

1)最小项的定义:在 n 个变量的逻辑函数中,如果乘积项中含有全部变量,并且每个变量在该乘积项中以原变量或反变量仅出现过一次,则该乘积项就定义为逻辑函数的最小项(minterm)。n 个变量的全部最小项共有 2^n 个。

如 3 个变量 A、B、C 共有 $2^3 = 8$ 个最小项：

$$\overline{A}\,\overline{B}\,\overline{C}、\overline{A}\,\overline{B}C、\overline{A}B\,\overline{C}、\overline{A}BC、A\,\overline{B}\,\overline{C}、A\,\overline{B}C、AB\,\overline{C}、ABC$$

2)最小项的性质:以 3 个变量的全部最小项为例说明它的性质。

表 8-11 三变量最小项真值表

ABC	$\overline{A}\,\overline{B}\,\overline{C}$	$\overline{A}\,\overline{B}C$	$\overline{A}B\,\overline{C}$	$\overline{A}BC$	$A\,\overline{B}\,\overline{C}$	$A\,\overline{B}C$	$AB\,\overline{C}$	ABC
000	1	0	0	0	0	0	0	0
001	0	1	0	0	0	0	0	0
010	0	0	1	0	0	0	0	0
011	0	0	0	1	0	0	0	0
100	0	0	0	0	1	0	0	0
101	0	0	0	0	0	1	0	0
110	0	0	0	0	0	0	1	0
111	0	0	0	0	0	0	0	1

由表 8-11 可得出最小项有以下性质:

A. 对于任意一个最小项,只有一组变量取值使它的值为 1,而其余各组变量取值均使它的值为 0。

B. 不同的最小项，使它的值为 1 的那组变量取值也不同。

C. 对于变量的任一组取值，任意两个最小项的乘积为 0。

D. 对于变量的任一取值，全体最小项的和为 1。

3）最小项的编号：为了便于书写，最小项用 m_i 表示，其下标 i 是最小项的编号。编号的方法是：将最小项中原变量取 1，反变量取 0，则一个最小项对应一组二进制数，其相对应的十进制数即是该最小项的编号 i，如表 8-12 所示。

表 8-12　三变量最小项的编号表

A B C	对应十进制数	最小项名称	编号
0 0 0	0	$\overline{A}\,\overline{B}\,\overline{C}$	m_0
0 0 1	1	$\overline{A}\,\overline{B}\,C$	m_1
0 1 0	2	$\overline{A}\,B\,\overline{C}$	m_2
0 1 1	3	$\overline{A}\,B\,C$	m_3
1 0 0	4	$A\,\overline{B}\,\overline{C}$	m_4
1 0 1	5	$A\,\overline{B}\,C$	m_5
1 1 0	6	$A\,B\,\overline{C}$	m_6
1 1 1	7	$A\,B\,C$	m_7

有了最小项的编号，逻辑函数也可用字母 m 和相应的编号表示，如：$Y=\sum m(0,1,2,3\cdots\cdots)$

4）逻辑函数的最小项表示：任意一个逻辑函数都可以通过基本公式 $A+\overline{A}=1$ 变换为一组最小项之和的标准形式，且这组最小项是唯一的。

【例 8-4】将逻辑函数 $Y(A,B,C)=AB+BC$ 展开为最小项的形式

解：将逻辑函数展开成最小项

$$Y=AB+BC=AB(C+\overline{C})+BC(A+\overline{A})$$
$$=ABC+AB\overline{C}+ABC+\overline{A}BC=\overline{A}BC+AB\overline{C}+ABC$$
$$=m_3+m_6+m_7=\sum m(3,6,7)$$

（2）逻辑函数的卡诺图表示：卡诺图是逻辑函数的图形表示法，又称最小项方格图。用 2^n 个小方格表示 n 个变量的 2^n 个最小项，并且使相邻最小项（两个最小项中只有一个变量为互反变量，其余变量都相同，如 ABC 与 $AB\overline{C}$）在几何位置上也相邻，按这样相邻要求排列起来的方格图称为 n 个变量最小项的卡诺图。比较常用的卡诺图有二变量卡诺图、三变量卡诺图和四变量卡诺图。

二变量卡诺图见图 8-7。图 8-7（a）中标出了两个变量 4 个最小项的安放位置。若用 0 表示反变量，1 表示原变量可以得到图 8-7（b），方格中的数字就是相应最小项的变量取值。卡诺图也可以用最小项的编号表示，如图 8-7（c）。

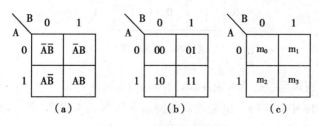

图 8-7　二变量的卡诺图

三变量卡诺图、四变量卡诺图如图 8-8 所示

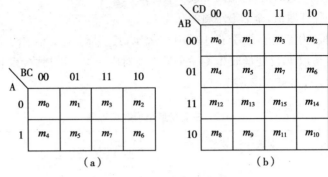

图 8-8　三、四变量的卡诺图

注意,三变量卡诺图中横向变量 B、C,四变量卡诺图中纵向变量 A、B 和横向变量 C、D 不是按照自然二进制码(00、01、10、11)的顺序排列,这是为了保证卡诺图中最小项的逻辑相邻性。

对于五变量及以上变量的卡诺图,其逻辑相邻性比较复杂,在逻辑函数化简时不常用,这里不做介绍,若有兴趣可查相关资料。

常见逻辑函数的卡诺图表示有以下两种情况:①已知逻辑函数表达式,可将其展开成最小项之和的形式,然后在卡诺图上与这些最小项对应的位置上填入 1,其余的位置填入 0,即可得到该逻辑函数的卡诺图表示;②已知逻辑函数的真值表,在卡诺图中对应变量取值组合的每一个方格内,根据真值表的函数值,是 1 填 1,是 0 填 0。

【例 8-5】　画出逻辑函数 $Y = A(\overline{BC} + \overline{A}D) + A(B\overline{C} + A\overline{D})$ 的卡诺图

解:首先将逻辑函数展开成最小项之和的形式

$$Y = A(\overline{BC} + \overline{A}D) + A(B\overline{C} + A\overline{D})$$
$$= A\overline{BC} + AB\overline{C} + A\overline{D}$$
$$= A\overline{BC}(D + \overline{D}) + AB\overline{C}(D + \overline{D}) + A\overline{D}(B + \overline{B})(C + \overline{C})$$
$$= A\overline{BC}D + A\overline{BC}\overline{D} + AB\overline{C}D + AB\overline{C}\overline{D} + ABC\overline{D} + A\overline{BC}\overline{D}$$
$$= \sum m(8,10,11,12,13,14)$$

将对应这些最小项的位置里填入 1,其余位置填入 0,可以得到 Y 的卡诺图,如图 8-9 所示。

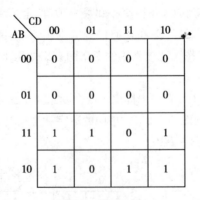

CD AB	00	01	11	10
00	0	0	0	0
01	0	0	0	0
11	1	1	0	1
10	1	0	1	1

图 8-9　例 8-5 图

【例 8-6】　已知逻辑函数的真值表 8-13,画出它的卡诺图。

解:将真值表 8-13 中对应每一组变量取值的函数值填入卡诺图,是 1 填 1,是 0 填 0,如图 8-10 所示。

表8-13 例8-6真值表

A	B	C	Y	A	B	C	Y
0	0	0	1	1	0	0	1
0	0	1	1	1	0	1	0
0	1	0	0	1	1	0	1
0	1	1	1	1	1	1	1

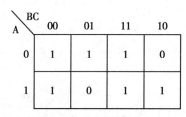

图8-10 例8-6图

(3)逻辑函数的卡诺图化简法:利用卡诺图化简逻辑函数的方法称为卡诺图化简法。其基本原理是利用卡诺图的相邻性,找出具有逻辑相邻的最小项加以合并,消去互反变量,达到化简的目的。

卡诺图化简法的基本步骤是:

1)画出逻辑函数的卡诺图。

2)按合并相邻最小项的原则,画出合并最小项的包围圈,写出各包围圈合并后的与项。

3)将各与项进行逻辑加,写出逻辑函数的最简与-或表达式。

最小项合并规律是:

1)只有相邻最小项才能合并。

2)两个相邻最小项合并为一个与项,可消去一个变量;四个相邻最小项合并为一个与项,可消去两个变量,2^n个相邻最小项合并为一个与项,可消去n个变量。

3)相邻最小项合并时,消去的是它们中的互反变量,保留的是它们中的共有变量,且合并的相邻最小项越多,消去的变量也越多,化简后的与项就越简单。

化简时必须将卡诺图中的2^n个相邻为1的最小项方格用包围圈圈起来进行合并,直到所有1方格都被圈过。画圈的注意事项是:

1)画圈时,圈尽量大但个数应尽量少,包围圈之间可重复,但每个圈内至少有一个新的最小项,这样,消去的变量就越多,与项中的变量个数就越少。

2)含1的方格都应被圈入,无几何相邻项的"1"格,独立构成一个圈,以防止遗漏乘积项。

最后需注意一点:卡诺图中4个角上的最小项也是几何相邻最小项,可以圈在一起合并。

【例8-7】 利用卡诺图将下式化简为最简与-或形式

$$Y = A\overline{C} + BC + \overline{A}B + \overline{A}C + \overline{B}C$$

解:该逻辑函数有3个变量,画出它的卡诺图,画包围圈,如图8-11所示。

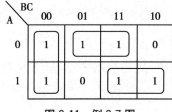

图8-11 例8-7图

对已知逻辑函数是与-或表达式,在填写其卡诺图时,可不必将函数化成最小项的形式,由于与-或表达式的每一个乘积项是包含所有该乘积项的最小项的公因子,所以可在这些最小项方格中填入1,如图8-11所示。如$A\overline{C}$是所有包含A和$\overline{C}$的最小项的公因子($A\overline{C}$是$AB\overline{C}$和$A\overline{BC}$两个最小项合并的结果),故可以直接在卡诺图上所有$A=1$、$C=0$的小方格内填入1,其他与项也类似。

由图8-11合并最小项,可得化简后的逻辑函数:

$$Y=\overline{B}C+\overline{A}C+AB$$

【例8-8】　利用卡诺图化简逻辑函数

$$L(ABCD)=\sum m(1,5,6,7,11,12,13,15)$$

解:将最小项填入卡诺图,画包围圈,如图8-12(a)所示。

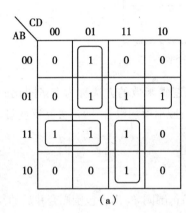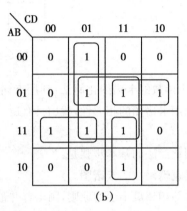

图8-12　例8-8图

由图8-12(a)合并最小项,可得化简后的逻辑函数:

$$L=\overline{A}CD+\overline{A}BC+AB\overline{C}+ACD$$

注意,画圈时应保证"每圈有新"。但如图8-12(b)中的m_5、m_7、m_{13}、m_{15}所组成的圈虽大,但已被其他圈画过,没有新的1方格,属于多余的包围圈,应当去除。

(4)具有无关项的逻辑函数的化简:无关项是指那些与所讨论的逻辑问题没有关系的变量取值组合所对应的最小项。这些最小项有两种情况:①一种是某些变量取值组合不允许出现,如8421BCD编码中1010~1111这6种代码是不允许出现的,是受到约束的,称为约束项;②另一种是某些变量取值组合所对应的函数值可以是任意的,是0是1均可,对逻辑关系没有影响。这些变量取值称为任意项。

约束项和任意项统称为无关项,所谓无关是指是否将这些最小项写入逻辑表达式无关紧要,可以写入也可以删除。在卡诺图中,无关项对应的方格中常用"×"来标记,有需要时方格中为1,不需要时方格中为0。无关项在逻辑函数中用字母d和相应的编号表示:$\sum d(1,2,3\cdots)$。利用卡诺图化简时,无关项方格是作为1方格还是作为0方格,应根据化简需要灵活确定,合理地利用无关项的性质对具有无关项的逻辑函数进行化简,可使所圈包围圈更大,通常可以得到更简单的结果。

【例8-9】　用卡诺图化简含有无关项的逻辑函数

$$Y(ABC)=\sum m(7)+\sum d(1,3,5)$$

解:画出含有无关项的卡诺图,这里将无关项1,使包围圈变大,结果最简,如图8-13所示。

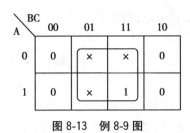

图 8-13　例 8-9 图

由卡诺图可得最简逻辑表达式为

$$Y=C$$

第二节　逻辑门电路

逻辑是指"条件"与"结果"的关系,即因果关系。在数字电路中,门电路是最基本的逻辑元件,所谓"门"是一种开关,有控制信号传递的作用,在一定条件下它允许信号通过,条件不满足信号就不能通过。如果以门电路的输入信号作为条件,输出信号作为结果,那么,输出信号和输入信号之间存在一定的逻辑关系。因此,门电路又称为逻辑门电路(logic gate circuit)。最基本的逻辑关系有与逻辑、或逻辑和非逻辑,实现这些逻辑关系的门电路分别称为与门、或门、非门。

在逻辑电路中,只存在两种相反的工作状态,通常用 1 和 0 来表示。门电路输入和输出信号电位(或叫电平)的高低也是用 1 和 0 两种状态来区分。若规定用 1 表示高电平,用 0 表示低电平,则称为正逻辑;若规定用 0 表示高电平,用 1 表示低电平,则称为负逻辑。本书除另加说明外,均采用正逻辑。

门电路可用二极管及晶体管等分立元件组成,分立元件电路体积大、效率低,目前在数字电路中大都采用集成电路。但为便于理解,仍从分立元件电路入手,介绍门电路的组成和分析方法。

一、分立元件门电路

1. 二极管与门电路　实现与逻辑功能的电路为与门电路。图 8-14 所示为二极管与门电路和逻辑符号。A、B 是电路的两个输入端,Y 是输出端。

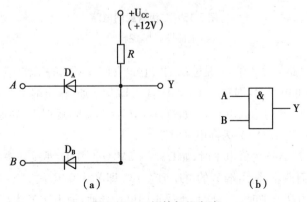

图 8-14　二极管与门电路

(a)电路图;(b)逻辑符号

对于 A、B 中的每一个输入端而言,均只能有两种状态:高电平或低电平,而输出的状态究竟是高电平还是低电平,需根据 A、B 两个输入端的状态组合情况而定,这里规定:+5V 左右为高电平,用逻辑"1"表示,0V左右为低电平,用逻辑"0"表示。按输入信号的不同状态,输出有四种可能的工作情况。

(1)A、B均为低电平时,即$U_A=U_B=0V$,此时二极管D_A、D_B均处于正向偏置而导通,输出端Y为低电平。

(2)A为低电平、B为高电平时,即$U_A=0V$,$U_B=+5V$,此时二极管D_A优先导通,输出端Y钳位在0.7V,输出端为低电平,此时二极管D_B处于反向偏置而截止。

(3)A为高电平、B为低电平时,即$U_A=+5V$,$U_B=0V$。其结果和第二种情况相似,D_B承受正向电压优先导通,输出端的电平等于0.7V,即Y为低电平,此时二极管D_A处于反向偏置而截止。

(4)A、B均为高电平时,即$U_A=U_B=+5V$,D_A、D_B均导通,输出端Y的电位钳位在+5.7V,此时,Y为高电平。

由此可见,与门电路只有当输入均为高电平"1"时,输出才是高电平"1",只要有一个或一个以上输入为低电平"0"时,输出就是低电平"0"。

上述四种情况可列成表 8-14 的形式,它反映了图 8-14 电路的逻辑关系,表中 A、B 表示逻辑条件,称为输入逻辑变量,Y 表示逻辑结果,它依赖于输入逻辑变量,称为逻辑函数。与门电路的逻辑函数表达式写为:$Y=A\cdot B$,说明输出 Y 是输入 A、B 逻辑乘的结果。

表 8-14　与门真值表

A	B	Y
0	0	0
0	1	0
1	0	0
1	1	1

2. 二极管或门电路　实现或逻辑功能的电路为或门电路。图 8-15 所示为二极管组成的或门电路及逻辑符号。

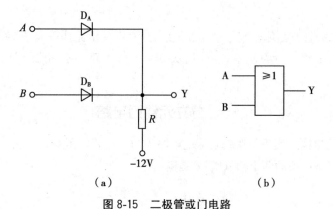

图 8-15　二极管或门电路

(a)电路图;(b)逻辑符号

图中 A、B 是门电路的输入端,Y 是输出端。它也有四种可能的工作情况。

(1)当 A、B 均为低电平时,即 $U_A=U_B=0V$,D_A、D_B 均导通,输出端 Y 为低电平"0"。

(2)当 A 为低电平、B 均为高电平时,如 $U_A=0$,$U_B=+5V$,此时 D_B 导通,并使 D_A 承受反向电压而截止,输出电压为 4.3V,Y 为高电平"1"。

(3)当 A 为高电平、B 均为低电平时,如 $U_A=+5V$,$U_B=0$,D_A 承受较高的正向电压导通,此时,D_B 承受反向电压而截止,输出端 Y 的电压为 4.3V,即 Y 为高电平"1"。

(4)当输入端全为高电平时,D_A、D_B 均承受正向电压导通,输出端 Y 为高电平"1"。

由此可见,或门电路只有当输入全为低电平"0"时,输出才是低电平"0";输入端只要有一个是高电平,无论其他输入端如何,输出即为高电平。

用"1"和"0"分别表示高、低电平,则或逻辑关系可列成表 8-15 所示的真值表。或门电路的逻辑函数表达式为:$Y=A+B$,说明输出 Y 是输入 A、B 逻辑加的结果。

3. 三极管非门电路 非逻辑关系是指输入和输出总是处于相反的状态。实现非逻辑功能的电路为非门电路。图 8-16 是三极管组成的非门电路及逻辑符号,图中 A 为输入端,Y 为输出端。

当输入端 A 为低电平"0"时,只要满足基极电位 $U_B<0$ 的条件,则三极管截止,输出端 Y 的电位接近于 U_{CC}。在这种情况下,Y 输出高电平"1"。

表 8-15 或门真值表		
A	B	Y
0	0	0
0	1	1
1	0	1
1	1	1

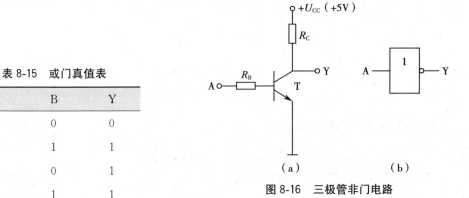

图 8-16 三极管非门电路
(a)电路图;(b)逻辑符号

当输入端是高电平"1"时,只要电路参数能满足 $I_B=\dfrac{U_{CC}}{\beta R_C}$ 条件,则晶体管饱和导通,即 $U_{CE}=U_{CES}=0.3V$。$U_Y=U_{CES}=0.3V$ 即 Y 为低电平"0"。

表 8-16 非门真值表	
A	Y
0	1
1	0

由此可见,输出端的状态总是和输入端状态相反,当输入为低电平"0"时,输出为高电平"1";输入为高电平"1"时,输出为低电平"0",所以非门电路也称为反相器。

非门电路的真值表见表 8-16。其逻辑函数表达式为:$Y=\overline{A}$,输出 Y 的结果刚好与输入 A 相反。

二、复合门电路

前面介绍的二极管门电路具有电路简单、经济等优点。但在许多门电路互相连接的时候,由于二极管有正向压降,通过一级门电路以后,输出电平对输入电平约有 0.7V(硅管)的偏移。这样,经过一连串的门电路后,高低电平就会严重偏离原来的数值,以致造成错误结果。此外,二极管门电路带负载能力也较差。

为了解决这些问题,往往在与门、或门后加一级非门,组成与非门、或非门、与或非门等复合门电路。这些电路在带负载能力、工作速度和可靠性方面都大为提高,因此成为逻辑电路中最常用的基本单元。

1. 与非门电路 图 8-17(a)是与非门电路,它是由二极管与门和三极管非门串接而成,图 8-17(b)是与非门的逻辑符号。

当输入端有一个或一个以上为低电平"0"时,"与"门输出 P 点为低电平"0"。这时,因负电源($-U_{BB}$)的作用,使发射结反向偏置,三极管截止,输出 Y 为高电平"1";当输入端全为高电平"1"时,与门输出 P 点为高电平"1"。P 点高电平抵消了负电源的作用,使发射结正向偏置,三极管饱和,输出 Y 为低电平"0"。

可见,当输入全为高电平时,输出为低电平,只要有一个输入端为低电平时,输出就为高电平,与非门电路的逻辑功能可简单归纳为"入低出高,全高才低"。

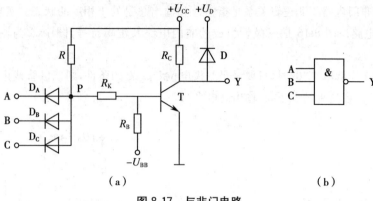

图 8-17　与非门电路

（a）与非门电路图；（b）逻辑符号

与非门电路的真值表见表 8-17。

表 8-17　与非门真值表

A	B	C	Y
0	0	0	1
0	0	1	1
0	1	0	1
0	1	1	1
1	0	0	1
1	0	1	1
1	1	0	1
1	1	1	0

与非门的逻辑函数式为：$Y=\overline{A\cdot B\cdot C}$

2. 或非门电路　图 8-18（a）是或非门电路，它是由二极管或门和三极管非门串接而成，图 8-18（b）为其逻辑符号。

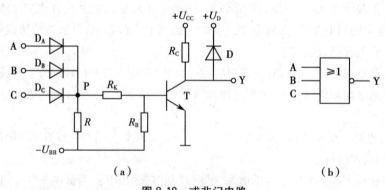

图 8-18　或非门电路

（a）或非门电路图；（b）逻辑符号

当输入端全为低电平"0"时，或门输出 P 点为低电平"0"，即非门的输入是低电平。此时，三极管截止，输出 Y 为高电平"1"；当输入端有一个或一个以上为高电平"1"时，P 点为高电平，三极管饱和，输出 Y 为低电平"0"。

或非门的逻辑功能可简单归纳为"入高出低，全低才高"。

或非门的真值表见表8-18

表8-18　或非门真值表

A	B	C	Y
0	0	0	1
0	0	1	0
0	1	0	0
0	1	1	0
1	0	0	0
1	0	1	0
1	1	0	0
1	1	1	0

或非门电路的逻辑函数式为：$Y=\overline{A+B+C}$

三、集成门电路

集成门电路（integrated gate circuit）与分立元件门电路相比，具有速度快、可靠性高和便于微型化等优点。目前，随着半导体技术的高速发展，分立元件电路已被集成电路替代。

集成门电路可分为两大类：一类是以晶体三极管为主要器件，称为双极型集成门电路，TTL（transistor-transistor logic）集成门电路（即晶体管－晶体管逻辑集成电路）就是其中的典型代表；另一类是以 MOS 型场效应管为主要器件，称为 MOS 型或单极型集成门电路，有 PMOS、NMOS 和 CMOS，以 CMOS 管最为常见。

1. TTL 与非门电路　在数字集成电路中最基本的门电路是与、或、非三种以及由它们组合而成的与非、或非等门电路。而 TTL 与非门电路又是最常见的 TTL 集成门电路。

（1）电路结构：图 8-19 是 TTL 与非门的典型电路，它由输入级、中间级和输出级三部分组成。输入级由多发射极 T_1 和 R_1 组成，其中 T_1 的集电极可视为一个二极管，而发射极则可看做是几个二极管，输入级的作用和二极管与门电路的作用相似。T_2 和电阻 R_2、R_3 组成中间级，它作为输出级的驱动电路，将单端输入信号转变为互补的双端信号，分别由 T_2 的集电极和发射极送入输出级，又称倒相级。T_3、T_4、T_5 和 R_4、R_5 组成推拉式输出级，以提高 TTL 电路的开关速度和负载能力。

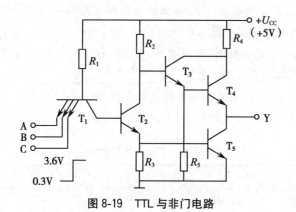

图 8-19　TTL 与非门电路

TTL 与非门的电源电压为 5V，输入和输出信号的高、低电平分别规定为 3.6V 和 0.3V。

（2）电路的逻辑功能：当输入端有一个或一个以上接低电平"0"时，T_1 的基极与低电平发射极之间处于正向导通状态，T_1 的基极电位 $U_{B1}=0.3V+U_{BE1}=1V$，它不足以向 T_2、T_3 提供正向基极电流，故 T_2 截止。因 T_2 截止，其集电极电位接近于 U_{CC}，使 T_3、T_4 导通，T_3、T_4 的发射极分别具有 0.7V 的导通压降,所以,输出端 Y 为高电平"1"。

$$U_Y = U_{CC} - U_{BE3} - U_{BE4} = (5 - 0.7 - 0.7)V = 3.6V$$

这种输入有"0",输出为"1"的工作情况称为与非门关闭。

当输入端全为高电平"1"时(即输入端电压为 3.6V),使 T_1 的发射结处于反偏,集电结处于正偏,T_1 工作于"倒置"状态,集电极做发射极用,发射极做集电极用。T_1 集电结、T_2 和 T_5 的发射结导通,从而使 T_1 基极电位箝在 2.1V(T_1 的基极对地电位由 T_1 的集电结、T_2 和 T_5 的发射结这三个 PN 结的正向压降组成)。此时,T_2 处于饱和状态,其集电极电位 $U_{C2} = U_{CE2} + U_{BE3} = 1V$,可使 T_3 导通,T_4 的基极电位为:$U_{B4} = U_{E3} = U_{C2} - U_{BE3} = 0.3V$,故 T_4 截止。T_5 则由 T_2 提供足够的基极电流而使其处于饱和状态,使输出 $U_r = U_{CE5} = 0.3V$,输出 Y 为低电平"0"。

这种输入全为"1",输出为"0"的工作情况称为与非门开启。

总之,当输入有一个或几个为"0"时,输出就为"1";只有当输入全为"1"时,输出才为"0",符合与非的逻辑关系。

图 8-20 是两种 TTL 与非门外引线排列图。每一集成电路芯片内的各个逻辑门互相独立,可单独使用,但共用一根电源引线和一根接地线。

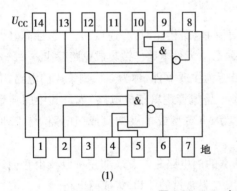 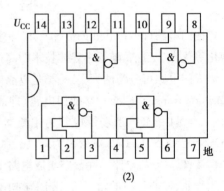

(1)　　　　　　　　　　　　　　　(2)

图 8-20　TTL 与非门外引线排列图

(1)74LS20 型;(2)74LS00 型

(3)主要参数

1)输出高电平 U_{OH}:当输入端有一个(或几个)接低电平,输出空载时的输出电平。

2)输出低电平 U_{OL}:当输入端全为高电平,输出在额定负载条件下的输出电平。

3)开门电平 U_{ON}:在额定负载条件下,确保输出为额定低电平时,所允许的最小输入高电平值。它表示使与非门开通时的最小输入电平。

4)关门电平 U_{OFF}:在空载条件下,确保输出为额定高电平时,所允许的最大输入低电平值。它表示使与非门关断所需的最大输入电平。

5)扇出系数 N:表示与非门输出端最多能接几个同类与非门的个数,它表征了带负载的能力。表 8-19 列出了 TTL 与非门的几个主要参数数据。

表 8-19　TTL 与非门参数

参数名称	符号	测试条件	单位	规范值
输出高电平	U_{OH}	任一输入端接地,其余悬空	V	≥ 2.7
输出低电平	U_{OL}	$u_i = 1.8V$　$R_L = 380\Omega$	V	≤ 0.35
开门电平	U_{ON}	$U_{OL} = 0.35V$　$R_L = 380\Omega$　$u_i = 1.8V$	V	≤ 1.8
关门电平	U_{OFF}	$U_{OH} \geq 2.7V$　$u_i = 0.8V$	V	≥ 0.8
扇出系数	N	$u_i = 1.8V$　$u_0 \leq 0.35V$	个	≥ 8

2. CMOS 门电路　CMOS 电路是在 MOS 电路的基础上发展
起来的一种互补对称场效应管集成电路(complementary-Symme-
try Metal-Oxide-Semiconductor Circuit，CMOS)，目前应用得很普
遍。图 8-21 是 CMOS 非门电路(常称 CMOS 反向器)，它由一个
N 沟道增强型 MOS 管 T_1 和一个 P 沟道增强型 MOS 管 T_2 连成
互补对称的结构。两管的栅极相连，作为输入端；两管的漏极也
相连，作为输出端。P 沟道管的源极接电源正极，N 沟道管的源
极接电源的公共端(电源负端)。

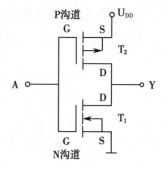

图 8-21　CMOS 非门电路

当输入端为高电平"1"(约为 $U_{DD} = +5\text{V}$)时，T_1 管导通，而
T_2 管截止，输出 Y 为低电平(约为 0V)；当输入端为低电平"0"时，T_1 管截止，T_2 管导通，输出端 Y
为高电平"1"。可见，此电路输出与输入之间的逻辑关系为 $Y = \overline{A}$。

除了上述介绍的 CMOS 非门电路外，CMOS 传输门、CMOS 与非门、COMS 或非门都是很常
见的 CMOS 集成门电路，因篇幅限制，这里不再介绍。

在使用 CMOS 门电路时，应特别注意：①未使用的输入端不允许悬空；②使用时应先接直流
电源，后接信号源，工作结束时应先去除信号源，后关闭直流电源；③焊接和测试时电烙铁和测
试仪器应有良好的接地。

在各种集成门电路中，TTL 电路和 CMOS 电路的应用最为普遍，已被广泛应用于医学电子
仪器中。两种电路各自有其特点和用途，TTL 电路具有比较快的开关速度，比较强的抗干扰能
力以及足够大的输出幅度，且带负载的能力也比较强。CMOS 电路具有制造工艺简单、功耗低、
输入阻抗高、集成度高以及没有电荷储存效应等特点。

第三节　组合逻辑电路

数字电路中的逻辑电路按功能可分为两大类：一类为组合逻辑电路(combinational logic cir-
cuit)；另一类为时序逻辑电路(sequential logic circuit)。本节主要介绍组合逻辑电路。

一、组合逻辑电路的特点

组合逻辑电路的特点是：任一时刻的输出只取决于该时刻的输入状态，而与电路原来的状
态无关，电路不具有记忆功能，这是组合逻辑电路与时序逻辑电路的本质区别。任何一种组合
逻辑电路，不管是简单的还是复杂的，其电路结构均有以下特点：

(1)由逻辑门电路组成。

(2)电路的输出与输入之间无反馈途径。

(3)电路中不包含记忆单元。

在数字系统中，有很多逻辑部件如编码器、译码器、加法器比较器等都属于组合逻辑电路。

二、组合逻辑电路的分析

分析组合逻辑电路的目的是为了确定已知电路的逻辑功能。对逻辑电路进行分析，一方面
可以更好地对其加以改进和应用，另一方面也可用于检验所设计的逻辑电路是否优化以及是否
能实现预定的逻辑功能。

分析组合逻辑电路的步骤一般为：

(1)根据逻辑图从输入到输出逐级写出逻辑函数式；

(2)利用逻辑代数或卡诺图进行化简或变换，得到仅含有输入变量的最简输出函数表达式；

(3)根据简化的逻辑函数表达式列出相应的真值表；

(4)依据真值表中各组变量所对应的函数值对逻辑电路进行分析,确定其电路的功能。

【例 8-10】　分析图 8-22(a)所示逻辑电路的逻辑功能。

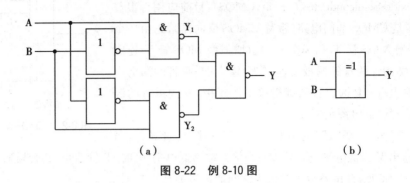

图 8-22　例 8-10 图

解:(1)由逻辑电路列出逻辑函数:从输入到输出,依次写出各个门电路的逻辑函数式,最后列出输出 Y 的逻辑函数式:

$$Y_1 = \overline{A \cdot \overline{B}}$$

$$Y_2 = \overline{\overline{A} \cdot B}$$

$$Y = \overline{Y_1 \cdot Y_2} = \overline{\overline{A \cdot \overline{B}} \cdot \overline{\overline{A} \cdot B}}$$

(2)运用逻辑代数进行化简:

$$Y = \overline{\overline{A \cdot \overline{B}} \cdot \overline{\overline{A} \cdot B}} = \overline{\overline{A \cdot \overline{B}}} + \overline{\overline{\overline{A} \cdot B}} = A \cdot \overline{B} + \overline{A} \cdot B$$

(3)由逻辑函数式列出真值表:这是一个二输入变量(A、B)的逻辑函数,共有 4 种取值组合。将它们依次代入逻辑函数式中作逻辑运算,并把所得结果填入表内,可得真值表,如表 8-20 所示。

(4)逻辑功能分析:当输入端 A 和 B 不同为"1"或"0"时,输出端 Y 为"1";否则,输出 Y 为"0",输入端和输出端的这种因果关系称异或逻辑关系,即"某件事情具有两个条件,只有当两个条件中任何一个条件被满足时,这件事情才

表 8-20　异或门真值表

A	B	Y
0	0	0
0	1	1
1	0	1
1	1	0

能发生,若两个条件同时满足或同时不满足,此事皆不能发生,故此电路称为异或门电路,其逻辑符号如图 8-22(b)所示。异或门的逻辑函数式也可写成 $Y = A \oplus B$

【例 8-11】　分析图 8-23 所示电路的逻辑功能。

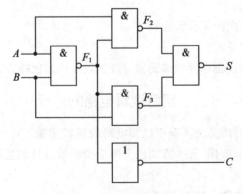

图 8-23　例 8-11 逻辑电路图

解:(1)由逻辑电路列出逻辑函数:为了方便写表达式,在图中每个门后标注中间变量,比如 F_1、F_2 和 F_3,如图 8-23 所示。

$$F_1=\overline{AB} \qquad F_2=\overline{AF_1} \qquad F_3=\overline{BF_1}$$

$$S=\overline{F_2 F_3}=\overline{\overline{AF_1}\cdot\overline{BF_1}}=\overline{\overline{A\,\overline{AB}}\cdot\overline{B\,\overline{AB}}} \qquad C=\overline{F_1}$$

（2）运用逻辑代数公式进行化简

$$
\begin{aligned}
S &= \overline{\overline{A\,\overline{AB}}\cdot\overline{B\,\overline{AB}}} & C &= \overline{F_1} \\
&= A\,\overline{AB}+B\,\overline{AB} & &= \overline{\overline{AB}} \\
&= (\overline{A}+\overline{B})(A+B) & &= AB \\
&= \overline{A}B+A\overline{B} & & \\
&= A\oplus B & &
\end{aligned}
$$

（3）由逻辑函数式列出真值表 8-21

表 8-21　例 8-11 真值表

A	B	S	C
0	0	0	0
0	1	1	0
1	0	1	0
1	1	0	1

（4）逻辑功能分析：该电路实现两个一位二进制数相加的功能。S 是它们的和，C 是向高位的进位。由于这一加法器电路没有考虑低位的进位，所以称该电路为半加器。

根据 S 和 C 的表达式，将原电路图改画成图 8-24 所示的逻辑图。

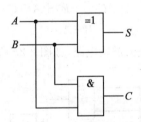

图 8-24　例 8-11 逻辑电路图

三、组合逻辑电路的设计

组合逻辑电路的设计过程与上述逻辑电路的分析过程刚好相反，它是根据给定的实际逻辑问题，求出满足该逻辑要求的逻辑电路。一般设计过程是：

（1）根据给定的逻辑功能要求进行逻辑赋值，列出真值表。

（2）由真值表写出逻辑函数式。

（3）再利用逻辑代数或卡诺图对其进行化简或变换。

（4）最后画出逻辑电路图。

【例 8-12】　用与非门设计一个举重比赛裁决电路。

解：（1）根据给定的逻辑要求进行逻辑赋值，列出真值表。

举重比赛有三个裁判，一个主裁判，两个副裁判，杠铃有效举起的裁决要由主裁判和一个或两个副裁判举手决定。设 A 为主裁判，B、C 为两个副裁判，函数 Y 表示裁决结果。如果裁判举手表示"1"，裁判不举手表示"0"；逻辑函数 Y 为"1"时，表示判决成功；Y 为"0"时，表示失败。由此可列出满足该逻辑问题的真值表，如表 8-22 所示。

表 8-22 例 8-12 的真值表

A	B	C	Y
0	0	0	0
0	0	1	0
0	1	0	0
0	1	1	0
1	0	0	0
1	0	1	1
1	1	0	1
1	1	1	1

（2）由真值表列逻辑函数式

1）取全部 $Y=1$ 的变量组合组成逻辑表达式中的与项。

2）对每一种变量组合而言，变量与变量之间是与逻辑关系，对应于 $Y=1$，如果输入变量为"1"，则取其原变量本身（如 A）；如果输入变量为"0"，则取其反变量（如 $\overline{A}$）。然后取各组变量组成的与项。

3）各组变量组合之间是或逻辑关系，故取以上各与项之和。

由此，可列出逻辑函数表达式：

$$Y=A\overline{B}C+AB\overline{C}+ABC$$

（3）利用逻辑代数化简逻辑函数

$$Y=A\overline{B}C+AB\overline{C}+ABC$$
$$=AC(\overline{B}+B)+AB(\overline{C}+C)$$
$$=A\cdot B+A\cdot C$$

（4）根据上式可以得到举重裁决的逻辑电路，如图 8-25 所示。

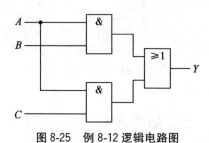

图 8-25 例 8-12 逻辑电路图

因题意要求结果用与非门构成，故对上式进行变换

$$Y=A\cdot B+A\cdot C=\overline{\overline{A\cdot B+A\cdot C}}$$
$$=\overline{\overline{A\cdot B}\cdot\overline{A\cdot C}}$$

由逻辑函数式画出逻辑电路，如图 8-26 所示。

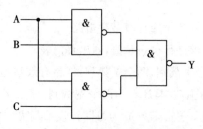

图 8-26 用与非门组成的举重裁决器

第四节 常用的组合逻辑电路

一、编 码 器

编码器(coder)就是用若干个数字或文字符号按照预先约好的规定来表示特定对象的过程。在数字设备中,数据和信息常常用 0 和 1 组成的二进制代码来表示,将若干个"0"和"1"按一定的规律编排在一起,编成不同的代码,并赋予每个代码以固定的含义。如用 3 位二进制数组成的编码来表示十进制数 0~7,十进制数 0 编成二进制数码的 000,十进制数 1 编成二进制数码的 001,十进制数 2 编成二进制数码的 010 等等。用来完成编码工作的数字电路称为编码器。常用的编码器有二进制编码器(binary coder)、BCD 编码器(BCD coder)和优先编码器(priority coder)等。

1. 二进制编码器 二进制编码器是将某种信号编成二进制代码的电路。一位二进制代码可以表示 2 个信号;两位二进制代码可以表示 4 个信号;n 位二进制代码可以表示 2^n 个信号。

例如,要把 I_0、I_1、I_2、I_3、I_4、I_5、I_6、I_7 这八个输入信号编成对应的二进制代码并输出,要求用与非门实现,可以分成以下四个步骤进行:

(1)确定二进制代码的位数:输入有八个信号,则编码器输出的位数是三位($2^3 = 8$),这种编码器称为 8/3 线编码器。

(2)列真值表:将不同的二进制代码与八个不同的输入信号一一对应起来,即为编码方案。理论上编码方案有多种,但实际上为了研究方便,编码方案常常具有一定的规律性,例如按二进制数加 1 递增或递减的规律。表 8-23 所列的就是按二进制数加 1 递增规律编码的方案。

表 8-23 8/3 线编码器的真值表

输入								输出		
I_0	I_1	I_2	I_3	I_4	I_5	I_6	I_7	Y_2	Y_1	Y_0
1	0	0	0	0	0	0	0	0	0	0
0	1	0	0	0	0	0	0	0	0	1
0	0	1	0	0	0	0	0	0	1	0
0	0	0	1	0	0	0	0	0	1	1
0	0	0	0	1	0	0	0	1	0	0
0	0	0	0	0	1	0	0	1	0	1
0	0	0	0	0	0	1	0	1	1	0
0	0	0	0	0	0	0	1	1	1	1

(3)根据真值表写出逻辑式:由表 8-23 可知,8 个输入编码信号 $I_0 \sim I_7$ 中,在同一时刻只能对一个请求信号进行编码,否则,输出二进制代码会发生混乱,也就是说 $I_0 \sim I_7$ 八个编码信号是相互排斥的。所以,输出函数为其值是 1 的对应输入变量(请求编码信号取值为 1 的变量)进行逻辑与,然后再化为与非的形式,即

$$Y_2 = I_4 + I_5 + I_6 + I_7 = \overline{\overline{I_4 + I_5 + I_6 + I_7}} = \overline{\overline{I_4} \cdot \overline{I_5} \cdot \overline{I_6} \cdot \overline{I_7}}$$

$$Y_1 = I_2 + I_3 + I_6 + I_7 = \overline{\overline{I_2 + I_3 + I_6 + I_7}} = \overline{\overline{I_2} \cdot \overline{I_3} \cdot \overline{I_6} \cdot \overline{I_7}}$$

$$Y_0 = I_1 + I_3 + I_5 + I_7 = \overline{\overline{I_1 + I_3 + I_5 + I_7}} = \overline{\overline{I_1} \cdot \overline{I_3} \cdot \overline{I_5} \cdot \overline{I_7}}$$

(4)根据逻辑式画出逻辑图,如图 8-27 所示。应当指出,当 $I_1 \sim I_7$ 都为 0 时,输出 $Y_2 Y_1 Y_0 =$

000,所以 I_0 输入线可以不画出。

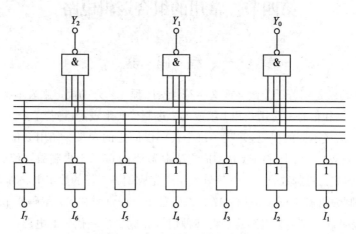

图 8-27　8/3 线编码器的逻辑图

2. 二-十进制(BCD)编码器　用若干个二进制代码来表示一位十进制数字的方法称为二-十进制编码,即 BCD 码。将十进制数编成 BCD 码的电路称为二-十进制编码器。设计这种编码器的步骤与二进制编码器大体相同。

(1)确定二进制代码位数:因为有十个数码,所以输出需要四位,这种编码器常称为 10/4 线编码器。

(2)列真值表:按照常用的 8421BCD 编码规律,在四位二进制代码的十六种状态中取前面的十种状态 0000、0001……1001 分别表示 0、1～9 这十个数码。输入端分别用 I_0～I_9 表示,有编码请求时,输入信号用 1 表示,没有时用 0 表示,输出端分别用 Y_0、Y_1、Y_2、Y_3 表示,由此可列出二-十进制编码器的真值表,如表 8-24 所示。

表 8-24　二-十进制编码器的真值表

对应十进制 N	输入										输出			
	I_0	I_1	I_2	I_3	I_4	I_5	I_6	I_7	I_8	I_9	Y_3	Y_2	Y_1	Y_0
0	1	0	0	0	0	0	0	0	0	0	0	0	0	0
1	0	1	0	0	0	0	0	0	0	0	0	0	0	1
2	0	0	1	0	0	0	0	0	0	0	0	0	1	0
3	0	0	0	1	0	0	0	0	0	0	0	0	1	1
4	0	0	0	0	1	0	0	0	0	0	0	1	0	0
5	0	0	0	0	0	1	0	0	0	0	0	1	0	1
6	0	0	0	0	0	0	1	0	0	0	0	1	1	0
7	0	0	0	0	0	0	0	1	0	0	0	1	1	1
8	0	0	0	0	0	0	0	0	1	0	1	0	0	0
9	0	0	0	0	0	0	0	0	0	1	1	0	0	1

(3)根据真值表写出逻辑式,并变换为与非的形式

$$Y_3 = I_8 + I_9 = \overline{\overline{I_8} \cdot \overline{I_9}}$$

$$Y_2 = I_4 + I_5 + I_6 + I_7 = \overline{\overline{I_4} \cdot \overline{I_5} \cdot \overline{I_6} \cdot \overline{I_7}}$$

$$Y_1 = I_2 + I_3 + I_6 + I_7 = \overline{\overline{I_2} \cdot \overline{I_3} \cdot \overline{I_6} \cdot \overline{I_7}}$$

$$Y_0 = I_1 + I_3 + I_5 + I_7 + I_9 = \overline{\overline{I_1} \cdot \overline{I_3} \cdot \overline{I_5} \cdot \overline{I_7} \cdot \overline{I_9}}$$

（4）根据逻辑式画出逻辑图，如图 8-28 所示。该编码器的输入信号 $I_0 \sim I_9$ 也是相互排斥的。

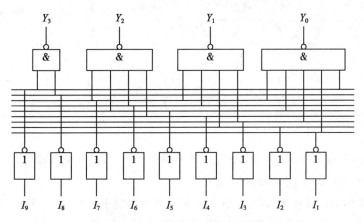

图 8-28　二-十进制编码器的逻辑图

3. 优先编码器　上述两种编码器有一个共同缺点，就是在某一时刻只允许有一个有效输入信号，如果同时有两个或两个以上的输入信号要求编码，编码器的输出就会出现错误状态。优先编码器是当多个输入端同时输入有效信号时，电路只对优先级别最高的输入端进行编码。常用的集成优先编码器有 8/3 线和 10/4 线两种。

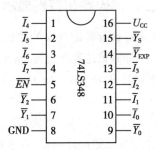

图 8-29　74LS348 优先编码器的外引脚排列图

图 8-29 是 8/3 线优先编码器 74LS348 的外引脚排列图。它除了有八个信号输入端 $\overline{I_0} \cdots \overline{I_7}$ 和三个信号输出端 $\overline{Y_2}$、$\overline{Y_1}$、$\overline{Y_0}$ 外，还附加了一个输入控制端 $\overline{EN}$ 和两个输出端 $\overline{Y_S}$、$\overline{Y_{EXP}}$。表 8-25 是 74LS348 的真值表，它的输入和输出都是以低电平作为有效信号（低电平有效的字母上加"－"），输出的是反码。由表 8-25 可知输入信号 $\overline{I_0} \cdots \overline{I_7}$ 中 $\overline{I_7}$ 的优先权最高，$\overline{I_0}$ 的优先权最低。

表 8-25　74LS348 的真值表

				输入							输出		
$\overline{EN}$	$\overline{I_0}$	$\overline{I_1}$	$\overline{I_2}$	$\overline{I_3}$	$\overline{I_4}$	$\overline{I_5}$	$\overline{I_6}$	$\overline{I_7}$	$\overline{Y_2}$	$\overline{Y_1}$	$\overline{Y_0}$	Y_S	$\overline{Y_{EXP}}$
1	×	×	×	×	×	×	×	×	Z	Z	Z	1	1
0	1	1	1	1	1	1	1	1	Z	Z	Z	0	1
0	×	×	×	×	×	×	×	0	0	0	0	1	0
0	×	×	×	×	×	×	0	1	0	0	1	1	0
0	×	×	×	×	×	0	1	1	0	1	0	1	0
0	×	×	×	×	0	1	1	1	0	1	1	1	0
0	×	×	×	0	1	1	1	1	1	0	0	1	0

输入									输出				
$\overline{EN}$	$\overline{I_0}$	$\overline{I_1}$	$\overline{I_2}$	$\overline{I_3}$	$\overline{I_4}$	$\overline{I_5}$	$\overline{I_6}$	$\overline{I_7}$	$\overline{Y_2}$	$\overline{Y_1}$	$\overline{Y_0}$	Y_S	$\overline{Y_{EXP}}$
0	×	×	0	1	1	1	1	1	1	0	1	1	0
0	×	0	1	1	1	1	1	1	1	1	0	1	0
0	0	1	1	1	1	1	1	1	1	1	1	1	0

表中"×"表示可以任意取 0 或 1，Z 表示为高阻态。

$\overline{EN}$ 是选通输入端。当 $\overline{EN}=1$ 时，无论有没有编码输入，都没有编码输出（$\overline{Y_2}$、$\overline{Y_1}$ 和 $\overline{Y_0}$ 始终处于高电平）。只有当 $\overline{EN}=0$ 时，编码器才工作。

$\overline{Y_S}$ 是选通输出端。只有当 $\overline{EN}=0$、且 $I_0\sim I_7$ 全部为高电平（此时没有编码输入信号）时，$\overline{Y_S}$ 才为 0。因此，$\overline{Y_S}=0$ 表示电路虽然处于工作状态，但是没有编码输入信号。

$\overline{Y_{EXP}}$ 是优先编码器的输出端。只要 $I_0\sim I_7$ 中有一个为低电平，且 $\overline{EN}=0$，则 $\overline{Y_{EXP}}=0$。表示电路处于工作状态，且有编码信号输入。例如，当 $\overline{I_7}=0$ 时，无论 $\overline{I_0}\sim\overline{I_6}$ 输入是 0 或 1，输出端只对优先级最高的 $\overline{I_7}$ 编码，所以输出反码为 000；$\overline{I_6}=0$，且 $\overline{I_7}=1$，无论 $\overline{I_0}\sim\overline{I_5}$ 输入是 0 或 1，输出端只对优先级比 $\overline{I_0}\sim\overline{I_5}$ 高的 $\overline{I_6}$ 编码，输出反码为 001，其余状态依次类推。

二、译码器和数码显示

译码是编码的逆过程。译码就是将具有特定含义的代码"翻译"出它的原意。实现译码功能的逻辑电路称为译码器（decoder）。译码器的种类挺多，常见的中规模集成电路译码器有二进制译码器（binary decoder）、二-十进制译码器（two-decimal decoder）和七段显示译码器（seven segment display decoder）等。

1. 二进制译码器　二进制译码器的输入为二进制码，若输入有 n 位，数码组合有 2^n 种，可译出 2^n 个输出信号。例如，要设计一个三位二进制译码器，要求将输入的三位二进制码 $A_2A_1A_0$ 译成对应的八个低电平有效的输出信号 $\overline{Y_0}\sim\overline{Y_7}$，即 3/8 线二进制译码器，其译码过程如下：

（1）根据译码要求列出真值表，如表 8-26 是 3/8 线译码器的真值表。

表 8-26　3/8 线译码器的真值表

输入			输出							
A_2	A_1	A_0	$\overline{Y_7}$	$\overline{Y_6}$	$\overline{Y_5}$	$\overline{Y_4}$	$\overline{Y_3}$	$\overline{Y_2}$	$\overline{Y_1}$	$\overline{Y_0}$
0	0	0	1	1	1	1	1	1	1	0
0	0	1	1	1	1	1	1	1	0	1
0	1	0	1	1	1	1	1	0	1	1
0	1	1	1	1	1	1	0	1	1	1
1	0	0	1	1	1	0	1	1	1	1
1	0	1	1	1	0	1	1	1	1	1
1	1	0	1	0	1	1	1	1	1	1
1	1	1	0	1	1	1	1	1	1	1

（2）根据真值表 8-26 列出逻辑式：

$$\overline{Y_0}=\overline{\overline{A_2}\cdot\overline{A_1}\cdot\overline{A_0}}=\overline{m_0} \qquad \overline{Y_1}=\overline{\overline{A_2}\cdot\overline{A_1}\cdot A_0}=\overline{m_1}$$

$$\overline{Y_2}=\overline{\overline{A_2}\cdot A_1\cdot\overline{A_0}}=\overline{m_2} \qquad \overline{Y_3}=\overline{\overline{A_2}\cdot A_1\cdot A_0}=\overline{m_3}$$

$$\overline{Y_4} = \overline{A_2 \cdot \overline{A_1} \cdot \overline{A_0}} = \overline{m_4} \qquad \overline{Y_5} = \overline{A_2 \cdot \overline{A_1} \cdot A_0} = \overline{m_5}$$

$$\overline{Y_6} = \overline{A_2 \cdot A_1 \cdot \overline{A_0}} = \overline{m_6} \qquad \overline{Y_7} = \overline{A_2 \cdot A_1 \cdot A_0} = \overline{m_7}$$

由上式可以看出，3/8 线译码器的 8 个输出逻辑函数为输入变量的最小项的反函数，所以可方便地用它实现由最小项之和构成的逻辑函数。

（3）画出逻辑图，如图 8-30 所示。

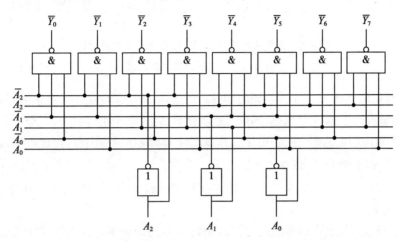

图 8-30　3/8 线二进制译码器的逻辑图

为了增加使用的灵活性和扩展功能，在实际使用的译码器电路上通常都附加有选通控制端。图 8-31 是常用的中规模集成电路 74LS138 译码器的外引脚排列图，E_0、$\overline{E_1}$、$\overline{E_2}$ 为选通控制端，用以控制译码器工作与否；A_0、A_1、A_2 为三位地址输入端，$\overline{Y_0} \sim \overline{Y_7}$ 是译码器的输出端，用低电平 0 表示输出译码器的输出端信号有效。

当 $E_0 = 0$ 或 $\overline{E_1} + \overline{E_2} = 1$ 时，$\overline{Y_0} \sim \overline{Y_7}$ 输出全为高电平 1，不受 A_0、A_1、A_2 输入信号控制，译码器不工作。当 $E_0 = 1$ 或 $\overline{E_1} + \overline{E_2} = 0$ 时，译码器工作，对应一组输入码就有一个信号输出为 0。如表 8-26 所示，当 $A_2 A_1 A_0 = 001$ 时，$\overline{Y_1} = 0$，其余输出为 1，即只有 $\overline{Y_1}$ 输出的译码信号有效。

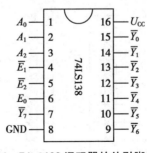

图 8-31　74LS138 译码器的外引脚排列图

带控制输入端的译码器又是一个完整的数据分配器。所谓数据分配器是指根据地址信号的要求将一路输入数据分配到指定输出通道上的逻辑电路。数据分配器有一个数据输入端、多个输出端和地址信号输入端。如将译码器的使能输入端作为数据输入端，输入的二进制代码作为地址信号输入端，则译码器便成为一个数据分配器。图 8-32 所示为由 3/8 线译码器构成的 1 路－8 路数据分配器。$A_2 \sim A_0$ 为地址信号输入端，$\overline{Y_0} \sim \overline{Y_7}$ 为数据输出端，三个使能端 E_0、$\overline{E_1}$、$\overline{E_2}$ 中的任一个都可作数据输入端。如取 $E_0 = 1$、$\overline{E_1} = 0$、$\overline{E_2} = D$，则输出为原码 D，接法如图 8-32（a）所示。如取 $E_0 = D$、$\overline{E_1} = \overline{E_2} = 0$，则输出为反码 $\overline{D}$，如图 8-32（b）所示。

187

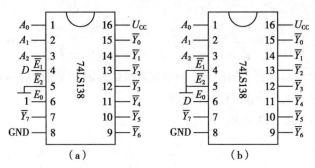

图 8-32　3/8 线译码器 74LS138 作 8 路数据分配器

(a)输出原码接法；(b)输出反码接法

2. 二-十进制译码器　二-十进制译码器是将二进制 8421BCD 代码译成十进制数字信号的逻辑电路。将输入的 8421BCD 代码(四位二进制代码共有 16 个组合状态,一般取前十种状态)分别译成 10 个输出端上的高(或低)电平。其原理与 3/8 线译码器类似,当输入端 $A_3A_2A_1A_0$ 为 0000~1001 时,输出端 $\overline{Y_0}$~$\overline{Y_9}$ 依次给出低电平 0。例如,当 $A_3A_2A_1A_0 = 0000$ 时,$\overline{Y_0} = 0$,其余输出为 1,只有 $\overline{Y_0}$ 有效;当 $A_3A_2A_1A_0 = 0001$ 时,$\overline{Y_1} = 0$,其余输出为 1,只有 $\overline{Y_1}$ 输出有效,其余依次类推,完成译码任务。

3. 显示译码器　显示译码器能把输入的 8421BCD 码译成驱动数码管的输出信号,使数码管能以十进制数码的方式直观显示 8421BCD 码所表示的数值。显示译码器根据配套的字符显示器又分为共阴极和共阳极两类。

(1)字符显示器:为了能以十进制的形式直观地显示数字系统的二进制数,目前广泛使用七段字符显示器(或称七段数码管)。十进制的 0~9 十个数码是利用七段字形组合显示出来的。常见的字符显示器有半导体数码管和液晶显示器两种。半导体数码管又称为 LED 数码管(light emitting diode,LED),每段为一个发光二极管。为了使用方便,同一规格的数码管都有共阴极和共阳极两种,如图 8-33 所示。图中"△"表示共阴极的第 3、8 管脚,应把它们接地;而共阳极的第 3、8 管脚应接正电源。

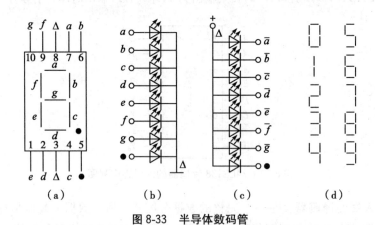

图 8-33　半导体数码管

(a)数码管;(b)共阴极;(c)共阳极;(d)七段字形显示

共阴极接法时字段接高电平就发光,而共阳极接法时字段接低电平才发光。常用的还有八段数码管,它比七段数码管多了一个发光二极管构成。数码管中的小数点不属于字段,根据数字显示的需要可处理为常亮或常灭。另外,用共阴极或共阳极的字符显示器件时,需要采用与之类型匹配的译码器来翻译输入信号,并点亮相应的字段。例如,若要显示数字 2,需要使 a、b、g、e、d 五个二极管导通而发光,其余熄灭。

（2）七段显示译码器：一个译码器和一个数码管相配合可以显示一位十进制数。而七段显示译码器的功能就是将 8421BCD 代码译成七段字符显示驱动电路所需的电平，显示出相应的十进制数码。显然，此译码器需要七个输出端 a、b、c、d、e、f、g，它们分别与七段数码管对应字段的电极相连。同时该译码器还有四个输入端，分别为四位二进制数，可由十进制计数器的输出端提供，其连接关系如图 8-34 所示。

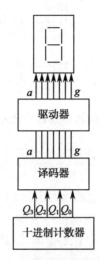

图 8-34 七段译码器连接示意图

下面以 74LS248 型共阴极七段显示译码器为例来说明其功能。表 8-27 是其真值表，表中以"×"表示任意输入，输出为高电平有效（点亮字段）。

表 8-27 74LS248 型七段译码器真值表

输入						输入/输出	输出							字形显示
$\overline{LT}$	$\overline{RBI}$	D	C	B	A	$\overline{BI}/\overline{RBO}$	Y_a	Y_b	Y_c	Y_d	Y_e	Y_f	Y_g	
1	1	0	0	0	0	1	1	1	1	1	1	1	0	0
1	×	0	0	0	1	1	0	1	1	0	0	0	0	1
1	×	0	0	1	0	1	1	1	0	1	1	0	1	2
1	×	0	0	1	1	1	1	1	1	1	0	0	1	3
1	×	0	1	0	0	1	0	1	1	0	0	1	1	4
1	×	0	1	0	1	1	1	0	1	1	0	1	1	5
1	×	0	1	1	0	1	1	0	1	1	1	1	1	6
1	×	0	1	1	1	1	1	1	1	0	0	0	0	7
1	×	1	0	0	0	1	1	1	1	1	1	1	1	8
1	×	1	0	0	1	1	1	1	1	1	1	1	1	9
×	×	×	×	×	×	0	0	0	0	0	0	0	0	灭灯
1	0	0	0	0	0	0	0	0	0	0	0	0	0	灭零
0	×	×	×	×	×	1	1	1	1	1	1	1	1	8

根据真值表 8-27 可以写出译码器各输出端的逻辑函数式，并通过逻辑电路来实现输出与输入之间的函数关系，例如，$Y_a = \overline{m_1 + m_4}$。

74LS248 型共阴极七段显示译码器的输出 $Y_a \sim Y_g$ 为高电平有效,可以直接驱动共阴极数码管各对应的字段发亮。如图 8-35 所示。

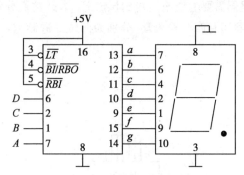

图 8-35　74LS248 驱动 LED 数码管的连接图

$\overline{LT}$ 为试灯输入端。当 $\overline{LT}=0$ 时,无论输入什么信号,$Y_a \sim Y_g$ 七段输出均为 1,全亮,由此可以检测数码管的好坏。

$\overline{RBI}$ 为灭零输入端,可以将有效数字前、后无用的 0 熄灭,低电平有效。

$\overline{BI/RBO}$ 为灭灯输入/灭零输出端。该端可作为输入也可作为输出,当 $\overline{BI}=0$ 时,七段数码输出为 0,数码管熄灭;当 $\overline{RBO}=0$ 时,数码管也熄灭,但是这种情况只有当 $\overline{RBI}=0$、输入为 0 的二进制码 0000 时,$\overline{RBO}$ 输出才为 0,所以熄灭的是数字 0,对 1 ~ 9 照常显示。

三、数据选择器

数据选择器(data selector)又叫多路转换开关。它能分时从多路输入数据中选择一路作为输出。

数据选择器是根据地址输入信号来选择某个数据输出的。例如双 4 选 1 数据选择器 74LS153,它包含了两个完全相同的 4 选 1 数据选择器,图 8-36 是其中的一个逻辑图。图中四个与门和一个或门合并在一起画出,$D_0 \sim D_3$ 是 4 个数据输入端;A_1、A_0 是两个数据选择器公共的地址选择端;$\overline{E}$ 是选通(使能)端,低电平有效。控制门 G_E 输入端加了"o",表示输入 $\overline{E}$ 低电平有效,即 $\overline{E}=0$ 时数据选择器正常工作,其真值表如表 8-28 所示。

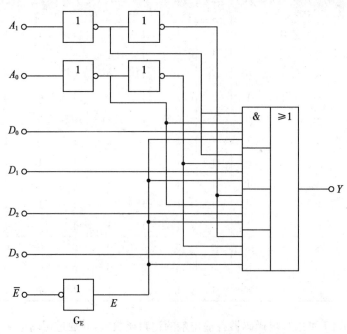

图 8-36　74LS153(双)4 选 1 数据选择器逻辑图

表 8-28 74LS153 型数据选择器的真值表

地址输入		选通	输出
A_1	A_0	$\overline{E}$	Y
$\times$	$\times$	1	0
0	0	0	D_0
0	1	0	D_1
1	0	0	D_2
1	1	0	D_3

由逻辑图 8-36 可写出 Y 的逻辑表达式

$$Y=[D_0(\overline{A_1}\,\overline{A_0})+D_1(\overline{A_1}A_0)+D_2(A_1\,\overline{A_0})+D_3(A_1A_0)]\cdot E$$

如果地址端 A_1、A_0 用最小项表示，上式变为

$$Y=[D_0(m_0)+D_1(m_1)+D_2(m_2)+D_3(m_3)].\quad E$$

由上式可知，$\overline{E}=0$，$D_0 \sim D_3$ 都为 1 时，数据选择器的输出为输入地址变量的全部最小项之和。所以，数据选择器又称为最小项输出器。$\overline{E}=1$ 时，$Y=0$，数据选择器不工作。

对于数据选择器，若有 $2^2=4$ 个数据输入端，就需要 2 个地址选择端；如果有 2^n 个数据输入端，就需要 n 个地址选择端。

【例 8-13】 逻辑函数 $F=\overline{A}\overline{B}C+\overline{A}BC+AC$，试用 8 选 1 数据选择器 74LS151 实现之。

【解】把逻辑式写成最小项之和

$$F=\overline{A}\overline{B}C+\overline{A}BC+A\overline{B}C+ABC=m_0+m_3+m_5+m_7$$

若把输入变量 A、B、C 分别接到 A_2、A_1、A_0，取输入数据 $D_0=D_3=D_5=D_7=1$，$D_1=D_2=D_4=D_6=0$，此时的输出 Y 就是逻辑函数 F，如图 8-37 所示。

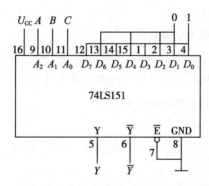

图 8-37 用 8 选 1 数据选择器 74LS151 实现逻辑函数

 本章小结

1. 在时间上和数值上均离散的信号称为脉冲信号，常用数字 0 和 1 表示。

2. 逻辑代数的基本运算有三种：与运算、或运算、非运算，它分别反映了与、或、非三种逻辑关系。利用逻辑代数，可以把电路的逻辑关系抽象为一个函数表达式，并用逻辑运算的方法，去解决逻辑电路的设计和分析问题。

3. 实际进行逻辑关系设计时，需要最简的逻辑表达式。化简逻辑函数的方法有公式化简法和卡诺图化简法。

4. 晶体管在开关电路中的两个状态是截止和饱和,晶体管处于截止状态时,相当于开关断开,晶体管处于饱和状态时相当于开关闭合。

5. 基本逻辑门电路有:与门、或门和非门。与门的逻辑功能是:"入低出低,全高才高;或门的逻辑功能是:"入高出高,全低才低";非门的逻辑功能是:"入高出低,入低出高"。

6. TTL 与非门电路结构特点是:输入级采用了多发射极晶体管 T_1,输出采用了 T_3、T_4、T_5 管组成的推挽形式。这样使输入级具有了"与"逻辑功能,也提高了门电路带负载的能力及速度。它的逻辑功能是:先"与"后"非"即"入低出高,全高才低"。

7. 分析组合逻辑电路的步骤是:写出各输出端的逻辑表达式→化简和变换逻辑表达式→列出真值表→确定功能。设计组合逻辑电路的步骤是:列出真值表→写出逻辑表达式→逻辑化简和变换→画出逻辑图。

8. 常用的组合逻辑电路有编码器、译码器和数据选择器等,它们均为常用的中规模集成组合逻辑部件。

9. 编码器是将输入的电平信号编成二进制代码输出的电路。常用的编码器有二进制编码器、BCD 编码器和优先编码器等。

10. 译码是编码的逆过程,能够实现译码的电路称为译码器。常用的译码器有二进制译码器、二-十进制译码器和显示译码器。

11. 数据选择器为多输入单输出的组合逻辑电路。在输入数据都为 1 时,输出逻辑表达式为地址变量的全部最小项之和。

习题八

8-1　什么叫数字信号,数字电路特点是什么?

8-2　分析数字电路的主要工具是＿＿＿＿＿＿,数字电路又称作＿＿＿＿＿＿。

8-3　将下列二进制数转换为十进制数:
①$(101011)_2$;②$(11010101.101)_2$

8-4　将下列十进制数转换为二进制数:
①$(101)_{10}$;②$(78.25)_{10}$

8-5　基本逻辑运算有哪几种? 可以用怎样的电路实现?

8-6　利用逻辑代数化简下列逻辑函数式:
(1)$Y=\overline{A}+\overline{B}+\overline{C}+ABC$
(2)$Y=\overline{A}+AB+\overline{BC}$
(3)$Y=AB+\overline{A}C+\overline{B}D$
(4)$F=AB+\overline{A}C+\overline{B}C+\overline{C}D+\overline{D}$

8-7　将逻辑函数 $L=\overline{A}B+AC+\overline{B}C$ 用逻辑图表示。

8-8　利用卡诺图化简下列逻辑函数:
(1) $F(A,B,C,D)=\sum m(0,2,5,7,8,10,13,15)$
(2)$Y=A\overline{BC}+\overline{A}BC+B\overline{C}D+AC$
(3) $Z(A,B,C,D)=\sum m(0,1,2,5,6)+\sum d(4,11)$

8-9　分别指出,下述的各个结论适合哪种逻辑门电路:
(1)只有当全部输入都是低电平时,输出才是高电平。
(2)只有当全部输入都是高电平时,输出才是高电平。
(3)只有当全部输入都是高电平时,输出才是低电平。
(4)只有当全部输入都是低电平时,输出才是低电平。

8-10　仓库门上装了两把锁,A、B 两位保管员各保管一把锁的钥匙,必须两人同时开锁才能进仓库,这种逻辑关系是_____,其逻辑表达式为_____。

8-11　题图 8-1 所示电路中,D_1、D_2 为硅二极管,导通电压为 0.7V,求在下列情形下的输出电压 U_0。

(1)B 端接地,A 端接 5V。

(2)A、B 两端均接 5V。

(3)A 端接 5V,B 端悬空。

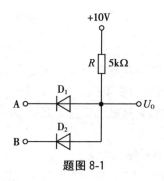

题图 8-1

8-12　一部电话有两个分机,楼上(A)、楼下(B)各用一个,但楼上、楼下不能同时使用,否则就不能接通,这种逻辑关系是_____;其表达式为_____。

8-13　确定题图 8-2 所示 TTL 与非门的输出状态。

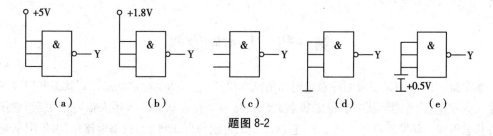

（a）　　　（b）　　　（c）　　　（d）　　　（e）

题图 8-2

8-14　分析题图 8-3 所示的逻辑图的逻辑功能。

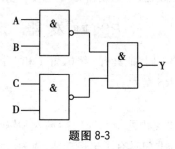

题图 8-3

8-15　一种比赛有 A、B、C 三个裁判,另外还有一个总裁判,当总裁判认为合格是算两票,而 A、B、C 认为合格是分别算一票,试用与非门设计多数通过的表决逻辑电路。

8-16　什么叫编码器? 它的主要功能是什么? 与普通编码器相比,优先编码器有什么优点?

8-17　二进制译码器、二-十进制译码器、显示译码器三者间有哪些主要区别?

8-18　用 4 选 1 数据选择器 74LS153 实现逻辑函数 $F = A\overline{B}\overline{C} + \overline{A}C + BC$。

第九章 触发器及其时序逻辑电路

学习目标

1. 掌握 RS 触发器、JK 触发器、D 触发器和 T 触发器的逻辑功能；时序逻辑电路的特点和同步时序逻辑电路的分析方法与步骤。

2. 熟悉 RS 触发器、JK 触发器、D 触发器和 T 触发器的工作原理；寄存器、计数器的特点和使用。

3. 了解集成计数器和寄存器的使用方法。

数字电路分为组合逻辑电路和时序逻辑电路两大类,第八章介绍的组合逻辑电路的特点是在任一时刻的输出状态只取决于该时刻的输入状态。而本章介绍的时序逻辑电路的输出状态不仅取决于当时的输入,还与电路以前的状态有关,即具有存储和记忆功能。本章主要介绍构成时序逻辑电路的基本存储单元——基本触发器、时序逻辑电路的分析和两种常用的时序逻辑电路——计数器和寄存器。

第一节 基本触发器

触发器(flip-flop)是组成时序逻辑电路的基本单元,它有两个稳定状态,"0"状态和"1"状态。在输入信号作用下,能够从一个稳定状态翻转到另一个稳定状态。当输入信号消失后,它能够保持状态不变。触发器具有记忆功能,它能存储二进制信息 0 和 1。根据电路结构的不同,触发器可分为基本 RS 触发器、同步 RS 触发器、主从触发器和边沿触发器。按逻辑功能的不同,可分为 RS 触发器、JK 触发器、D 触发器、T 触发器和 T' 触发器等。

一、RS 触发器

根据输入信号 R、S 端取值的不同,把具有"置 0、置 1 和保持"功能的电路叫做 RS 触发器。常见的有基本 RS 触发器和同步 RS 触发器。

1. 基本 RS 触发器

(1)电路组成:基本 RS 触发器是由两个与非门的输入和输出交叉连接而成,如图 9-1(a)所示。这种连接的结果,使得两个与非门具有了记忆功能,成为时序逻辑电路的基本单元。Q 与 $\overline{Q}$ 是基本 RS 触发器的输出端,正常情况下,两者的逻辑状态总是相反的。触发器有两种稳定状态:一个状态是 $Q=1,\overline{Q}=0$,称为置位状态("1"态);另一个状态是 $Q=0,\overline{Q}=1$,称为复位状态("0"态)。与其相对应的输入端分别称为直接置位端 $\overline{S}$(或直接置"1"端)和直接复位端 $\overline{R}$(或直接置"0"端)。触发器由"1"态变为"0"态,或由"0"态变为"1"态,称为触发器的翻转。

(2)工作原理:触发器接收输入信号之前的输出状态叫做原态或称为现态,用 Q^n 表示;接收输入信号之后的输出状态称为次态,用 Q^{n+1} 表示。下面分四种情况来分析它的输出与输入的逻辑关系。由于两个输入端有四种不同的状态组合,故基本 RS 触发器输出与输入之间的逻辑关

194

系可分为四种情况。

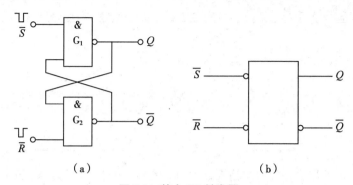

图 9-1 基本 RS 触发器

（a）逻辑图；（b）逻辑符号

1）$\bar{S}=1,\bar{R}=0$：所谓 $\bar{S}=1$，就是将 $\bar{S}$ 端保持高电平；而 $\bar{R}=0$，就是在 $\bar{R}$ 端加一负脉冲。设触发器的初始状态为"1"态，即 $Q=1,\bar{Q}=0$。这时与非门 G_2 有一个输入端为"0"，其输出端 $\bar{Q}$ 变为"1"；而与非门 G_1 的两个输入端全为"1"，其输出端 Q 变为"0"。因此，在 $\bar{R}$ 端加负脉冲后，触发器由"1"态翻转为"0"态。如它的初始状态为"0"态，触发器的状态将保持不变，仍为"0"态。

2）$\bar{S}=0,\bar{R}=1$：设触发器的初始状态为"0"态，即 $Q=0,\bar{Q}=1$。这时与非门 G_1 有一个输入端为"0"，其输出端 Q 变为"1"；而与非门 G_2 的两个输入端全为"1"，其输出端 $\bar{Q}$ 变为"0"。因此，在 $\bar{S}$ 端加负脉冲后，触发器由"0"态翻转为"1"态。如果它的初始状态为"1"态，触发器仍保持"1"态不变。

3）$\bar{S}=1,\bar{R}=1$：设触发器的初始状态为"0"态，即 $Q=0,\bar{Q}=1$。此时门 G_2 的一个输入端为"0"，其输出端 $\bar{Q}$ 为"1"，该"1"电平反馈到门 G_1 的输入端，使的两个输入端全为"1"，所以门 G_1 的输出端 Q 为"0"，即状态保持不变；若触发器的初始状态为"1"态，即 $Q=1,\bar{Q}=0$，此时门 G_1 的一个输入端为"0"，其输出端 Q 为"1"；该"1"电平反馈到门 G_2 的输入端，使它的两个输入端都为"1"，所以门 G_2 的输出端 $\bar{Q}$ 为"0"，即状态保持不变。因此，$\bar{S}=1,\bar{R}=1$ 时，触发器保持原状态不变，即具有存储或记忆功能。

4）$\bar{S}=0,\bar{R}=0$：当 $\bar{S}$ 端和 $\bar{R}$ 端同时加负脉冲时，两个与非门输出端均为"1"，这就违反了 Q 与 $\bar{Q}$ 的状态应该相反的逻辑要求。一旦两个输入信号同时回到"1"后，触发器的状态不能确定，将由各种偶然因素决定其最终状态。因此，这种情况在正常使用中应避免出现。

综上所述，基本 RS 触发器有两个稳定状态，它可以直接置位或复位，并具有存储或记忆的功能。在直接置位端加负脉冲（$\bar{S}=0$）即可置位，在直接复位端加负脉冲（$\bar{R}=0$）即可复位。当负脉冲除去后，直接置位端和复位端均处于"1"态高电平（平时固定接高电平），此时触发器保持原状态不变，实现存储或记忆功能。但是，$\bar{S}$ 端和 $\bar{R}$ 端不能同时处于低电平状态。

（3）逻辑功能的描述：触发器逻辑功能的描述常见有特性表、特性方程和波形图等多种方式。

1）特性表：触发器次态 Q^{n+1} 与输入 $\bar{S},\bar{R}$ 和现态 Q^n 之间关系的真值表称为特性表。因此，基本 RS 触发器的逻辑功能可用表 9-1 所示的特性表来表示。

表 9-1 基本 RS 触发器特性表

$\bar{S}$	$\bar{R}$	Q^n	Q^{n+1}	说明
1	0	0	0	置 0
1	0	1	0	

续表

$\overline{S}$	$\overline{R}$	Q^n	Q^{n+1}	说明
0	1	0	1	置1
0	1	1	1	
1	1	0	0	保持
1	1	1	1	
0	0	0	×	不定
0	0	1	×	

2)特性方程:触发器次态 Q^{n+1} 与输入 $\overline{S}$、$\overline{R}$ 和现态 Q^n 之间关系的逻辑表达式称为特性方程。根据表9-1可画出基本 RS 触发器 Q^{n+1} 的卡诺图,如图9-2所示。由此可求得它的特性方程为

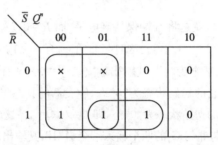

图9-2　基本 RS 触发器 Q^{n+1} 的卡诺图

$$\begin{cases} Q^{n+1} = S + \overline{R}Q^n \\ RS = 0(约束条件) \end{cases} \tag{9-1}$$

3)波形图:触发器的逻辑功能可以用波形图来表示,由表9-1或根据式(9-1)可画出基本 RS 触发器的工作波形图,如图9-3所示。

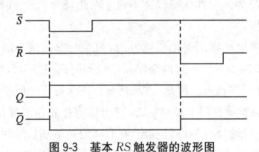

图9-3　基本 RS 触发器的波形图

图9-1(b)是基本 RS 触发器的逻辑符号,图中输入端引线上靠近方框的小圆圈表示触发器是负脉冲(低电平)复位或置位,即低电平有效。基本 RS 触发器电路结构简单,它是构成其他触发器的基础。由于触发器状态受输入信号的直接控制,因此这种触发器也被称为直接置位、直接复位触发器。

2. 同步 RS 触发器　在数字电路中,通常要求触发器在指定的时刻翻转,做到统一步调。为此就需要引入一个协调动作的控制信号,这就是时钟脉冲信号 CP,使触发器只有在时钟控制到达时才根据输入信号改变它的输出状态。这种触发器称为同步触发器。

(1)电路组成:图9-4(a)是同步 RS 触发器的逻辑图,图9-4(b)是它的逻辑符号。由图9-4(a)可以看出,电路是在基本 RS 触发器的基础上增加了两个由时钟脉冲 CP 控制的门 G_3 和 G_4 后构成的。与非门 G_1 和 G_2 构成基本触发器,与非门 G_3 和 G_4 构成导引电路,通过导引电路实现时钟脉冲对输入端 R 和 S 的控制,故称为同步 RS 触发器。其中 R 为复位输入端,S 为置位输入

端,CP 为时钟信号输入端;$\overline{R}_D$ 和 $\overline{S}_D$ 是直接复位端和直接置位端,它们不受时钟脉冲 CP 的控制直接使基本触发器置"0"或置"1",一般用在工作之初,使触发器预先处于某一确定状态,在工作过程中不用时它们处于"1"态(高电平)。

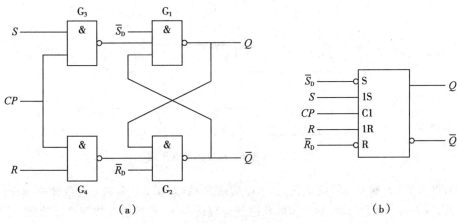

图 9-4　同步 RS 触发器

(a)逻辑图;(b)逻辑符号

(2)工作原理:同步 RS 触发器是利用时钟脉冲 CP 进行选通控制。当时钟脉冲到来之前,即 $CP=0$ 时,控制门 G_3 和 G_4 被封锁,其输出均为"1"。这时,不论 R 和 S 端的状态如何变化,基本触发器的状态保持不变。

当时钟脉冲到来之后,即 $CP=1$ 时,门 G_3 和 G_4 被打开,R、S 端的输入信号反相后送到基本 RS 触发器的输入端,即基本触发器的输入信号为 $\overline{R}$ 和 $\overline{S}$。此时基本触发器处于工作状态,其工作情况与基本 RS 触发器完全相同。由此,可得出同步 RS 触发器特性表,如表 9-2 所示。

表 9-2　同步 RS 触发器特性表

R	S	Q^n	Q^{n+1}	说明
0	0	0	0	保持
0	0	1	1	
0	1	0	0	置1
0	1	1	0	
1	0	0	1	置0
1	0	1	1	
1	1	0	$\times$	不定
1	1	1	$\times$	

由表 9-2 可以看出,同步 RS 触发器具有如下逻辑功能:当 $S=R=0$ 时,触发器状态保持不变,即 $Q^{n+1}=Q^n$;当 $R\neq S$ 时,触发器次态 Q^{n+1} 与 S 的状态相同,即具有置 0 和置 1 功能;当 $R=S=1$ 时,触发器状态不定,这种不正常情况应避免出现。

根据表 9-2 可推出同步 RS 触发器 Q^{n+1} 的卡诺图,并得到特性方程

$$\begin{cases} Q^{n+1}=S+\overline{R}Q^n \\ RS=0(约束条件) \end{cases}(CP=1 \text{ 期间有效}) \tag{9-2}$$

由表 9-2 或根据式(9-2)可画出同步 RS 触发器的工作波形图,如图 9-5 所示。

197

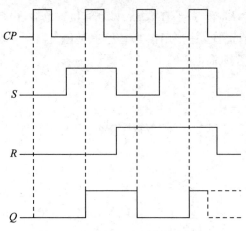

图 9-5　同步 RS 触发器的波形图

如果将同步 RS 触发器的 $\overline{Q}$ 端接 S 端，Q 端接 R 端，并在 CP 端加上计数脉冲，如图 9-6 所示。由此，每来一个计数脉冲，触发器的状态就能翻转一次，翻转的次数等于计数脉冲的个数。这样，触发器便具有了计数功能，可以用它来构成计数器。

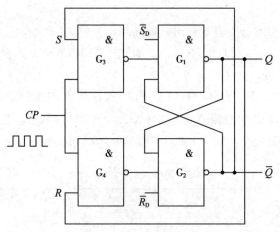

图 9-6　计数式 RS 触发器

图 9-6 中的门 G_4 和 G_3 分别受 Q 和 $\overline{Q}$ 控制，作为导引电路。当计数脉冲加到 CP 端时，G_3、G_4 两个门中只会有一个门产生负脉冲，这个负脉冲恰巧能使基本触发器状态发生翻转。例如，当 $Q=0$，$\overline{Q}=1$ 时，在计数脉冲（正脉冲）到来后，门 G_3 两个输入端都是"1"态，它将输出一个负脉冲，该负脉冲使触发器翻转到 $Q=1$，$\overline{Q}=0$（在门 G_3 输出负脉冲时，门 G_4 不会输出负脉冲，因为它有一个由输出端 Q 控制的输入端仍处于"0"态）；当 $Q=1$，$\overline{Q}=0$ 时，在计数脉冲到来后，门 G_4 两个输入端都是"1"态，它将输出一个负脉冲，该负脉冲使触发器翻转到 $Q=0$，$\overline{Q}=1$。总之，$Q^{n+1}=\overline{Q^n}$。

由此看来，导引电路似乎能对计数脉冲实现正确的引导，使触发器适时地翻转。但实际上是有条件的，要求在触发器翻转之后，计数脉冲应由高电平及时变为低电平。否则，触发器将会继续翻转。也就是在一个计数脉冲的作用下，引起触发器两次或多次翻转，产生所谓"空翻"现象，造成触发器动作混乱。为了防止触发器的"空翻"，在结构上多采用主从型触发器。

二、主从 JK 触发器

1. 电路组成　图 9-7(a) 是主从 JK 触发器的逻辑图。它由两个同步 RS 触发器（左边的为主触发器，右边的为从触发器）通过非门 G 和两条反馈线连接而成，所以称之为主从触发器。主触发器的输出作为从触发器的输入，使得稳态时两个同步 RS 触发器的输出状态保持一致，从触发器的输出通过反馈线引到主触发器的输入端,这样可以消除输入信号满足的约束条件。

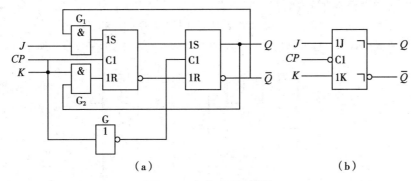

（a）　　　　　　　　　（b）

图 9-7　主从 JK 触发器

（a）逻辑图；（b）逻辑符号

2. 工作原理　当时钟脉冲来到后,即当 CP 从 0 变为 1 时,非门 G 的输出为"0",故从触发器的状态不变;主触发器的状态取决于输入端 J、K 以及 Q、$\overline{Q}$ 的状态,即 $S=J\overline{Q}$,$R=KQ$,主触发器状态翻转,并将输出信号送到从触发器输入端。当 CP 从 1 变为 0 时,主触发器的状态不变,此时非门 G 的输出为"1",从触发器根据主触发器的输出状态翻 S 转,从而使主、从触发器状态一致,保证了每来一个时钟脉冲,触发器状态翻转一次,避免了空翻现象。

根据图 9-7(a)所示电路,主从 JK 触发器的工作原理分析如下：

(1)当 $J=0$,$K=0$ 时,$Q^{n+1}=Q^n$:不管触发器原来的状态如何,在 $CP=1$ 时,主触发器的 $S=0$、$R=0$,它的状态不变;当 CP 下降沿到来时,从触发器的状态也不会改变,即触发器保持原状态不变。

(2)当 $J=0$,$K=1$ 时,$Q^{n+1}=0$:在 $CP=1$ 时,主触发器的 $S=0$,$R=Q^n$。若 $Q^n=0$,主触发器状态不变,当 CP 下降沿到来时,从触发器的状态也不会改变,即 $Q^{n+1}=0$;若 $Q^n=1$,主触发器的 $S=0$、$R=1$,它的状态是 0,当 CP 下降沿到来时,由于从触发器的 $S=0$、$R=1$,所以其状态翻转为 0,即触发器置 0。

(3)当 $J=1$,$K=0$ 时,$Q^{n+1}=1$:在 $CP=1$ 时,主触发器的 $S=\overline{Q^n}$,$R=0$。若 $Q^n=0$,主触发器的 $S=1$、$R=0$,它的状态是 1,当 CP 下降沿到来时,由于从触发器的 $S=1$、$R=0$,故其状态翻转为 1,即 $Q^{n+1}=1$;若 $Q^n=1$,主触发器的 $S=0$、$R=0$,它的状态保持不变,当 CP 下降沿到来时,由于从触发器的 $S=1$、$R=0$,所以其状态仍为 1,即触发器置 1。

(4)当 $J=1$,$K=1$ 时,$Q^{n+1}=\overline{Q^n}$:主触发器的两个输入端的状态由从触发器的输出状态确定。若 $Q^n=0$,主触发器的 $S=1$,$R=0$,当 CP 下降沿到来时,$Q^{n+1}=1$;若 $Q^n=1$,主触发器的 $S=0$、$R=1$,当 CP 下降沿到来时,$Q^{n+1}=0$。总之,$Q^{n+1}=\overline{Q^n}$,即每输入一个时钟脉冲,触发器的状态就翻转一次,也就是说,触发器具有计数功能。

表 9-3　JK 触发器特性表

J	K	Q^n	Q^{n+1}	说明
0	0	0	0	保持
0	0	1	1	
0	1	0	0	置 0
0	1	1	0	
1	0	0	1	置 1
1	0	1	1	
1	1	0	1	翻转
1	1	1	0	

3. 逻辑功能描述 由以上分析可得出主从 JK 触发器的特性表,如表9-3所示。根据表9-3可得到主从 JK 触发器的特性方程为

$$Q^{n+1} = J\overline{Q^n} + \overline{K}Q^n \quad (CP \text{ 下降沿时刻有效}) \tag{9-3}$$

由表9-3或根据式(9-3),可画出主从 JK 触发器的工作波形图,如图9-8所示。

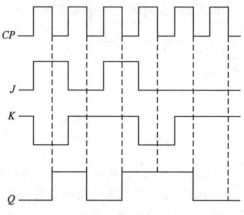

图9-8 主从 JK 触发器的波形图

图9-7(b)是主从 JK 触发器的逻辑符号,图中 CP 输入端靠近方框处的小圆圈表示时钟脉冲下降沿有效。

三、边沿 D 触发器

主从 JK 触发器是在 CP 高电平期间接收信号,如果在 CP 高电平期间输入端出现干扰信号,那么就有可能使触发器产生与逻辑功能不符的错误状态。边沿触发器的电路结构可使触发器在时钟脉冲 CP 有效触发沿到来前一瞬间接收信号,在有效触发沿到来后产生状态转换,而其他时刻输入信号对触发器的状态没有影响,不会产生空翻和误翻。

1. 电路组成 图9-9(a)是边沿 D 触发器的逻辑图。边沿 D 触发器又称为维持阻塞 D 触发器。它由六个"与非"门组成,其中 G_1、G_2 组成基本 RS 触发器;G_3、G_4 组成时钟控制电路;G_5、G_6 组成数据输入电路;$\overline{S}_D$ 和 $\overline{R}_D$ 是直接置位端和直接复位端,一般用在工作之初,使触发器预先处于某一确定状态,在工作过程中不用时它们处于高电平"1"态。

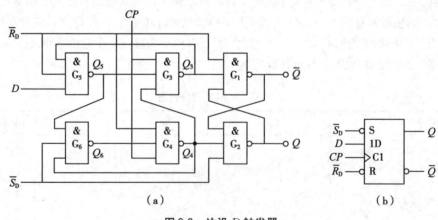

图9-9 边沿 D 触发器
(a)逻辑图;(b)逻辑符号

2. 工作原理

(1)$D=0$:当 $CP=0$ 时,门 G_3、G_4 被封锁,其输出 $Q_3=Q_4=1$,触发器状态保持不变。同时,

G_3 到 G_5、G_4 到 G_6 的反馈将门 G_5、G_6 打开,使 $Q_5=0$、$Q_6=1$。当 CP 由 0 变为 1 时,门 G_4 因输入全为 1,其输出 Q_4 由 1 变为 0。这一负脉冲使基本 RS 触发器置"0",即 $Q^{n+1}=D=0$。与此同时,Q_4 的负脉冲反馈到 G_6 的输入端,使在 $CP=1$ 期间不论 D 如何变化,触发器保持"0"态不变。

(2)$D=1$:当 $CP=0$ 时,门 G_3、G_4 的输出 $Q_3=Q_4=1$;门 G_5、G_6 的输出 $Q_5=1$、$Q_6=0$,触发器状态不变。当 CP 由 0 变为 1 时,门 G_3 的输出 Q_3 由 1 变为 0。这一负脉冲使基本 RS 触发器置"1",即 $Q^{n+1}=D=1$。同时,Q_3 的负脉冲反馈到 G_4 和 G_5 的输入端,使在 $CP=1$ 期间不论 D 如何变化,只能改变门 G_6 的输出状态。而其他门均保持不变,即触发器保持"1"态不变。

表 9-4　D 触发器特性表

D	Q^n	Q^{n+1}
0	0	0
0	1	0
1	0	1
1	1	1

综上所述,触发器状态的翻转只发生在时钟脉冲 CP 上升沿,且与 CP 上升沿到来前瞬间 D 的状态一致,在其他时刻触发器状态保持不变。这样就克服了主从 JK 触发器可能出现的错误状态,极大地提高了电路的抗干扰能力和电路工作的可靠性。

3. 逻辑功能描述　根据上述分析可得出 D 触发器的特性表,如表 9-4 所示。由表 9-4 可得出 D 触发器的特性方程为

$$Q^{n+1}=D(CP\ \text{上升沿时刻有效}) \tag{9-4}$$

由表 9-4 或根据式(9-4)可画出边沿 D 触发器的工作波形图,如图 9-10 所示。

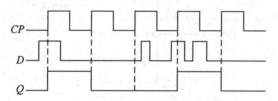

图 9-10　边沿 D 触发器的波形图

图 9-9(b)是边沿 D 触发器的逻辑符号,其中靠近方框的"∧"符号表示边沿触发,为了与下降沿触发相区别,在 CP 输入端靠近方框处不加小圆圈。

四、其他类型触发器及其转换

在计数器中经常要用到 T 触发器和 T' 触发器,而集成触发器产品中没有这两种类型的电路。通常,T 和 T' 触发器主要由 JK 触发器或 D 触发器构成。T 触发器是指根据 T 端输入信号的不同,在时钟脉冲 CP 作用下具有"保持"和"翻转"功能的逻辑电路。T' 触发器是一种翻转型或计数型触发器,它可以实现每来一个时钟脉冲就翻转一次的逻辑功能。

1. T 触发器　由于 JK 触发器也具有"保持"和"翻转"功能,因此,把 JK 触发器的 J、K 端接在一起作为 T 端,即可构成 T 触发器,如图 9-11 所示。

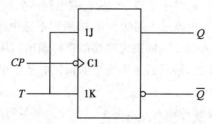

图 9-11　JK 触发器构成的 T 触发器

T 触发器的特性方程可由 JK 触发器的特性方程推导得出,即

$$Q^{n+1}=J\overline{Q^n}+\overline{K}Q^n=T\overline{Q^n}+\overline{T}Q^n \tag{9-5}$$

由式(9-5)可知,T 触发器所具有的逻辑功能:当 $T=0$ 时,$Q^{n+1}=Q^n$,时钟脉冲作用后触发器状态不变,即具有"保持"功能;当 $T=1$ 时,$Q^{n+1}=\overline{Q^n}$,每来一个时钟脉冲 CP,触发器的状态就变化一次,即具有"翻转"功能。T 触发器常用来构成计数器。T 触发器的特性表如表 9-5 所示。

表 9-5 T 触发器特性表

T	Q^n	Q^{n+1}	说明
0	0	0	保持
0	1	1	
1	0	1	翻转
1	1	0	

2. T' 触发器 由于 T' 触发器仅具有"翻转"功能。所以,当 T 触发器的输入信号 $T=1$ 时,T 触发器便成为了 T' 触发器。若将 $T=1$ 代入式(9-5)中,同样也可得到 T' 触发器的特性方程

$$Q^{n+1}=\overline{Q^n} \tag{9-6}$$

根据式(9-6),可画出由 D 触发器构成的 T' 触发器,如图 9-12 所示。

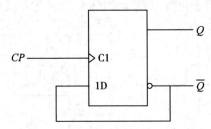

图 9-12 D 触发器构成的 T' 触发器

第二节 时序逻辑电路

时序逻辑电路(简称时序电路)是数字电路中的重要组成部分,在现代医学影像设备中被广泛应用。本节在介绍时序电路的一般分析方法的基础上,着重讨论计数器、寄存器的基本工作原理、逻辑功能及其应用方法等。

一、时序逻辑电路的分析

1. 时序逻辑电路的特点及分类

(1)特点:组合逻辑电路在任一时刻的输出状态完全取决于该时刻的输入信号,而与电路原来的状态无关,没有记忆功能。而时序电路在任何时刻电路产生的稳定输出信号不仅与该时刻电路的输入信号有关,而且还与电路过去的状态有关,所以电路中必须具有"记忆"功能的器件,记住电路过去的状态,并与输入信号共同决定电路的现时输出。从电路结构上,时序电路由组合逻辑电路和触发器两部分组成,触发器是实现存储记忆的基本单元,是构成时序电路必不可少的器件。

(2)分类:时序电路按触发脉冲输入方式的不同可分为同步时序电路和异步时序电路两大类。在同步时序电路中,各触发器状态是在统一的时钟脉冲 CP 控制下同时变化的。在异步时序电路中,电路没有统一的时钟脉冲,各触发器的状态变化不是同时发生的。

2. 时序逻辑电路的分析 所谓时序电路的分析是根据给定的逻辑电路图,写出它的逻辑方程式,求出状态转换表,画出状态转换图和时序图,说明其逻辑功能。

(1)分析的一般步骤

1)写逻辑方程式

时钟方程:各触发器时钟脉冲 CP 的逻辑表达式。

输出方程:时序电路的输出逻辑表达式,通常为现态和输入变量的函数。

驱动方程:各触发器输入端的逻辑表达式。如 JK 触发器 J 和 K 的逻辑表达式。

状态方程:将驱动方程代入相应触发器的特性方程,便可得到该触发器的状态方程,它也是触发器的次态方程。时序电路的状态方程由各触发器次态的逻辑表达式组成。

2)列状态转换表:将电路状态的各种取值组合代入状态方程和输出方程中进行计算,求出相应的次态和输出,从而列出状态转换表。如现态的起始值已给定,则从给定值开始计算。如没有给定,则可设定一个现态起始值依次进行计算。在计算时,不能漏掉任何一种现态的取值组合。

3)画状态转换图和时序图:状态转换图是指电路由现态转换到次态的示意图。电路的时序图是指在时钟脉冲 CP 作用下,各触发器状态变化的波形图。

4)描述逻辑功能:根据电路的状态转换表或状态转换图分析说明给定电路的逻辑功能。

(2)分析举例

【例9-1】 分析图9-13所示同步时序逻辑电路的逻辑功能,列出状态转换表,画出状态转换图和时序图。

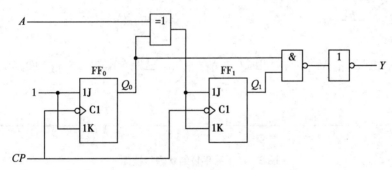

图 9-13 【例 9-1】的时序逻辑电路

解:由图9-13可以看出,各触发器的时钟都连在同一时钟脉冲 CP 上,为同步时序逻辑电路,所以时钟方程可不必写出。

1)写逻辑方程式

输出方程

$$Y = Q_1^n Q_0^n \tag{9-7}$$

驱动方程

$$\begin{cases} J_0 = 1, K_0 = 1 \\ J_1 = A \oplus Q_0^n, K_1 = A \oplus Q_0^n \end{cases} \tag{9-8}$$

状态方程

$$\begin{cases} Q_0^{n+1} = J_0 \overline{Q_0^n} + \overline{K_0} Q_0^n = \overline{Q_0^n} \\ Q_1^{n+1} = J_1 \overline{Q_1^n} + \overline{K_1} Q_1^n = (A \oplus Q_0^n) \overline{Q_1^n} + \overline{(A \oplus Q_0^n)} Q_1^n \end{cases} \tag{9-9}$$

2)列状态转换表:由于输入信号 A 可取 0 和 1,所以,应分别列出 $A=0$ 和 $A=1$ 的两个状态转换表。设电路的现态为 $Q_1^n Q_0^n = 00$,代入式(9-7)和式(9-9)中进行计算,由此可得出状态转换表,如表9-6和表9-7所示。

表 9-6 A＝0 时【例 9-1】的状态转换表

现态		次态		输出
Q_1^n	Q_0^n	Q_1^{n+1}	Q_0^{n+1}	Y
0	0	0	1	0
0	1	1	0	0
1	0	1	1	0
1	1	0	0	1

表 9-7 A＝1 时【例 9-1】的状态转换表

现态		次态		输出
Q_1^n	Q_0^n	Q_1^{n+1}	Q_0^{n+1}	Y
0	0	1	1	0
1	1	1	0	1
1	0	0	1	0
0	1	0	0	0

3)画状态转换图和时序图:根据表 9-6 和表 9-7 可画出如图 9-14(a)、(b)所示的 A＝0 和 A＝1 时的两个状态转换图。图 9-14 中圆圈内表示电路的一个状态,箭头表示状态转换的方向,箭头线上方的标注为状态转换的条件,A 是转换前输入变量的取值,Y 是输出值。

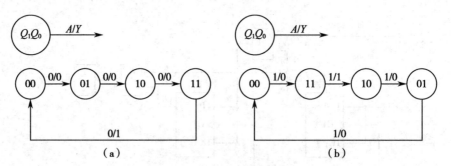

图 9-14 【例 9-1】的状态转换图

(a)A＝0 时的状态转换图;(b)A＝1 时的状态转换图

根据表 9-6 和表 9-7 可画出如图 9-15 所示的时序图。

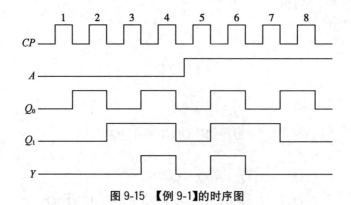

图 9-15 【例 9-1】的时序图

4)描述逻辑功能:由图 9-14 所示的状态转换图可以看出,图 9-13 所示电路为同步四进制加／减计数器。当 A＝0 时,电路为加法计数器,在时钟信号连续作用下,$Q_1 Q_0$ 的数值从 00 到 11 递增。当 A＝1 时,电路为减法计数器,在时钟信号连续作用下,$Q_1 Q_0$ 的数值从 11 到 00 递减。

至于异步时序逻辑电路的分析,将在计数器内容中给予讨论。

二、计 数 器

在计算机和数字逻辑系统中,计数器(counter)是重要器件,它能累计输入脉冲的数目,就像人们数数一样,1、2、3……,最后给出累计的总数。计数器的种类很多,可以从不同的角度来分类。

按计数进制不同可分为:二进制计数器、十进制计数器和任意进制计数器;按计数增减不同可分为:加法计数器、减法计数器和可逆计数器;按计数器中的触发器是否同时翻转可分为:同步计数器和异步计数器。下面主要讨论同步计数器、异步计数器以及利用集成计数器构成任意进制计数器的方法。

1. 同步加法计数器　图 9-16 所示为由 JK 触发器组成的三位二进制同步加法计数器,下降沿触发。下面分析它的工作原理。

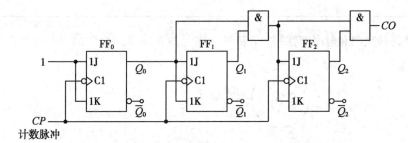

图 9-16　由 JK 触发器组成的三位二进制同步加法计数器

(1)写逻辑方程式

输出方程

$$CO = Q_2^n Q_1^n Q_0^n \tag{9-10}$$

驱动方程

$$\begin{cases} J_0 = K_0 = 1 \\ J_1 = K_1 = Q_0^n \\ J_2 = K_2 = Q_1^n Q_0^n \end{cases} \tag{9-11}$$

状态方程:将驱动方程代入 JK 触发器的特性方程 $Q^{n+1} = J\overline{Q^n} + \overline{K}Q^n$ 中,便可得到计数器的状态方程为

$$\begin{cases} Q_0^{n+1} = 1 \cdot \overline{Q_0^n} + \overline{1} \cdot Q_0^n = \overline{Q_0^n} \\ Q_1^{n+1} = Q_0^n \cdot \overline{Q_1^n} + \overline{Q_0^n} \cdot Q_1^n \\ Q_2^{n+1} = Q_1^n Q_0^n \cdot \overline{Q_2^n} + \overline{Q_1^n Q_0^n} \cdot Q_2^n \end{cases} \tag{9-12}$$

(2)列状态转换表:三位二进制计数器共有 $2^3 = 8$ 种不同的组合,设现态为 $Q_2^n Q_1^n Q_0^n = 000$,并将其代入式(9-10)和式(9-12)中,计算得 $CO = 0$、$Q_2^{n+1} Q_1^{n+1} Q_0^{n+1} = 001$,这说明在第一个计数脉冲 CP 作用下,电路状态由 000 翻到 001。然后,再将 001 作为新的现态代入上两式中计算,以此类推,便可得出表 9-8 所示的状态转换表。

表 9-8　3 位二进制加法计数器的状态转换表

计数脉冲数 CP	二进制数			进位 CO
	Q_2	Q_1	Q_0	
0	0	0	0	0
1	0	0	1	0

续表

计数脉冲数 CP	二进制数			进位 CO
	Q_2	Q_1	Q_0	
2	0	1	0	0
3	0	1	1	0
4	1	0	0	0
5	1	0	1	0
6	1	1	0	0
7	1	1	1	1
8	0	0	0	0

(3)画状态转换图和时序图:图9-17和图9-18是图9-16所示电路的状态转换图和时序图。

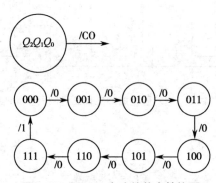

图9-17　图9-16电路的状态转换图

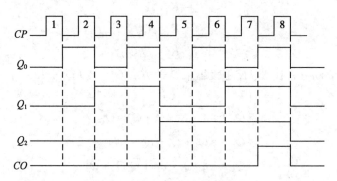

图9-18　图9-16电路的时序图

(4)描述逻辑功能:由表9-8和图9-17可以看出,电路在输入第8个计数脉冲 CP 后返回初始的000态,同时进位输出端 CO 输出一个进位信号,所以该电路为八进制加法计数器。

此外,由时序图9-18可以看出,若计数输入脉冲的频率为 f_0,则 Q_0、Q_1 和 Q_2 端输出脉冲的频率分别为 $\frac{1}{2}f_0$、$\frac{1}{4}f_0$ 和 $\frac{1}{8}f_0$。对于计数器的这种分频功能,将它称为分频器。

2. 异步加法计数器　它是一种典型的异步时序逻辑电路,下面通过实例讨论异步计数器的分析方法和工作原理。

【例9-2】　分析图9-19所示异步时序逻辑电路的逻辑功能。

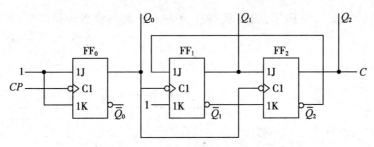

图 9-19　【例 9-2】的异步时序逻辑电路

解：图 9-19 所示电路的时钟连接方式是 CP_0 与计数脉冲相连，CP_1、CP_2 与 Q_0 相连。由于各触发器的时钟输入端不统一，所以该电路为异步时序逻辑电路。分析其状态转换时，要注意各触发器的时钟输入端是否有边沿信号，只有当触发器的时钟边沿有效时，该触发器才翻转，否则触发器将保持原状态不变。其余与同步时序逻辑电路的分析相同。

(1)写逻辑方程式

时钟方程

$$\begin{cases} CP_0 = CP \\ CP_1 = CP_2 = Q_0^n \end{cases}$$

输出方程

$$C = Q_2^n \tag{9-13}$$

驱动方程

$$\begin{cases} J_0 = K_0 = 1 \\ J_1 = \overline{Q_2^n}, K_1 = 1 \\ J_2 = Q_1^n, K_2 = \overline{Q_1^n} \end{cases} \tag{9-14}$$

状态方程

$$\begin{cases} Q_0^{n+1} = 1 \cdot \overline{Q_0^n} + \overline{1} \cdot Q_0^n = \overline{Q_0^n} \\ Q_1^{n+1} = \overline{Q_2^n} \cdot \overline{Q_1^n} + \overline{1} \cdot Q_1^n = \overline{Q_2^n} \cdot \overline{Q_1^n} \\ Q_2^{n+1} = Q_1^n \cdot \overline{Q_2^n} + Q_1^n \cdot Q_2^n = Q_1^n \end{cases} \tag{9-15}$$

(2)列状态转换表：状态方程只有满足时钟方程时才有效。设现态 $Q_2^n Q_1^n Q_0^n = 000$，并将其代入式(9-13)和式(9-15)进行计算，便可得出状态转换表，如表 9-9 所示。

表 9-9　【例 9-2】的状态转换表

时钟			现态			次态			输出
CP_2	CP_1	CP_0	Q_2^n	Q_1^n	Q_0^n	Q_2^{n+1}	Q_1^{n+1}	Q_0^{n+1}	C
↑	↑	↓	0	0	0	0	0	1	0
↓	↓	↓	0	0	1	0	1	0	0
↑	↑	↓	0	1	0	0	1	1	0
↓	↓	↓	0	1	1	1	0	0	0
↓	↓	↓	1	0	0	0	0	1	1
↓	↓	↓	1	0	1	0	0	0	1

注：↑表示 CP 脉冲上升沿触发；↓表示 CP 脉冲下降沿触发

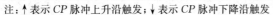

（3）画状态转换图和时序图：根据状态转换表可以画出状态转换图和时序图如图 9-20 所示。

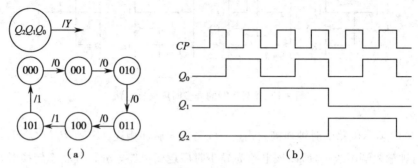

图 9-20　【例 9-2】的状态转换图和时序图
（a）状态转换图；（b）时序图

（4）描述逻辑功能：由表 9-9 和图 9-20 可以看出，电路在输入 6 个计数脉冲 CP 后返回初始的 000 态，同时向高位送出一个进位信号，所以该电路为异步六进制加法计数器。

3. 集成计数器　中规模集成计数器的产品种类多，通用性强，应用广泛。它们主要分同步计数器和异步计数器两大类。这些计数器通常具有清零、计数、预置数和保持等功能，使用方便。为了进一步提高正确、灵活使用中规模集成计数器的能力，下面以 74LS161 为例来介绍集成计数器的功能和构成任意进制计数器的基本方法。

（1）集成同步计数器：图 9-21 是集成四位二进制同步计数器 74LS161 的外引脚图和功能示意图。图中 Q_3、Q_2、Q_1、Q_0 是计数器由高位到低位的输出端，CO 是进位输出端，用来作级联时的进位信号，$\overline{LD}$ 为同步并行预置数端，D_3、D_2、D_1、D_0 是预置数的数据输入端，$\overline{R}_D$ 是异步清零端，CP 是计数脉冲输入端，EP、ET 是计数控制端，其功能如表 9-10 所示。

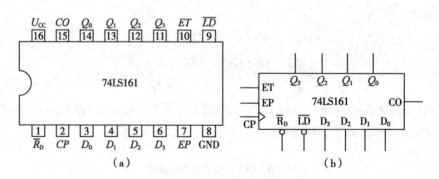

图 9-21　74LS161 外引脚图和功能示意图

表 9-10　74LS161 的功能表

输入									输出				功能
$\overline{R}_D$	$\overline{LD}$	EP	ET	CP	D_3	D_2	D_1	D_0	Q_3	Q_2	Q_1	Q_0	
0	×	×	×	×	×	×	×	×	0	0	0	0	异步清零
1	0	×	×	↑	d_3	d_2	d_1	d_0	d_3	d_2	d_1	d_0	同步置数
1	1	0	×	×	×	×	×	×		保持			保持原态
1	1	×	0	×	×	×	×	×		保持			保持原态
1	1	1	1	↑	×	×	×	×		计数			计数

注：↑表示 CP 脉冲上升沿触发

由表 9-10 可知,74LS161 具有如下逻辑功能:

1)直接置零(异步清零)功能:$\overline{R}_D$ 端与各个触发器的直接置 0 端相连,当 $\overline{R}_D=0$ 时,无论 CP 为何种状态,计数器立即清零,即 $Q_3Q_2Q_1Q_0=0000$。

2)预置数功能:当 $\overline{R}_D=1$、$\overline{LD}=0$ 时,EP、ET 无论为何状态,在 CP 上升沿的作用下,并行输入的数据 $d_3d_2d_1d_0$ 被置入计数器,即 $Q_3Q_2Q_1Q_0=d_3d_2d_1d_0$。

3)保持功能:当 $\overline{R}_D=1$、$\overline{LD}=1$,且 EP、ET 至少有一个是低电平,即 $EP \cdot ET=0$ 时,计数器停止计数,Q_3、Q_2、Q_1、Q_0 保持原态。

4)计数功能:当 $\overline{R}_D=1$、$\overline{LD}=1$、$EP \cdot ET=1$ 时,在 CP 上升沿的作用下,计数器进行四位二进制的加法计数。当计至 1111 时,进位输出端 $CO=1$,表示低四位计满,向高位进 1。

(2)任意进制计数器:如前所述,74LS161 是四位二进制加法计数器,就是一位十六进制加法计数器。利用 74LS161 的异步清零或同步预置数的功能,可以将一个 74LS161 芯片构成一个小于十六进制的任意进制计数器。下面通过举例给予说明。

【例 9-3】　应用异步清零法把集成计数器 74LS161 接成六进制计数器。

解:图 9-22 所示电路是采用异步清零法接成的六进制计数器。当计数器计到 $Q_3Q_2Q_1Q_0=$0110 的同时,与非门 G 输出低电平信号给 $\overline{R}_D$ 端,使计数器置零,使 $Q_3Q_2Q_1Q_0=0000$(在稳定状态下,计数不包括 0110 状态),所以该电路为六进制计数器。

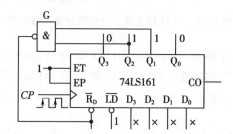

图 9-22　用异步清零法将 74LS161 接成六进制计数器

【例 9-4】　应用同步预置数法把集成计数器 74LS161 接成十进制计数器。

解:图 9-23 所示电路是采用同步预置数法(置入 0000)接成的十进制计数器。当计数器计到 $Q_3Q_2Q_1Q_0=1001$ 时,与非门 G 输出低电平信号使 $\overline{LD}=0$,下一个计数脉冲 CP 到达时置入 0000 状态,从而跳过 1010～1111 这 6 个状态,得到十进制计数器。

通过 n 个 74LS161 芯片的级联,可以构成一个最大为 16^n 的任意进制计数器。关于多芯片级联的知识,请读者查阅有关书籍,在此不做讨论。

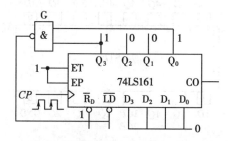

图 9-23　用同步预置数法将 74LS161 接成十进制计数器

三、寄　存　器

寄存器(register)是用来暂时存放二进制数码、数据或指令的基本时序电路,是数字控制系统中常用器件。一个触发器可以存储一位二进制数码,n 个触发器能存储 n 位二进制数码。寄存器从功能上分为两类:数码寄存器(digital register)和移位寄存器(shift register),二者的区别在于有无移位功能。

1. 数码寄存器　它具有接收数码、存放数码和清除原有数码的功能。图 9-24 是一个由 D 触发器组成的四位数码寄存器。$\overline{R}_D$ 为异步复位(清零)端,低电平有效,其作用是清除寄存器中原有的数码,使 4 个触发器全部置零,即 $Q_3Q_2Q_1Q_0 = 0000$。寄存器在工作时,$\overline{R}_D$ 为高电平。例如数码 $D_3D_2D_1D_0 = 1100$ 被送到寄存器的输入端,当寄存指令脉冲的上升沿到达时,由 D 触发器的特性可知,触发器的输出状态由输入状态决定,即 $Q_3^{n+1}Q_2^{n+1}Q_1^{n+1}Q_0^{n+1} = 1100$,于是输入端的数码被存入寄存器中。由于各位数码是同时输入的,其输出状态也是同时建立起来的,这种输入、输出方式称为并行输入、并行输出方式。

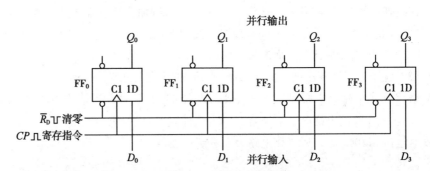

图 9-24　由 D 触发器组成的四位数码寄存器

常用的四位双稳态锁存器有 74LS375、74HC173、74HC299、CC4076、CC40106 等。现以 74LS375 为例说明其内部结构和功能。74LS375 是四位 D 锁存器,逻辑图如图 9-25 所示,外引脚图如图 9-26 所示,功能表如表 9-11 所示。

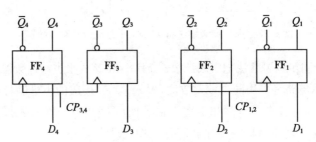

图 9-25　74LS375 逻辑图

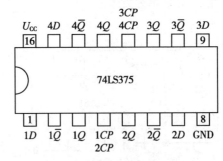

图 9-26　74LS375 外引脚排列图

由表 9-11 可看出,74LS375 具有如下功能:

接收数码:在 $CP = 1$,$Q = D$ 时,数码存入寄存器。

锁存数码:在 $CP = 0$ 时,无论输入如何变化,寄存器的输出状态不变,具有锁存功能。

表 9-11 74LS375 功能表

输入		输出		功能说明
D	CP	Q	$\overline{Q}$	
0	1	0	1	接收 0
1	1	1	0	接收 1
×	0	不变	不变	锁存数码

2. 移位寄存器 它除了具有数码寄存器的功能外,还能在移位脉冲(时钟脉冲)的控制下,将寄存的数码向左或向右移位;数码的输入、输出方式可以是串行的,也可以是并行的,因此能方便地进行串行码和并行码之间的转换。移位寄存器分为单向移位寄存器和双向移位寄存器。

(1)单向移位寄存器:图 9-27(a)是由 4 个 D 触发器组成的四位右移寄存器。从图 9-27(a)看出,所有触发器的时钟输入端连在一起,由一个移位时钟脉冲 CP 控制。从左至右每个触发器的输出端都接到下一个触发器的输入端,只有 FF_0 的输入端 $D_0 = D_1$,寄存的数码在此逐位移入,实现触发器的状态依次移入右侧相邻的触发器中。

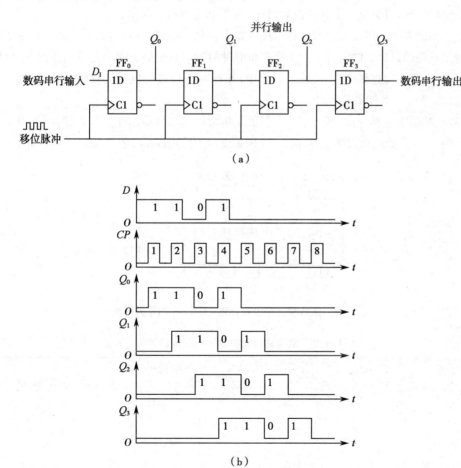

图 9-27 由 D 触发器组成的四位右移寄存器及工作波形图

图 9-27(a)的工作原理如下:由 D 触发器的逻辑功能 $Q^{n+1} = D$ 可知,每来一个移位脉冲,输入端就有一位数码移入。与此同时每个触发器的状态便依次移入右侧相邻的触发器中。移位一次,存入一个新数码。在连续 4 个移位脉冲之后,四位数码从高位至低位全部移入寄存器中存放。例如 D 端输入串行码 1101,按照移位脉冲的节拍,数码在移位寄存器中移位的情况详见表 9-12。

表 9-12 四位右移寄存器数码移动状态表

现态	数码输入	移位脉冲	次态	移位情况说明
$Q_0^n Q_1^n Q_2^n Q_3^n$	D_1	CP	$Q_0^{n+1} Q_1^{n+1} Q_2^{n+1} Q_3^{n+1}$	
0 0 0 0	1	↑	1 0 0 0	右移 1 位
1 0 0 0	1	↑	1 1 0 0	右移 2 位
1 1 0 0	0	↑	0 1 1 0	右移 3 位
0 1 1 0	1	↑	1 0 1 1	右移 4 位

注:↑表示 CP 脉冲上升沿触发

从表 9-12 中看到,第 4 个移位时钟脉冲过去后,触发器的输出状态 $Q_3 Q_2 Q_1 Q_0$ 为 1101,与输入的数码是一致的。

取出数码的方式有串行和并行两种。如果将串行码转换成并行码,只要从 4 个触发器的 Q 端并行输出数码即可。否则在 FF_3 的 Q_3 端串行输出数码,只需再经过 4 个移位时钟脉冲,数码便可逐位串行移出。图 9-27(b)描述了串行数码 1101 向右移位输入、输出过程中,各触发器 Q 端的电压变化情况,可见第 8 个脉冲过后,1101 全部从寄存器中移出。

取出数码的方式有串行和并行两种。如果将串行码转换成并行码,只要从 4 个触发器的 Q 端并行输出数码即可。否则需再经过 4 个移位时钟脉冲,数码从 Q_3 端串行输出。图 9-27(b)描述了串行数码 1101 向右移位输入、输出过程中,各触发器 Q 端的电压变化情况,可见第 8 个脉冲过后,1101 全部从寄存器中移出。

(2)双向移位寄存器:所谓双向移位寄存器是指可以实现数据的左移和右移功能,其应用十分灵活。图 9-28 是集成双向移位寄存器 74LS194 的外引脚图,其功能表如表 9-13 所示。

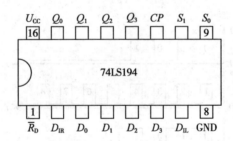

图 9-28 集成双向移位寄存器 74LS194 的外引脚图

表 9-13 双向移位寄存器 74LS194 功能表

输入										输出				功能说明
$\overline{R}_D$	S_1	S_0	CP	D_{IL}	D_{IR}	D_0	D_1	D_2	D_3	Q_0	Q_1	Q_2	Q_3	
0	×	×	×	×	×	×	×	×	×	0	0	0	0	异步清零
1	×	×	0	×	×	×	×	×	×	Q_0^n	Q_1^n	Q_2^n	Q_3^n	
1	1	1	↑	×	×	d_0	d_1	d_2	d_3	d_0	d_1	d_2	d_3	同步置数
1	0	1	↑	×	1	×	×	×	×	1	Q_0^n	Q_1^n	Q_2^n	向右移位
1	0	1	↑	×	0	×	×	×	×	0	Q_0^n	Q_1^n	Q_2^n	向右移位
1	1	0	↑	1	×	×	×	×	×	Q_1^n	Q_2^n	Q_3^n	1	向左移位
1	1	0	↑	0	×	×	×	×	×	Q_1^n	Q_2^n	Q_3^n	0	向左移位
1	0	0	×	×	×	×	×	×	×	Q_0^n	Q_1^n	Q_2^n	Q_3^n	保持

注:↑表示 CP 脉冲上升沿触发

由表 9-13 可见,74LS194 具有如下功能:

1)异步清零功能:$\overline{R}_D$ 为异步清零端,当 $\overline{R}_D=0$ 时,无论其它输入端为何状态,都使 $Q_0Q_1Q_2Q_3=0000$。

2)同步置数功能:S_1、S_0 是两个控制端,可取得四种控制信号($S_1S_0=00$、01、10、11)。当 $\overline{R}_D=1$,$S_1S_0=11$ 时,在 CP 上升沿作用下,使 $D_0\sim D_3$ 端输入的数码 $d_0\sim d_3$ 并行送入寄存器,即寄存器并行置数,$Q_0Q_1Q_2Q_3=d_0d_1d_2d_3$。

3)右移位功能:当 $\overline{R}_D=1$,$S_1S_0=01$ 时,在 CP 上升沿作用下,$Q_1=Q_0^n$、$Q_2=Q_1^n$、$Q_3=Q_2^n$,寄存器向右移位。

4)左移位功能:当 $\overline{R}_D=1$,$S_1S_0=10$ 时,在 CP 上升沿作用下,$Q_0=Q_1^n$、$Q_1=Q_2^n$、$Q_2=Q_3^n$,寄存器向左移位。

5)保持功能:当 $\overline{R}_D=1$,$S_1S_0=00$ 时,无论其它输入端为何状态,寄存器都保持原态不变。

一个 74LS194 芯片只能寄存四位数码,如果待寄存的数码超过四位,则需要用两个或多个 74LS194 芯片级联成更多位的寄存器。由于 74LS194 功能齐全,在实际数字系统中广泛使用,故称为通用型寄存器。

 本章小结

本章主要内容有两部分,一是时序逻辑电路的基本构成单元——触发器,二是时序逻辑电路——时序逻辑电路的分析、计数器和寄存器。

1. 触发器是构成时序逻辑电路的基本单元,它有两个稳定状态:0 和 1,在外信号的作用下,这两个稳定状态可相互转换。

2. 触发器有不同的分类方式。按触发方式不同分类,有电平触发(又称为同步触发)、主从触发(又称为脉冲触发))和边沿触发三种触发器。按逻辑功能不同分类,则有 RS 触发器、JK 触发器、D 触发器和 T 触发器等。

3. 触发器逻辑功能用以反映触发器的次态与现态和输入信号之间的逻辑关系。描述触发器逻辑功能的方法主要有:特性表、特性方程和波形图(又称为时序图)等。

4. 基本 RS 触发器的输出状态由输入信号电平直接控制。它的特性方程为

$$\begin{cases} Q^{n+1}=S+\overline{R}Q^n \\ RS=0(约束条件) \end{cases}$$

5. 同步 RS 触发器的输出状态由 R、S 端的输入信号决定,而翻转时刻则由时钟脉冲 CP 控制。它的特性方程为

$$\begin{cases} Q^{n+1}=S+\overline{R}Q^n \\ RS=0(约束条件) \end{cases} \quad (CP=1 \text{ 期间有效})$$

6. 主从 JK 触发器由两个同步 RS 触发器构成。由于主、从两个触发器分别工作在时钟脉冲 CP 的两个不同时区内,所以触发器输出状态的改变落后于主触发器。它的特性方程为

$$Q^{n+1}=J\,\overline{Q^n}+\overline{K}Q^n(CP \text{ 下降沿时刻有效})$$

7. 边沿 D 触发器输出状态的改变只发生在时钟脉冲 CP 的上升沿或下降沿到来时刻,在其他时间均不起作用,所以边沿触发器具有很强的抗干扰能力。它的特性方程为

$$Q^{n+1}=D(CP \text{ 上升沿到达时刻有效})$$

8. T 触发器和 T' 触发器可由 JK 触发器和 D 触发器构成。T 触发器具有保持和翻转功能;T' 触发器只具有翻转功能。它们的特性方程为

T 触发器

$$Q^{n+1}=T\overline{Q^n}+\overline{T}Q^n$$

T'触发器

$$Q^{n+1}=\overline{Q^n}$$

9. 时序逻辑电路由存储电路和组合逻辑电路组成,且触发器必不可少。时序逻辑电路的特点是在任一时刻的输出状态不仅和该时刻的输入状态有关,而且还与电路原来的状态有关,即具有记忆功能。

10. 时序逻辑电路分析的一般步骤为:写方程(时钟方程、输出方程、驱动方程和状态方程)→列状态转换表→画状态转换图和时序图→说明逻辑功能。在分析同步时序逻辑电路时,可不考虑时钟条件,而在分析异步时序逻辑电路时则必须考虑,因为异步时序逻辑电路的状态方程只有在满足时钟条件时起作用。

11. 计数器是一个能累计脉冲数目的时序逻辑电路,它不仅可用来计脉冲数,还可实现数字系统的分频、执行数字运算以及其他特定的逻辑功能。计数器按进位规律分类,有二进制计数器、十进制计数器和任意进制计数器。

12. 寄存器可分为数码寄存器和移位寄存器。数码寄存器具有接收数码、存放数码和清除原有数码功能。而移位寄存器除了具有数码寄存器的功能外,还能在移位脉冲的作用下,将寄存的数码向左移位或向右移位;它分为单向移位寄存器和双向移位寄存器。

习题九

9-1 试述基本 RS 触发器的工作原理。

9-2 输入信号 U_1 的波形如题图 9-1 所示,试画出由与非门组成的基本 RS 触发器 Q 端的波形。

(1)U_1 加在 $\overline{R}$ 端,且 $\overline{S}=1$,设触发器的初始状态为 $Q=1$;

(2)U_1 加在 $\overline{S}$ 端,且 $\overline{R}=1$,设触发器的初始状态为 $Q=0$。

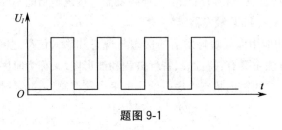

题图 9-1

9-3 同步 RS 触发器电路结构上有什么特点? 时钟脉冲 CP 的作用是什么?

9-4 同步 RS 触发器的初始状态 $Q=0$,画出题图 9-2 所示的 CP 信号作用下,触发器 Q 端的波形。

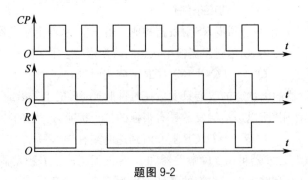

题图 9-2

9-5 边沿 JK 触发器如题图 9-3(a)所示,输入信号 CP、J、K 端的波形如题图 9-3(b)所示,画出对应输出端 Q 的波形。设触发器的初始状态为 $Q=0$。

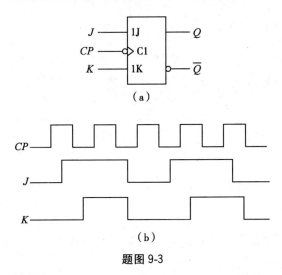

（a）

（b）

题图 9-3

9-6　按照逻辑功能的不同可以把触发器分成哪几种类型？每一种类型触发器的逻辑功能分别是什么？

9-7　如何将 JK 触发器转换成 D 触发器？如何将 JK 触发器转换成 T 触发器？

9-8　什么是时序逻辑电路？组合逻辑电路与时序逻辑电路在电路结构与功能上有何区别？

9-9　分析题图 9-4 所示同步时序逻辑电路的逻辑功能。列出状态转换表，画出状态转换图和时序图。

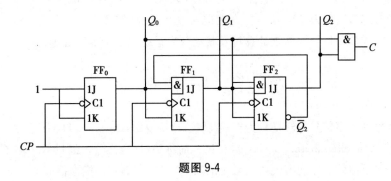

题图 9-4

9-10　简述数码寄存器的工作过程。数码寄存器和移位寄存器有什么区别？

9-11　什么是异步计数器？什么是同步计数器？它们之间有什么区别？

第十章 数模和模数转换器

学习目标

1. 掌握数模转换器和模数转换器的功能;集成 A/D 转换器和 D/A 转换器的内部结构及外部引线的使用。

2. 熟悉典型数模转换器和模数转换器的基本工作原理;A/D 转换器和 D/A 转换器的性能指标。

3. 了解数模转换器和模数转换器的应用领域及其种类。

随着数字电子技术以及医学影像设备的迅速发展,数字计算机控制系统、数字成像处理和数字信息通讯设备等已被广泛应用到临床医学成像中。数字系统或装置一般只能加工或处理数字信息,可是日常需要处理的物理量,绝大多数都是连续变化的模拟信号,如体温、血压值、血液流速、组织密度等,这些模拟信号不能直接送入数字系统(如数字信息存储、传送)进行处理,必须把它们转换成数字信号才能被计算机及其他数字系统识别和加工处理。

第一节 基 本 概 念

将模拟信号到数字信号的转换称为模-数转换(analog to digital,A/D),实现模数转换的电路称为模-数转换器(analog-digital converter,ADC),简称 A/D 转换器。经过数字系统处理后的数字信号需还原成模拟信号才能实现控制系统的功能,将数字信号到模拟信号的转换称为数-模转换(digital to analog,D/A),实现数模转换的电路称为数-模转换器(digital-analog converter,DAC),简称 D/A 转换器。

图 10-1 是一个典型的数字 X 线成像系统框图。如图所示,X 线透过被检体(人体)后,检测器检测 X 线转换成模拟信号,然后经模数转换电路转换成数字信号,送入计算机进行处理,计算机处理后的数字信号必须再通过数模转换电路转换成模拟信号,显示被检部位的 X 线影像。

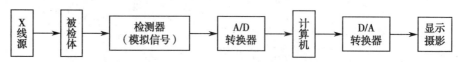

图 10-1 典型数字 X 线成像系统图

第二节 D/A 转换器

数字信号到模拟信号的转换是通过 D/A 转换器完成。数字信号一般是多位二进制信息,D/A 转换器是将一组输入的二进制数转换成与之成正比的模拟电压或电流的电路。为了将数字量转换成模拟量,必须将二进制数中每一位的代码按其权的大小转换成对应的模拟量,这些模拟量相加,得到与数字量成正比的总模拟量,从而实现数模转换。

D/A 转换器基本上由 4 个部分组成,即权电阻网络、运算放大器、基准电源和模拟开关,下面简要介绍两种典型的 D/A 转换器。

一、权电阻网络型 D/A 转换器

1. 电路组成 图 10-2 是一个四位权电阻网络型 D/A 转换器的原理图。它由参考电压 U_R、电子开关 S_i、权电阻网络及反向加法运算放大器四部分组成。电路的输入是四位二进制数(设 $D=d_3d_2d_1d_0$),输出为模拟电压量 u_0。

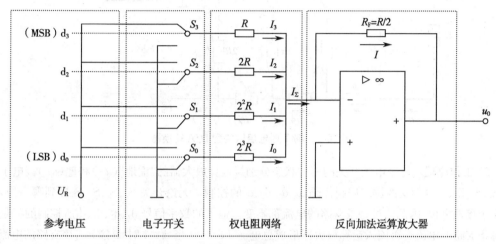

图 10-2 四位权电阻网络型 D/A 转换器

2. 工作原理 四位二进制代码 d_3、d_2、d_1、d_0,分别控制电子开关 S_3、S_2、S_1、S_0。代码 d_i 为 1时,开关 S_i 接到参考电压 U_R 上;代码 d_i 为 0 时,开关 S_i 接地。因此当 $d_i=1$ 时,该支路有电流 I_i 流向加法运算放大器;当 $d_i=0$ 时,该支路电流为 0。

因为运算放大器的输入电流近似为 0,而且反向输入端为"虚地",因此,各支路的总电流流经反馈电阻 R/2 上便得到输出电压 u_0,其关系式为:

$$u_0=-R_F \cdot I_\Sigma = -R_F(I_3+I_2+I_1+I_0)=-\frac{1}{2}(I_3+I_2+I_1+I_0)$$

因 $I_3=\frac{U_R}{R}d_3$,$I_2=\frac{U_R}{2R}d_2$,$I_1=\frac{U_R}{2^2R}d_1$,$I_0=\frac{U_R}{2^3R}d_0$,所以

$$u_0=-\frac{U_R}{2^4}(d_3 2^3+d_2 2^2+d_1 2^1+d_0 2^0) \tag{10-1}$$

对于一个 n 位权电阻网络型 D/A 转换器,则存在如下关系式:

$$u_0=-\frac{U_R}{2^n}(d_{n-1}2^{n-1}+d_{n-2}2^{n-2}+\cdots+d_2 2^2+d_1 2^1+d_0 2^0)=-\frac{U_R}{2^n}D_n \tag{10-2}$$

上式表明,输出模拟电压 u_0 正比于输入数字量 D_n,实现了从数字信号到模拟信号的转换。

由于电路中电阻的数值是按二进制不同的权值进行匹配的,所以叫权电阻网络(weighter resistor network)。

3. 电路特点 电路结构简单,电阻元件少。权电阻 D/A 转换器的数字信号各位同时转换,速度快,这种转换叫做并行转换。这种转换器的输入信号位数多,需要的权电阻越多,而且各权电阻的阻值差也越大,这给集成电路的设计和制作带来很大的困难。下面介绍的倒 T 形电阻网络 D/A 转换器可以解决这个问题。

二、倒 T 形电阻网络 D/A 转换器

1. 电路组成 图 10-3 是一个四位倒 T 形电阻网络 D/A 转换器的原理图。它由参考电压、

电子开关、R 和 2R 构成的倒 T 形电阻网络及反向加法运算放大器四部分组成。电路的输入是四位二进制 D(设 D＝$d_3 d_2 d_1 d_0$)，输出为模拟电压量 u_0。

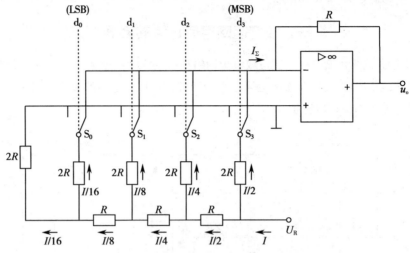

图 10-3　倒 T 形电阻网络型 D/A 转换器

2. 工作原理　每个电子开关的两种状态分别接运算放大器的"虚地"(u_-)和地(u_+)。电子开关 S_3、S_2、S_1、S_0 分别受四位二进制代码 d_3、d_2、d_1、d_0 的控制。无论开关 S_3、S_2、S_1、S_0 接到哪一边，都相当于接地电位，因此流过每条支路的电流都不变。输入的数字信号 d_3、d_2、d_1、d_0 所控制的只是流过每条支路的电流是否流入运算放大器形成总电流 I_Σ 。当 $d_i＝1$ 时，S_i 接 u_-，该支路的电流 I_i 流向加法运算放大器；当 $d_i＝0$ 时，S_i 接 u_+，该支路电流 I_i 不能流向加法运算放大器，而是流向地。

根据电路中电路网络的连接方式，可以计算出每条支路上的电流分别为 $\dfrac{I}{2}$、$\dfrac{I}{4}$、$\dfrac{I}{8}$ 和 $\dfrac{I}{16}$，I 为从参考电流流入倒 T 形电阻网络的总电流，其值为 $I＝\dfrac{U_R}{R}$。

由图 10-3 可知流入运算放大器的总电流 I_Σ 为：

$$I_\Sigma = I_3 d_3 + I_2 d_2 + I_1 d_1 + I_0 d_0 = \frac{I}{2^1}d_3 + \frac{I}{2^2}d_2 + \frac{I}{2^3}d_1 + \frac{I}{2^4}d_0$$

当取 $R_F＝R$ 时，输出电压为：

$$u_0 = -R_F \cdot I_\Sigma = -\frac{U_R}{2^4}(d_3 2^3 + d_2 2^2 + d_1 2^1 + d_0 2^0) \tag{10-3}$$

对于 n 位输入的倒 T 形电阻网络型 D/A 转换器，输出模拟信号电压与输入数字量之间的关系式为：

$$u_0 = -\frac{U_R}{2^n}(d_{n-1}2^{n-1} + d_{n-2}2^{n-2} + \cdots + d_2 2^2 + d_1 2^1 + d_0 2^0) = -\frac{U_R}{2^n}D_n \tag{10-4}$$

上式与权电阻网络型 D/A 转换器的输出电压表达式(10-2)完全相同。

3. 电路特点　这种电路结构中的电子开关在地和"虚地"之间转换，各支路电流始终不变，因此不需要电流建立时间，提高了转换速度。T 形电阻网络中的电阻取值只有 R 和 2R 两种，便于集成。倒 T 形电阻网络型 D/A 转换器是目前 D/A 转换器中用的最多的一种。

三、D/A 转换器的主要技术指标

1. 分辨率(resolution)是指对输出最小电压的分辨能力。它用输入二进制数只有最低位 d_0 为 1(即 00…01)时的输出电压与输入数字量全为 1(即 11…11)时的输出电压之比来表示，即

$$分辨率 = \frac{1}{2^n - 1}$$

例如,10 位 D/A 转换器的分辨率为 $\dfrac{1}{2^{10}-1}=\dfrac{1}{1023}\approx0.001$

分辨率通常用输入数字量的有效位数表示,如 8 位、12 位或 16 位,D/A 转换器的位数越多,分辨输出最小电压的能力越强。

2. 转换误差(conversion error)是指实际的 D/A 转换性能和理想转换特性之间的最大误差。一般用输入数字量的最低位(LSB)的倍数表示转换误差。例如给出的误差小于 $\dfrac{1}{2}$LSB,则说明输出模拟电压与理论值之间的误差不超过输入为 00…01 时产生的模拟输出电压的1/2。

3. 转换时间(conversion time)是指从输入数字信号起,到输出电压或电流达到稳定值所需要的时间。一般 D/A 转换器的位数越多,转换时间越长。

4. 线性度(linearity)用非线性误差的大小表示 D/A 转换的线性度。并且把理想的输入输出特性的偏差与满刻度输出之比的百分数定义为非线性误差。在转换器电路设计中,一般要求非线性误差不大于±1/2LSB。

四、集成 D/A 转换器

DAC 芯片种类繁多,功能和性能也存在差异。集成 DAC 芯片按其性能不同,常用的 DAC 芯片有通用、高速和高精度等;按其输出模拟信号的类型不同,有电流输出型和电压输出型;按其位数不同,有 8 位、12 位和 16 位等品种。下面我们介绍一种通用的 8 位电流输出型 DAC 芯片 DAC0832。

DAC0832 是 8 位芯片,采用 CMOS 工艺和 R-2RT 型电阻解码网络,转换结果以一对差动电流 I_{out1} 和 I_{out2} 输出。如图 10-4 所示,DAC0832 芯片的内部结构主要包括两个 8 位寄存器、控制电路(G_1、G_2、G_3 等门电路)和 D/A 转换器组成。其转换时间为 $1\mu s$,参考电压$+10V\sim-10V$,功耗 20mW。

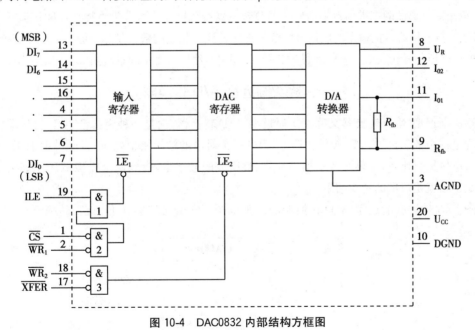

图 10-4　DAC0832 内部结构方框图

DAC0832 采用 20 脚双列直插式封装,如图 10-5 所示,其引脚的使用说明如下:

(1)$DI_7\sim DI_0$:数字量输入端,DI_7 为最高位(MSB),DI_0 为最低位(LSB),可直接与 CPU 数据总线相连。

(2)I_{O1}、I_{O2}:模拟电流输出端 1 和 2,$I_{O1}+I_{O2}=$ 常数。

(3)$\overline{CS}$:片选输入端,低电平有效。

(4)ILE:允许输入锁存端。

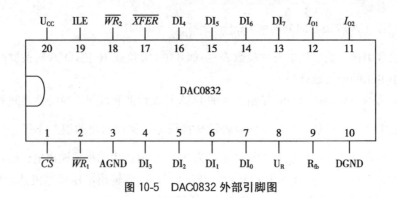

图 10-5 DAC0832 外部引脚图

(5)$\overline{WR_1}$、$\overline{WR_2}$:写信号 1 输入端和 2 输入端,低电平有效。

(6)$\overline{XFER}$:传送控制信号输入端,低电平有效。

(7)R_{fb}:反馈电阻引出端,用于芯片外接运算放大器的反馈电阻,其值为 15kΩ。

(8)U_R:参考电压输入端,范围为 +10V～-10V,此电压越稳定模拟输出精度越高。

(9)U_{CC}:电源电压输入端,可在 +5V～+15V 范围内选择。

(10)AGND:模拟量接地。

(11)DGND:数字量接地。

第三节　A/D 转换器

A/D 转换的目的是将模拟信号转换成数字信号,所以 A/D 转换器的输入是连续变化的模拟信号,输出则是离散的二进制数字信号。A/D 转换器按转换方式可分为直接型和间接型两大类。直接型 A/D 转换器是把输入的模拟电压信号直接转换为相应的数字信号;间接型 A/D 转换器是先将模拟电压信号转换成一个中间量(如时间或频率),然后再将中间量转换成相应的数字信号。

一、逐次渐近型 A/D 转换器

逐次渐近型 A/D 转换器又称逐次逼近型 A/D 转换器,它是一种直接型 A/D 转换器,其转换过程是一个数字量加到 D/A 转换器上,得到一个对应的输出模拟电压,将此模拟电压与输入的模拟电压进行比较,如果两者不相等,则调整所取的数字量,直到两个模拟电压相等为止,这时的数字量就是所求的转换结果。

图 10-6 是逐次渐近型 A/D 转换器的原理框图。它由比较器、n 位 D/A 转换器、n 位寄存

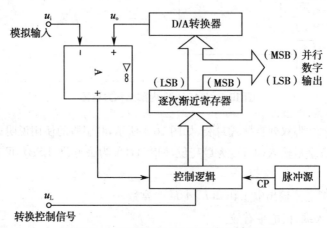

图 10-6 逐次渐近型 A/D 转换器原理框图

器、控制电路、输出电路和脉冲信号 CP 等组成。输入为模拟电压信号 u_i，输出为 n 位二进制数字信号。

转换开始之前将寄存器清零。开始转换后，控制电路先将寄存器的最高位置"1"，其余位全为"0"，寄存器输出为 $d_{n|1}d_{n|2}\cdots d_2 d_1 d_0 = 00\cdots00$。这组数码被 D/A 转换器转换成相应的模拟电压 u_0，通过电压比较器与 u_i 进行比较。若 $u_i > u_0$，则说明寄存器中的数字不够大，则将这一位的"1"保留；若 $u_i < u_0$，则说明寄存器中的数字太大，将这一位的"1"清除，从而决定的取值。然后将次高位置成"1"，再通过 D/A 转换器将此时寄存器的输出转换成相应的模拟电压 u_0，通过与 u_i 比较决定的取值。依此类推，逐位比较下去，直到最低位 d_0 为止。这样用逐次逼近的方法将输入模拟电压信号转换成数字信号输出，实现了模数转换。

二、双积分型 A/D 转换器

双积分型 A/D 转换器是间接型 A/D 转换器中最常用的一种。它与直接型 A/D 转换器相比较具有精度高、抗干扰能力强等特点。双积分型 A/D 转换器首先将输入的模拟电压 u_i 转换成与之成正比的时间量 T；然后在 T 时间内对固定频率的时钟脉冲计数，计数的结果就是一个正比于 u_i 的数字量。

图 10-7 是双积分型 A/D 转换器的原理框图。它由积分器、比较器、n 位计数器、控制电路、固定频率时钟脉冲 CP、开关 S_1 和 S_2 及基准电压等组成。输入的模拟电压信号 u_i，输出为 n 位二进制数字信号。

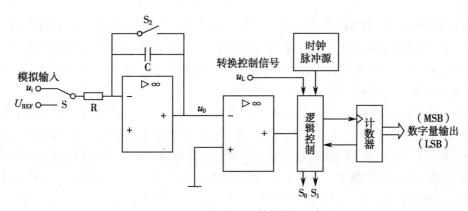

图 10-7　双积分型 A/D 转换器原理框图

转换开关前开关 S_2 闭合，使电容器 C 完全放电，计数器清零，然后断开开关 S_2。电路的工作分为两个积分阶段，第一个阶段为定时积分，这个阶段的积分时间为固定时间 $t = T_1$。若 T_1 期间输入电压保持 u_i，控制电路将开关接输入电压 u_i，积分器对输入模拟电压 u_i 进行积分，经 T_1 时间后得到的输出电压为

$$u_0 = -\frac{1}{RC}\int_0^{T_1} u_1 dt = -\frac{u_i T_1}{RC}$$

$$u_0 \mid u$$

上式中 T_1、R 和 C 的参数都为固定值，因此 $u_0 \propto u_i$。第二阶段为对固定电压 $-U_{REF}$ 的积分。控制电路将开关接 $-U_{REF}$，开关 S_2 仍保持断开状态。积分器对基准电压 $-U_{REF}$ 进行积分，同时计数器开始对固定频率的时钟脉冲计数。由于基准 $-U_{REF}$ 与 u_i 极性相反，使输出电压 $|u_0|$ 越来越小，当 $u_0 = 0$ 时，比较器的输出为 0，通过控制电路停止积分和计数。设这个过程需要的时间为 T_2，应满足

$$u_0 = -\frac{u_i T_1}{RC} - \left(-\frac{1}{RC}\int_0^{T_2} U_{REF} dt\right) = 0$$

$$-\frac{u_i T_1}{RC} + \frac{U_{REF} T_2}{RC} = 0$$

$$T_2 = \frac{T_1}{U_{REF}} u_i$$

可见数字量 D 与输入模拟电压 u_i 成正比,实现了模数转换。

三、A/D 转换器的主要技术指标

1. 分辨率 是指输出数字量对输入模拟量变化的敏感程度,用输出数字量的位数表示,输出数字量的位数越多,分辨率越高。如 A/D 转换器输出为 8 位二进制数,输入模拟电压最大值为 5V,则这个转换能区分出输入信号的最小电压为 $\frac{1}{2^8} \times 5V = 19.53 mv$,而 10 位 A/D 转换器能区分出输入信号的最小电压为 $\frac{1}{2^{10}} \times 5V = 4.88 mv$。

2. 转换误差 是指 A/D 转换器实际输出的数字量与理想输出数字量的差别,通常用输出数字量最低位的倍数表示。如转换误差 $< \frac{1}{2} LSB$,表示实际输出的数字量与理论上应得到的数字量之间的误差小于最低位的一半。

3. 转换时间 它是指 A/D 转换器从接收到转换控制信号起,到输出端得到稳定数字量所需要的时间。直接型 A/D 转换器的转换速度比间接型 A/D 转换器快。

4. 线性度 实际转换器的转移函数与理想直线的最大偏移。

四、集成 A/D 转换器

ADC 芯片的品种、型号很多,其内部功能强弱、转换速度快慢、转换精度高低有很大差别,但从外特性看,各种类型的 ADC 芯片都必不可少地要包括以下四种基本信号引脚端:模拟信号输入端(单极性或双极性);数字量输出端(并行或串行);转换启动信号输入端;转换结束信号输出端。下面我们介绍一种应用较广的 ADC0808/0809 芯片。

ADC0808 和 ADC0809 除精度略有差别外(前者精度为 8 位、后者精度为 7 位),其余各方面完全相同。它们都是 CMOS 器件,不仅包括一个 8 位的逐次逼近型的 ADC 部分,而且还提供一个 8 通道的模拟多路开关和通道寻址逻辑。利用它可直接输入 8 个单端的模拟信号分时进行A/D 转换,在多点巡回检测和过程控制、运动控制中应用十分广泛。ADC0808/0809 芯片分辨率为 8 位,功耗 15mW,输入电压范围 0～5V,供电电源 5V。内部结构图如图 10-8 所示。

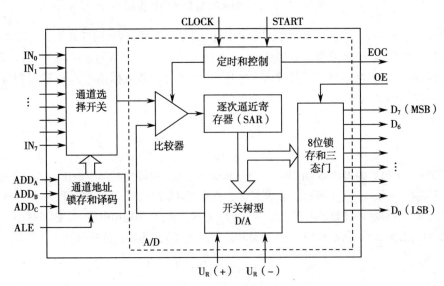

图 10-8 ADC0808-0809 内部结构框图

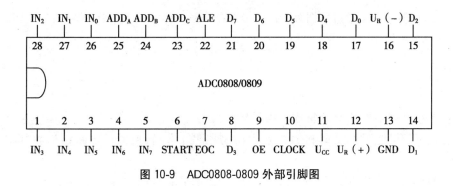

图 10-9　ADC0808-0809 外部引脚图

ADC0808/0809 采用 28 脚双列直插式封装,如图 10-9 所示,其引脚的使用说明如下:

(1)$IN_0 \sim IN_7$:8 路模拟输入,通过 3 根地址译码线 ADD_A、ADD_B、ADD_C 来选择通路。

(2)$D_7 \sim D_0$:A/D 转换后的数据输出端,为三态可控输出,可直接和微处理器数据线连接。8 位排列顺序是 D_7 为最高位,D_0 为最低位。

(3)ADD_A、ADD_B、ADD_C:模拟通道选择地址信号,ADD_A 为低位,ADD_C 为高位。地址信号与选中通道对应关系如表 10-1 所示。

表 10-1　地址信号与选中通道的关系

地址			选中通道
ADD_C	ADD_B	ADD_A	
0	0	0	IN_0
0	0	1	IN_1
0	1	0	IN_2
0	1	1	IN_3
1	0	0	IN_4
1	0	1	IN_5
1	1	0	IN_6
1	1	1	IN_7

(4)$U_R(+)$、$U_R(-)$:正、负参考电压输入端,用于提供片内 DAC 电阻网络的基准电压。在单极性输入时,$U_R(+)=5V$,$U_R(-)=0V$;双极性输入时,$U_R(+)$、$U_R(-)$ 分别接正、负极性的参考电压。

(5)ALE:地址锁存允许信号,高电平有效。当此信号有效时,A、B、C 三位地址信号被锁存,译码选通对应模拟通道。在使用时,该信号常和 START 信号连在一起,以便同时锁存通道地址和启动 A/D 转换。

(6)START:A/D 转换启动信号,正脉冲有效。加于该端的脉冲的上升沿使逐次逼近寄存器清零,下降沿开始 A/D 转换。如正在进行转换时又接到新的启动脉冲,则原来的转换进程被中止,重新从头开始转换。

(7)EOC:转换结束信号,高电平有效。该信号在 A/D 转换过程中为低电平,其余时间为高电平。该信号可作为被 CPU 查询的状态信号,也可作为对 CPU 的中断请求信号。在需要对某个模拟量不断采样、转换的情况下,EOC 也可作为启动信号反馈接到 START 端,但在刚加电时需由外电路第一次启动。

(8)OE:输出允许信号,高电平有效。当微处理器送出该信号时,ADC0808/0809 的输出三

223

态门被打开,使转换结果通过数据总线被读走。在中断工作方式下,该信号往往是 CPU 发出的中断请求响应信号。

 本章小结

1. 数模转换器的功能是将数字信号转换成与之成正比的模拟电压或电流信号。本章主要介绍了权电阻网络型和倒 T 形电阻网络型 D/A 转换器的电路结构和基本工作原理。

2. 模数转换器的功能是将模拟电压或电流信号转换成与之成正比的数字信号。模数转换器一般分为直接型和间接型两大类,本章主要介绍了逐次渐近型 A/D 转换器(直接型)和双积分型 A/D 转换器(间接型)的电路结构和工作原理。

3. D/A 转换器和 A/D 转换器的主要技术指标包括分辨率、转换误差、转换时间和线性度。

4. 集成转换芯片种类繁多,功能和性能差异较大,本章以集成芯片 DAC0832 和 ADC0808/0809 为典型,介绍集成转换芯片的结构图和引线排列方式。

习题十

10-1 简述 D/A 转换器和 A/D 转换器的主要功能。

10-2 一个 8 位权电阻网络型 D/A 转换器最少需要几个不同阻值的电阻;一个 8 位倒 T 形电阻网络型 D/A 转换器最少需要几个不同阻值的电阻。

10-3 有一个 8 位倒 T 形电阻网络 D/A 转换器,参考电压 $U_R = +8V$,反馈电阻 $R_F = R$,试求 $d_7 d_6 d_5 d_4 d_3 d_2 d_1 d_0 = 10001000$、11111000 时的输出电压 u_0。

10-4 数字 X 线摄影(DR)是医院比较常见的医学成像技术,其图像密度分辨率可高达 1000 万象素,为满足 DR 医学信息采集的需要,试求 A/D 转换器的输出位数。

10-5 某 D/A 转换器要求 8 位二进制数完成 0 到 50V 范围的模拟信号输出,试求二进制最高位代表的电压值。

附　录

附录A　半导体分立器件型号命名方法

（国家标准　GB249－89）

第一部分		第二部分		第三部分				第四部分	第五部分
用数字表示器件电极的数目		用汉语拼音字母表示器件的材料和极性		用汉语拼音字母表示器件的类型				用数字表示器件序号	用汉语拼音字母表示规格号
符号	意义	符号	意义	符号	意义	符号	意义		
2	二极管	A	N 型,锗材料	P	小信号管	D	低频大功率管 $(f_a<3\text{MHz},\ P_c\geq1\text{W})$		
		B	P 型,锗材料	V	混频检波管				
		C	N 型,硅材料	W	稳压管				
		D	P 型,硅材料	C	变容管	A	高频大功率管 $(f_a\geq3\text{MHz},\ P_c\geq1\text{W})$		
				Z	整流管				
3	三极管	A	PNP 型,锗材料	L	整流堆				
		B	NPN 型,锗材料	S	隧道管	T	晶体闸流管 (可控硅整流器)		
		C	PNP 型,硅材料	N	阻尼管	Y	体效应管		
		D	NPN 型,硅材料	U	光电管	B	雪崩管		
		E	化合物材料	K	开关管	J	阶跃恢复管		
				X	低频小功率管 $(f_a<3\text{MHz},\ P_c<1\text{W})$	CS	场效应管		
						BT	半导体特殊器件		
				G	高频小功率管 $(f_a\geq3\text{MHz},\ P_c<1\text{W})$	FH	复合管		
						PIN	PIN 型管		
						JG	激光管		

示例

```
2  C  W  51
      │  │  └─ 序号
      │  └──── 稳压管
      └─────── N型、硅材料
   └────────── 二极管
```
1）N 型硅材料稳压二极管

```
3  D  G  201  B
      │  │   │  └─ 规格号
      │  │   └──── 序号
      │  └──────── 低频大功率
      └─────────── PNP型、锗材料
   └────────────── 三极管
```
2）硅材料 NPN 型高频小功率三极管

附录 B　半导体集成器件型号命名方法

（国家标准 GB3430—89）

第一部分		第二部分		第三部分		第四部分	
用字母表示器件符合国家标准		用字母表示器件的类型	用数字表示器件的系列和品种代号	用字母表示器件的工作温度范围		用字母表示器件的封装	
符号	意义	符号	意义		符号	意义	符号	意义
C	符合国家标准	T	TTL	TTL 分为：	C	0～70℃	W	陶瓷扁平
		H	HTL	54/74 x x x ①	G	−25～70℃	B	塑料扁平
		E	ECL	54/74 H x x x ②	L	−25～85℃	F	全密封扁平
		C	CMOS	54/74 L x x x ③	E	−40～85℃	D	陶瓷双列直插
		F	线性放大器	54/74 S x x x	R	−55～85℃	P	塑料双列直插
		D	音响、电视电路	54/74 LS x x x ④	M	−55～125℃	J	黑瓷双理直插
		W	稳压器	54/74 A S x x x			K	金属菱形
		J	接口电路	54/74 A LS x x x			T	金属圆壳
		B	非线性电路	54/74 F x x x				
		M	存储器	CMOS 为：				
		U	微机电路	4000 系列				
		AD	A/D 转换器	54/74HC x x x				
		DA	D/A 转换器	54/74 HCT x x x				

注：①74：国际通用 74 系列（民用）
　　54：国际通用 54 系列（军用）
　　②H：高速
　　③L：低速
　　④LS：低功耗
　　⑤C：只出现在 74 系列
　　⑥M：只出现在 54 系列

示例

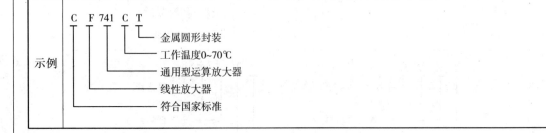

附录 C　常见电气元件图形符号一览表

类别	名称	图形符号	文字符号	类别	名称	图形符号	文字符号
开关	单极控制开关		SA	位置开关	常开触头		SQ
	手动开关一般符号		SA		常闭触头		SQ
	三极控制开关		QS		复合触头		SQ
	三极隔离开关		QS	按钮	常开按钮		SB
	三极负荷开关		QS		常闭按钮		SB
	组合旋钮开关		QS		复合按钮		SB
	低压断路器		QF		急停按钮		SB
接触器	线圈操作器件		KM	热继电器	热元件		FR
	常开主触头		KM		常闭触头		FR
	常开辅助触头		KM	中间继电器	线圈		KA

227

类别	名称	图形符号	文字符号	类别	名称	图形符号	文字符号
接触器	常闭辅助触头		KM	中间继电器	常开触头		KA
时间继电器	通电延时(缓吸)线圈		KT		常闭触头		KA
	断电延时(缓放)线圈		KT	电流继电器	过电流线圈	$I>$	KA
	瞬时闭合的常开触头		KT		欠电流线圈	$I<$	KA
	瞬时断开的常闭触头		KT		常开触头		KA
	延时闭合的常开触头	或	KT		常闭触头		KA
	延时断开的常闭触头	或	KT	电压继电器	过电压线圈	$U>$	KV
	延时闭合的常闭触头	或	KT		欠电压线圈	$U<$	KV
	延时断开的常开触头	或	KT		常开触头		KV
电磁操作器	电磁铁的一般符号	或	YA		常闭触头		KV

228

类别	名称	图形符号	文字符号	类别	名称	图形符号	文字符号
电磁操作器	电磁吸盘		YH	电动机	三相笼型异步电动机		M
	电磁离合器		YC		三相绕线转子异步电动机		M
	电磁制动器		YB		他励直流电动机		M
	电磁阀		YV		并励直流电动机		M
非电量控制的继电器	速度继电器常开触头		KS		串励直流电动机		M
	压力继电器常开触头		KP	熔断器	熔断器		FU
发电机	发电机		G	变压器	单相变压器		TC
	直流测速发电机		TG		三相变压器		TM
灯	信号灯（指示灯）		HL	互感器	电压互感器		TV
	照明灯		EL		电流互感器		TA
接插器	插头和插座	或	X 插头 XP 插座 XS		电抗器		L

229

参 考 文 献

1. 朱小芳. 影像电子学基础. 北京:人民卫生出版社,2009
2. 陈仲本. 医学电子学基础. 第 3 版. 北京:人民卫生出版社,2010
3. 秦曾煌. 电工学. 第 7 版. 北京:高等教育出版社,2009
4. 王鸿明. 电工与电子技术. 北京:高等教育出版社,2009
5. 吴麒铭. 电子电路基础. 北京:科学出版社,2009
6. 林红. 模拟电路基础. 北京:清华大学出版社,2007
7. 寇戈. 模拟电路与数字电路. 北京:电子工业出版社,2008
8. 焦素敏. 数字电子技术基础. 第 2 版. 北京:人民邮电出版社,2012
9. 李刚. 生物医学电子学. 北京:电子工业出版社,2008
10. 漆小平. 医用电子仪器. 北京:科学出版社,2013
11. 刘鸿莲. 医用电子学. 北京:人民卫生出版社,2004
12. 彭承琳. 生物医学传感器原理与应用. 第 2 版. 重庆:重庆大学出版社,2011
13. 徐淑华. 电路与模拟电子技术. 北京:电子工业出版社,2010
14. 金玉善. 模拟电子技术基础. 北京:中国铁道出版社,2010
15. 韩学政. 电工电子技术基础. 北京:清华大学出版社,2009
16. 沙宪政. 医学影像电子学. 北京:人民军医出版社,2006